我即我脑

［荷兰］迪克·斯瓦伯◎著

王奕瑶 陈琰璟 包爱民◎译

包爱民◎审校

海南出版社

·海口·

WE ARE OUR BRAINS
Copyright © 2010 by Dick Swaab
Published by arrangement with Uitgeverij Atlas Contact B.V.,
through The Grayhawk Agency Ltd.

版权合同登记号：图字：30-2019-155 号
图书在版编目（CIP）数据

　　我即我脑 /（荷）迪克·斯瓦伯（Dick Swaab）著；
王奕瑶，陈琰璟，包爱民译．-- 海口：海南出版社，
2020.6（2023.4 重印）
　　书名原文：WE ARE OUR BRAINS
　　ISBN 978-7-5443-9251-8

　　Ⅰ．①我… Ⅱ．①迪… ②王… ③陈… ④包… Ⅲ．
①脑科学 - 普及读物 Ⅳ．① R338.2-49

　　中国版本图书馆 CIP 数据核字 (2020) 第 054113 号

我即我脑
WO JI WO NAO

作　　者：［荷兰］迪克·斯瓦伯
译　　者：王奕瑶 陈琰璟 包爱民
审　　校：包爱民
责任编辑：张　雪
策划编辑：李继勇
封面设计：@ 吾然设计工作室
责任印制：杨　程
印刷装订：河北盛世彩捷印刷有限公司
读者服务：唐雪飞
出版发行：海南出版社
总社地址：海口市金盘开发区建设三横路 2 号 邮编：570216
北京地址：北京市朝阳区黄厂路 3 号院 7 号楼 102 室
电　　话：0898-66812392　010-87336670
电子邮箱：hnbook@263.net
经　　销：全国新华书店经销
出版日期：2020 年 6 月第 1 版　2023 年 4 月第 3 次印刷
开　　本：787mm×1092mm　1/16
印　　张：22.5
字　　数：370 千
书　　号：ISBN 978-7-5443-9251-8
定　　价：68.00 元

各方赞誉

脑科学从诞生伊始就不可避免地与哲学"混搭"。"我即我脑"可以说是"我思故我在"的拓展，也可以说是为意识的起源寻找物质基础。事实上，完全可以说，大脑决定了我们的人生。

周江宁　中国科技大学

荷兰最有趣、最具独创性的大脑研究者之一——斯瓦伯教授，对大脑研究的热情在本书中显露无遗。

G. J. 德·弗里斯（G. J. De Vries），美国马萨诸塞州州立大学

至于这本书是不是关于上瘾、精神分裂症、攻击、死亡或是进化的，除非认真地思考，否则你无法知道它在讲什么。

R. M. 布耶斯（R. M. Buijs），墨西哥国立自治大学

对于神经科学，患有内分泌疾病、神经疾病或精神疾病的人以及特殊人群来说，这是一次伴随着奇妙的逸闻趣事的万花筒式的探索。

E. 福里勒斯（E. Fliers），阿姆斯特丹大学医学中心

迪克·斯瓦伯是当代最重要的大脑研究专家，他的书《我即我脑》让人爱不释手。特别适合对大脑研究感兴趣的非专业人员、缺乏经验的年轻研

究者，当然，还有已经在其他领域建立自己的知识体系的同人们。好好享受这本书吧！

E. J. A. 斯赫德（E. J. A. Scherder），阿姆斯特丹自由大学、
格罗宁根大学

斯瓦伯是世界上最出色的大脑研究专家。你在阅读这本书时能体会到，书中讨论的问题都是很容易识别的，解释也极具独创性。书中讨论到的很多研究都是作者自己独立完成的。关于《我即我脑》这本著作，我要给出一个建议：与你的至亲好友以及认识的人一起阅读讨论。

J. A. 范·德·波斯特（J. A. van der Post），阿姆斯特丹大学医学中心

多年前，迪克·斯瓦伯为国际神经科学界贡献了他的《人类的下丘脑》一书，如今他又成功地将大脑与环境的关系呈现到更广泛的公众视野中。

W. J. G. 霍根德科（W. J. G. Hoogendijk），阿姆斯特丹自由大学医学中心、
阿姆斯特丹精神健康中心

这本书的特别之处在于，斯瓦伯教授从容地将他的视野拓展到头盖骨之外——就好像头盖骨已经让他施展不开拳脚了似的。他将大脑放在社会、文化、信仰和历史中。斯瓦伯把他的研究成果称作"我个人微不足道的观点"。实际上，这在最大限度上反映出了一名优秀的大脑研究者的品质：尊重文化与个人偏好之间的差异，坦率地批评那些对人类不利的观点。

E. J. W. 范·索美伦（E. J. W. van Someren），荷兰神经科学协会、
阿姆斯特丹自由大学

目 录 CONTENTS

大脑决定人生

中国科学技术大学生命科学学院神经生物学教授

周江宁

我是迪克·斯瓦伯教授的第一个中国学生。按老师的要求，我一直称他为迪克。我的学生们则称他为迪克教授，因为他们觉得直接称迪克似乎有些不敬。看来，我的学生们比我更具有中国传统文化素养。

早就听说迪克最近写了一本书在荷兰异常"火"，近半年一直高居科普类畅销书榜首。很遗憾没有机会读到原书，因为他是用荷兰语写作的。不由得想起20年前，当我决定要去阿姆斯特丹，在迪克的指导下攻读博士学位的时候，我和迪克讨论我是不是应该先去学习荷兰语，他回答我说："学习荷兰语是浪费时间，请立即过来。"大多数时候我都同意他的观点，但是这一点，我一直耿耿于怀。现在终于证明：如果我当时学会荷兰语，我就可以在第一时间读迪克的这本书了。感谢众多的中文翻译者所做的努力，特别是包爱民教授的辛勤工作，我们终于可以阅读本书的中文版了。像往常一样，每次得到老师的文章时都会迫不及待地从头到尾读一遍。也像迪克的大多数学生一样，总是试图在有了自己的实验室后，在脑研究的领域避开老师的影响。我已经试了20年了，但是读完本书之后，我又一次放弃了。

《我即我脑》（原书直译），迪克的这本书，从时间上涵盖了在子宫中诞生的"我脑"到死亡后一直延续的"我脑"的信息和编码。从功能上包括了从人类最原始的性功能到最高级的认知功能。现在的准妈妈们对怀孕时母亲对胎儿的影响非常重视，经常有"胎教"之说。读完本书后，你会知道胎儿的大脑对母亲有多大影响，是胎儿的大脑告诉妈妈应该何时分娩的。换句话说，"胎教"是胎儿对母亲的教育。

如今的社会对谈论性取向或性别身份的自我鉴定已经十分宽容了。可是在 20 年前，当迪克首次证明同性恋的大脑与异性恋的大脑有差异的时候，曾引起了轩然大波。书中描绘了当时社会上甚至包括科学界激烈反对的情况。幸运的是，当 5 年后我们证明变性人[①] 的大脑与正常人的不同时，社会上则是一片赞扬之声。

我们国家已经进入了老龄化的社会，脑的老化和老年性痴呆是大家非常关注的话题。迪克在 20 年前就提出了在大脑老化过程中，大脑的"用进废退"的假说。已经有许多证据表明：适当的刺激可以重新激活老化过程中失活的脑细胞，多锻炼脑比锻炼身体更重要。

脑科学的研究最终是为了解决脑疾病的问题，本书通过作者亲历的病例描绘了脑疾病发生时的表现和可能的原因。尽管它可能还不是最终答案，但是医学研究的美妙恰恰在于它的不确定性。脑科学从诞生伊始就不可避免地与哲学"混搭"。"我即我脑"可以说是"我思故我在"的拓展，也可以说是为意识的起源寻找物质基础。迪克不是一个哲学家，但是从他对意识、自由意志、道德、灵魂，甚至是宗教的描述中，我们也许可以期待建立"神经哲学"这一新的学科。事实上，完全可以说，大脑决定了我们的人生。

在书的尾声，迪克描述了另一幅美丽的画面：在死后的脑组织中，如果及时取材，我们可以在体外培养，继续观察到生命的迹象，即"死亡后的生命"。再退一步，在志愿者死后捐献的脑组织中仍然存在大量的信息，这为我们研究脑的功能和揭示脑疾病的病因提供了独一无二的资源。

迪克是荷兰人脑库的奠基者。数十年来，荷兰人脑库为全世界的科学家提供了大量的脑组织标本，为神经科学的发展以及造福后人做出了巨大的贡献。我于 1998 年回国的时候就希望在中国建立人脑库，但是由于种种原因而未能取得进展。每每想起这件事，总是觉得愧对老师。也许，这个心愿要由我的学生们来完成了。

---

① 即正文中提到的异性癖。周江宁教授这里采用的"变性人"一词即本书正文中为了区别大众词汇中的"变性人"而使用的"异性癖"一词。——编者注

中文版自序

脑科学在中国

迪克·斯瓦伯

　　我和中国的联系始于 1991 年。那一年，我意外地收到一个名叫周江宁的中国学生的来信，他问我，他是否可以来阿姆斯特丹到我的实验室来做博士研究生。我回信说非常欢迎他来，但是我们需要先为他申请奖学金以支付他在阿姆斯特丹的生活费用。半年之后他再次写信给我，告诉我他已经成功获得 NUFFIC^① 奖学金的资助。不过，他不打算立即前来，因为他想先学习荷兰语。我给他回信说："学习荷兰语是浪费时间，请立即过来。"

　　在我当时担任所长的荷兰脑研究所里，来自大约 12 个国家的科学家们在一起工作，大家用英语交流，有时候带着令人惊异的口音。在此后的 8 年时间里，周江宁从博士研究生到博士后，一直都在我们研究所做研究。

　　从后续结果来看，周江宁的到来对于这本书在 20 年之后在中国出版起到了至关重要的作用。周江宁于 1998 年回到中国，在后来我和我儿子第一次对中国进行访问期间，江宁担任我们的私人向导。对于我来说，那一次访问不仅是一次文化震撼，也是我对中国产生强烈的热爱之情的开始。在那一次以及随后多次对中国的访问期间，我充分体验到了这个充满幽默感的勤劳民族的热情好客。在上海、北京、西安以及长江南部的"水乡"，我欣赏到了中国几千年的历史和文化遗迹。我还在黄山、九寨沟、西双版纳、桂林等地观赏到美丽之至的自然风景。从我首次访问中国开始，我与中国学术界的联系就迅速扩展开来。我定期访问中国，做学术报告、授课、

---

① 荷兰高等教育国际交流协会。——编者注

参加学术会议，启动中荷两国间科研合作。与此同时，许多既有天赋又肯努力工作的中国学生也陆续来到阿姆斯特丹，来到我的实验室，通常要学习和工作许多年。此外，我还被中国的多所大学和研究所聘请为客座教授：1998 年在安徽医科大学，1999 年在首都医科大学，2005 年在北京放射医学研究所，2007 年在浙江大学。2011 年，我非常荣幸地被浙江大学聘任为光彪讲座教授。

这些年来，我目睹了中国的迅速发展及其在世界政治、经济和科学等领域获得领先地位，心中充满了钦佩之情。在我与中国科学家的广泛交流中，以及我对中国多地进行的多次访问中，我了解到许多关于中国的知识。尤为重要的是，在我与中国合作者们的坦诚讨论中，我不仅向他们学习科学知识，还带着快乐的心情和极大的兴趣学到了有关中国人性格、中国文化、传统，甚至是关于宗教的观点等方面的知识。我对文化之间的差异很感兴趣，例如中国人会对家庭、集体以及国家的利益给予优先考虑，或者说中国人对这些概念比更主张个性独立的欧洲人要看得更重。

我们的大脑受到遗传背景以及成长环境的双重影响。在这两个方面，中国和欧洲的确存在着差异。我总是将我培养出的 76 位博士看作自己的"科学孩子"。当他们最终成为教授并将自己的学生送到我的研究组来工作时，他们总是喜欢和我开玩笑说，那些孩子就是我的"科学孙子女"。这些"孙子女"中的一位是来自周江宁教授研究组的包爱民，她的部分博士研究生工作在合肥完成，另一部分在阿姆斯特丹完成。眼下她已成为浙江大学医学部的一位神经生物学教授。当初她在博士毕业之后，曾到我的研究组工作了很长时间①，足以充分理解我的见解——不仅是神经科学知识，还有脑科学研究在社会、文化、宗教和历史中的地位。她有一种强烈的愿望，希望促进东西方神经科学家之间以及神经科学家和普通民众之间的交流，这使得她在本书中文版诞生的过程中扮演了中心角色。

这本书是我一生脑研究工作的总结，也是关于这些工作的社会效应的讨论。它的结构是简单的，遵循着以下路线：从大脑在母亲子宫内的孕育，到死亡后科研人员对大脑标本的研究，其间包括有关大脑的功能和疾病的

---

① 指博士后阶段。——译者注

至关重要的信息。它向普通民众、学生以及不同专业背景的研究者们描述了胎儿大脑是如何发育的，在母亲怀孕的过程中子宫内外环境中有哪些威胁胎儿发育的因素，大脑的性别分化方式，以及人们性格中的很多方面是如何在母亲的子宫内就被决定的。这本书还阐明了胎儿和母亲的大脑是如何合作并调节胎儿的分娩过程的，此外又涵盖了其随后的阶段，例如青春期、恋爱中的大脑，大脑的衰老以及大脑在阿尔茨海默病（即老年痴呆症）中衰退的过程。

　　本书讨论了大脑在进化中的演变以及记忆的机制，还解释了大脑损伤和疾病的原因与结果，并解释了人们如何提高大脑的机能，如何借助诸如深部脑电极刺激和基因疗法等新技术来治疗大脑疾病。

　　此外，它还论述了源于大脑发育期间的疾病，例如成瘾、抑郁症、自闭症、精神分裂症、进食障碍以及肥胖症等。读完这本书之后，你能更好地理解为什么你会是你现在的样子，正如这本书的题目阐述的：我即我脑。

　　在这本书的某些部分，我也提出了作为一位外国人，我对于中国文化中的一些重要议题的观点，例如对于令我印象深刻的、被视为"生命的哲学"的传统中医学，包括草药治疗的观点。我非常期待看到在设立了良好对照的医学研究的基础上找到传统中医学作用原理的证据。我还认为，针灸的疗效不仅仅是安慰剂效应。在这本书的其他部分，我还向我的中国朋友们提供了我作为一位脑科学研究者，对于那些仅仅是在近年内才在中国广泛讨论的话题的见解，例如关于同性恋、变性人，以及精神疾病对于道德行为、法律和社会支持所造成的影响。此外，关于我们生命终结时期的所有措施和过程，例如安乐死，我也发表了我的看法。

　　我还介绍了那些目前在荷兰被激烈讨论的涉及大脑的话题，例如恋童癖和自由意志中的大脑。同样，关于宗教，在欧洲的情形与在中国的佛教中的情形也大相径庭，这是我在参观九华山、普陀山以及那些遍布中国各地的寺庙时所感受到的。但是，所有这些章节都有一个共同点：大脑在这些过程中扮演了中心角色，这一点无论是在中国还是在欧洲都是非常类似的。

　　我真诚地希望这本书可以加强中荷人民之间以及中荷两国文化之间的联系，因为两者对我而言都非常亲切。最后一点，也是非常重要的一点：

如果没有我的"小"学生和"大"合作者——包爱民教授的巨大努力，将这本书介绍到中国来的工作将是不可能完成的任务。我俩曾经就本书中的几百条"困难的句子"进行过热烈的讨论，直到她可以向读者提供简明易懂的、正确的中文译句为止。非常感谢你，爱民！

我所知道的大脑

> 我很明白，读者没有太大必要知道这一切，但我还是需要把这些告诉读者。
>
> ——卢梭

21 世纪至少有两大科学问题：**宇宙从哪里来以及我们的大脑如何运转。**我的研究领域刚好针对后一个问题。

我出生于一个特殊的家庭，是听着关于医学各个方面的有趣讨论长大的，这使我终生都热爱这个领域。我的父亲是一位妇科医生，他一直致力于许多备受争议的关于生殖学方面的研究，例如，男性不育、人工授精、避孕药等。不断有父亲的朋友来家中拜访，我后来才知道他们都是各自研究领域里的领军人物。

在孩童时期，我就从德里斯·奎瑞多（Dries Querido）博士那里学到了内分泌学的一些知识。奎瑞多博士后来在鹿特丹建立了医学院。当时我们一起去遛狗，当狗第一次抬起腿的时候，奎瑞多博士告诉我，是性激素作用于大脑后才引起了这个动作。科恩·梵·爱姆德·宝思（Coan van Emde Boas）教授和他的夫人时不时会在晚上来我家做客并和我父母喝点儿东西，他是荷兰第一位性学教授。对一个小孩子来说，他讲的故事实在是太精彩了。有一次，他讲了他和一个一整天都不愿意和他配合进行病情讨论的病人的谈话。最后那个病人终于告诉梵·爱姆德·宝思他为什么那么固执——因为他听说梵·爱姆德·宝思是个同性恋！梵·爱姆德·宝思用胳膊搂住他的肩膀说："但是亲爱的，你根本就不相信，对吗？"他的反应使那个病人一下子陷入了困惑。我们大家听到这里都忍不住捧腹大笑。

在父亲面前，没有什么问题是不可以问的。周末，我可以和父亲一起读医学著作，在他的显微镜下观察污水中的单细胞生物和植物细胞。

上中学之后，父亲允许我陪他一起参加他在全国各地的演讲。那场关于为避孕药在荷兰使用而做第一阶段测试准备的演讲是我最难忘的，因为那场演讲遭到了宗教界的攻击和侮辱。当时，父亲至少从表面上看起来是很平静地阐述了自己的观点，而我当时可是坐立不安，紧张得流汗了。后来，我将这件事当作一次有用的学习经验，这件事也让我在研究过程中知道如何应对带有强烈情绪的反应。在那一段时间里，避孕药的美国发明者格里高利·平卡斯（Gregory Pincus）偶尔会来我们家，我可以和他一起去欧加农（Organon）公司的避孕药制药厂参观。在那里我第一次接触到实验室。

后来，我决定学习医学。每次吃饭的时候我都会抓住机会同父亲热烈讨论医学领域各方面的问题，讨论的方式非常直接，内容也极其详细，以至于母亲常常大声宣布：“现在讨论结束！”尽管她在 1939 年的苏芬战争中担任前线手术室护士的经历已经让她多少习惯了这些话题。那时我也在偶然间明白了一件事：**我不能只是提出问题，我需要学会回答自己提出的问题。**学医之后，认识我的人很快产生了一个误解，他们把我看作一个可以免费咨询各种疾病的专家。有一次，我实在是受够了一位无休止地唠叨她的故事的尤比阿姨，就大喊起来：“尤比阿姨，这真是太有趣了，不如你把衣服脱掉让我们检查一下吧！”当时，整个生日宴会顿时一片安静。这个方法很有效，尤比阿姨再也没有用唠叨来烦我了。但是，其他人还是不停地来问我问题。

学医期间，我希望对实验研究的背景知识多一些了解，因为医学中的概念通常是以实验为基础的。此外，我还想要经济独立，但这一点遭到了我父母的反对。在阿姆斯特丹有两个地方，在那里，医学院学生通过“候选人考试”（在医学院学习三年之后的考试）之后，可以学生助理身份在课余参加实验研究。这两个地方是阿姆斯特丹大学药理学系和荷兰脑研究所。荷兰脑研究所很快有了一个空缺位置。看上去似乎是为我准备的。根据我的家庭背景，课题的选择也不证自明地显示了它将成为神经内分泌学研究的新领域，即研究神经细胞产生激素以及神经细胞对激素的敏感性。当汉斯·阿瑞斯·卡佩斯（Hans Ariëns Kappers）教授对我进行面试交谈时，我提到我对神经内分泌学相关课题很感兴趣。卡佩斯教授立即把汉斯·杨肯德（Hans Jongkind）教授找来，解释说："这类课题属于杨肯德的部门。"接着他们和我进行了面试交谈，在交谈过程中，他们发现我对文献的了解很少。尽管如此，卡佩斯教授还是对我说："我们同意让你试一下。"

　　我的博士学位论文是通过实验研究那些分泌激素的神经细胞的功能。我是在学医的同时进行这项研究的，因此课余时间我都在所里全力以赴地做实验。1970 年，当我还在外科医生布雷玛（Boerema）教授手下做实习医生期间，一天下午我请了假，顺利地完成了我的博士学位论文答辩。1972 年，我完成医学毕业考试之后决定留在脑研究所。1975 年，我成为荷兰脑研究所的执行所长。1978 年，我当上了荷兰脑研究所所长。1979 年，我成为阿姆斯特丹大学医学院神经生物学教授。此后的 30 年间，虽然我担任着那些行政职务，但始终都把工作重点放在做研究上。事实上，这正是我选择这个职业的原因。迄今为止，我从研究组里的那些大学生、博士生、博士后和同事们身上学到了很多东西，他们来自 20 多个国家，都是有思想、具有批评精神并富有才华的优秀人才，我现在还经常在世界各地的神经科学研究所、医院和他们见面。我们整个团队还要感谢那些优秀的实验技术员，他们确保了新研究技术的开发和质量。

　　在此期间，我遇到过关于不同病例的各种问题，有的问题已经超出了我的专业领域。人们总是会把我当成一位医生，即使我不治病而是专门做科学研究，他们在遇到实际问题时也常常会来找我。脑科疾病会影响到一个人个性的方方面面，因此有人向我咨询最严重的影响是什么。一个星期天的早晨，一位熟人的儿子胳膊下夹着几张脑扫描图来我家中找我说："我刚听说我只有三个月的生命了，我现在该怎么办？"当我看到那些扫描图时，我真的不敢相信他还可以来到我家问我这个问题，因为他大脑前侧长了一个大肿瘤，他现在竟然还能暂时活着。这个时候你能做的只有聆听，为他们解释研究的成果，为那些陷入绝望的人在众多的医疗方法中做一些推荐。我的孩子们能够正确地看待我的能力，在他们发高烧的时候，如果我拿着听诊器来到他们床边坐下，他们就会坚决地说他们想要一位"真正的"医生。

1985 年，我建立了荷兰人脑库（见第 20 章第 4 节），正如外界了解的那样，我对死者的大脑进行研究。让我感到惊奇的是，这些研究引起了我对每件与生命最后阶段相关的事物的思考：安乐死、协助自杀、决定为科学研究捐献大脑和尸体。简言之，就是所有和生与死有关的事物（见第 20 章第 3 节）。

该领域的研究总是与这些研究对于个人和社会的影响紧密交织在一起。我参加过一些勇敢的母亲的聚会，她们失去了自己的孩子，因为那些孩子患有精神分裂症并自杀。在伊希龙（Ypsilon）组织的旗帜下，这些母亲聚集在一起，支持着其他的存活者。在关于普瑞德－威利症候群的国际研讨会中，我了解到这种疾病患者的家属要比我们这些研究者更加了解这种疾病。研究人员与患者父母坐在一起，讨论导致孩子们拼命吃东西，就算吃得很撑也不罢休的原因。父母们带着自己过度肥胖的孩子从世界各地赶来，研究人员从这些父母的参与中加深了对这种疾病的了解，也受到极大的鼓舞。我们希望更多的患者群体可以参与和科研人员的共同讨论。我们研究组还是率先在荷兰开展对于阿尔茨海默病（即老年痴呆症）进行研究的队伍，当时关于这种疾病的流行还只是一个推测。我们观察到，有些脑细胞可以成功地抵制衰老和阿尔茨海默病，而其他脑细胞则会遭到破坏，这些现象可以为我们研究这种疾病的治疗方法提供指导（见第 19 章第 3 节）。由于社会老龄化，我们不得不面对自己的亲人在他们生命的最后阶段由于痴呆而衰退。我们中的大部分人也很了解精神病对精神病患者、患者家庭及其监护人造成的巨大压力。作为脑研究工作者，我们所面临的关于大脑疾病的问题是如此尖锐和感性，这使我们根本无法逃避它们。

普通人对于我们每天奋力解决的问题根本不感兴趣，他们完全错误地认为我们已经了解了关于大脑的一切。他们想听诸如记忆、意识、学习与情感、自由意志和濒死体验等与大脑有关的重大问题的答案。在公开讨论的过程中，许多参与者会摆出一些我并不知道的"事实"，例如，人们仅仅使用了 10 % 的大脑的这种"神话"。这种说法有可能是真的，但是我从来没有看到过关于这种"神话"的依据。此外，人们每天因老化而失去数以千万计的脑细胞的说法也是如此。在接连不断的演讲中，充满兴趣的参与者提出的许多新颖问题能促进我的思考。例如，有一位荷兰籍的日本女孩想写一篇关于欧洲人的大脑和亚洲人的大脑的区别的论文，而这种大脑的区别是真实存在的。此外，我对人类大脑的研究常常会引起一系列的疑问和强烈的社会反响，我被邀请举行一系列公开讨论会来解释一些问题：大脑的性别差异、大脑与性取向和异性癖的关系、大脑发育和精神疾病（例如抑郁症和进食障碍等）的关系，在第2章至第4章和第6章，我会谈及这些内容。

在我积极参与这一领域研究的45年时间里，发生了许多的变化，脑研究已经从一项孤立无援的奇异研究发展为在世界范围内引领科学研究潮流的主题，大量新发现通过数以万计的研究和众多的技术与学科而被快速推出。当年普通民众的神经科学恐惧症已经完全被他们对脑研究的浓厚兴趣取代，这些变化同时也得益于当今优秀的科学媒介。对我个人来说，没有什么科学问题是脱离社会而存在的，超出我的研究范围的大脑其他部分的科学问题每天都在不断地激发我去仔细思考，同时我也在思考如何才能把这所有的一切清楚地解释给普通民众听。就这样，我不断地发展着自己的各种看法：关于大脑的某些方面和它的进化，关于大脑的发育和衰老，关于大脑疾病的致病原因，关于人的生与死。我将我个人微不足道的观点整理在这本书里。

我被问到最多的问题就是，我是不是真的可以解释大脑是怎样工作的。这是个难以回答的问题，这本书只能试图解答这个问题中的几个方面。它会告诉读者：大脑如何分化成男性和女性，大脑在青春期会发生什么样的变化，大脑如何保持个体和物种的生存，人们衰老、痴呆以及死亡的过程是怎样的，大脑是如何进化的，记忆活动是如何运作的，道德行为是如何演变的等。除此之外，这本书还解释了大脑的疾病是如何出现的。这本书不仅着重介绍了意识障碍、拳击造成的脑损伤以及成瘾、自闭症、精神分裂症等脑科疾病，还介绍了关于这些疾病的治疗与康复的最新进展。最后，这本书讨论了大脑和宗教、灵魂、精神、自由意志之间的关系。

本书中的章节都是独立成篇的。这些短小的章节覆盖了多种主题，因此不可能进行深刻的科学论述。它只是我们对于为什么人们具有现在的性格，人们的大脑是如何发育、工作以及可能出现怎样的疾病等问题进一步讨论的基础。我希望这本书可以为普通民众提供一些常见的脑科疾病的答案，为学生和年轻的脑研究者提供更多的神经科学的基础知识，让他们可以超越自己的研究范围，并尝试与他人进行沟通。写这本书当然是因为有必要让大家看到脑研究的社会成果，但是写这本书的目的也是希望我们的研究能够得到整个社会的支持。

先给大家奉上一幅人类大脑的轮廓图（见图 0-1）。

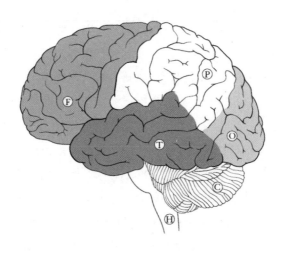

图 0-1　大脑的轮廓（左边为大脑的前部）

大脑皮层分区为：F= 额叶皮层，负责计划、主动性、说话、运动，包括初级运动皮层；P= 顶叶皮层，包括初级感觉皮层，负责整合感觉信息（视觉、触觉、导航），还负责推理和心算，储存数字和身体图式信息；O= 枕叶皮层（视觉皮层）；T= 颞叶皮层（记忆、听、语言、看）；C= 小脑，负责躯体平衡和运动协调性；H= 脑干，负责调节呼吸、心跳、体温，以及调整睡眠。

第 1 章

我即我脑：大脑决定人生

大脑决定我们是谁

众所周知，我们的大脑不仅是我们的喜悦、欢笑产生的源头，也是我们的悲伤、痛苦、愤怒产生的源头。大脑是一个特别的器官，它让我们去思考，去观看，去聆听，去区分美与丑以及善与恶，去区分喜欢和厌恶的感觉。大脑也是产生疯狂和精神疾病的地方，是通常在夜间——但是有时也在白天，让我们产生害怕和恐惧之感的地方。失眠和梦游症的原因就位于大脑之中。大脑还是我们那些无法冒出的好点子、忘却应尽的义务以及产生幻觉、错觉的地方。

——希波克拉底

我们的思考、作为和不作为都要通过大脑来实施。这个构造奇妙的器官决定了我们的潜能、我们的极限和我们的性格特征，所以说，**我即我脑**。对于大脑的研究已经不再局限于对脑科疾病致病原因的研究，我们已经开始寻找"为什么我们是现在这个样子"的答案了，也可以说我们已经开始对自身进行探索了。

大脑由神经细胞组成，神经细胞又被称作神经元。大脑的重量只有 1.5

千克，却包含了 1000 亿个神经元（这个数量相当于地球人口数的 15 倍）。另外，大脑中还包含 10 000 亿个神经胶质细胞（glia cell）。以前，人们认为神经胶质细胞的功能仅仅是把神经元维系在一起（希腊语"glia"的意思是"胶水"）。现代的研究使我们清楚地认识到，人类大脑中的神经胶质细胞的数量远远高于其他一切生物，神经胶质细胞在化学信息传递过程中扮演着重要的角色，对包括记忆在内的一切大脑活动起到了关键作用。这就从一个很特别的角度解释了爱因斯坦的大脑中为什么含有大量的神经胶质细胞。成千上万的神经细胞相互作用的产物就是我们的"思维"。正如肾脏产生尿液一样，大脑产生思维。脑部扫描技术不仅可以用来检测脑部疾病，还可以揭示不同脑区的功能，例如，阅读、思考、计算、听音乐、经历宗教体验，或是经历恋爱或性兴奋。一旦了解了大脑活动的变化，就可以进一步训练大脑去实现一些功能。在功能性磁共振成像的协助下，可以训练患者掌控额叶大脑的活动。这样一来，遭受慢性疼痛折磨的病人就可以减少疼痛感。

如果大脑这台高效信息处理机器出现障碍，就会引发精神疾病或是神经疾病。这不仅促使我们去详细地了解大脑的正常功能，还促使我们寻找抗精神病和抗神经性疾病的有效治疗方法。长期以来，左旋多巴已用于控制帕金森病，而良好的结合疗法已基本解决了艾滋病痴呆综合征。人们已经快速找到了引发精神分裂症的遗传性因素和其他危险因素。在显微镜下可以清楚地看到，精神分裂症患者在胎儿时期的大脑发育就已经与正常的大脑发育不同。精神分裂症可以通过药物治疗得到控制，正如荷兰获奖诗人凯斯·温克勒（Kees Winkler）在诗中描述的那样："若我停止了服药，我就更为分裂而非精神。"

在前不久，神经病学家们除了可以定位我们的神经系统的哪一部分会在之后的生命中出现问题，还无法做到更多。不过，如今他们已经可以溶解导致脑梗死的血栓，还可以在堵塞的脑动脉中放置支架。在荷兰，已经有 3 000 多人在去世之后把他们的大脑捐献给荷兰人脑库（www.hersenbank.nl）用于科学研究。这将为我们了解疾病原因中的分子进程提供新的认识，这些疾病包括阿尔茨海默病、精神分裂症、帕金森病、多发性硬化症和抑郁症等。同时，还将促进我们寻找新的药物治疗靶点，从而使我们的下一代受益于这项新研究的成果。

把进行深部脑刺激的电极精确地植入正确的位置而进行治疗的方法目前已见成效。这种方法首先被用于治疗帕金森病。当患者按动刺激器的开关时，其强烈的肢体震颤立即消失了。深部脑刺激目前也用于治疗丛集性头痛、肌肉痉挛和强迫症。这些电极使得那些每天洗手上百遍的强迫症患者再次过上了正常人的生活。深部脑刺激甚至还能使一位陷入意识昏迷至少 6 年的患者重新恢复意识。目前，深部脑刺激也被尝试应用于治疗肥胖症和成瘾。对于一种新的疗法，我们不但需要了解其疗效，还需要了解它是否存在副作用，这需要一点儿时间，深部脑刺激治疗也面临着同样的情况（见第 12 章第 3 节）。

经颅磁刺激前额叶皮质可以缓解抑郁症的症状，刺激大脑听觉皮层可以使内耳受损患者摆脱自发出现的、令其异常烦恼的声音。通过经颅磁刺激治疗，还可以帮助精神分裂症患者避免出现幻觉（见第 11 章第 4 节）。

大脑中的人工配件（神经假体）可以越来越好地代替感觉器官工作。目前，已有超过 10 万名患者接受了人工耳蜗植入手术，而且术后的听力水平恢复得非常好。科学家对失明患者所做的实验是，将信息记录到电子摄像机中并传送到视觉皮层。另一个病例是一位 25 岁的男子，他因颈部被刺中而伤及脊髓，最终导致全身瘫痪。医生将一片含有 96 个电极的 4 毫米 ×4 毫米大小的芯片植入他的大脑皮层。这样一来，他就可以通过用大脑去想一些特定的动作而控制鼠标、阅读邮件和玩电脑游戏。大脑的这种"思想"甚至能够操控假臂（见第 12 章第 5 节）。

科学家们在尝试采用移植部分脑组织的方法治疗帕金森病和亨廷顿病的患者。基因疗法也已经被用于治疗阿尔茨海默病。用来修复脑组织的干细胞已经显示了良好的治疗前景，但是诸如可能引发脑肿瘤等严重问题还有待解决（见第 12 章第 6 节和第 7 节）。

脑疾病的治疗仍然存在着困难，但是已经出现了激动人心的新进展，科学家们对于在不久的将来会研究出新的治疗方法也持乐观的态度。

一脑一人生

几个世纪以来，人们一直都痴迷于对大脑的研究，不断地尝试利用其所在时代的最新发展的技术，以模型的方式来解读大脑的功能。15 世纪文艺复兴时期，欧洲的印刷业已经得到发展，人们将人脑称为一本"百科全书"，并将语言称为这本书上"有生命的字母"。16 世纪，大脑的运作被比喻为"头颅中的剧院"。那段时期，大脑还被喻为"宝库"或者"博物馆"，人们不但可以把任何东西都储存在里面，还可以随时参观任何想要看的东西。

哲学家笛卡儿认为，身体和大脑就像是一部机器，"我最终要怀着敬仰的心情描述这部机器的一切功能——消化、摄食、呼吸、觉醒和睡眠，还要对光、声音、气味进行记录，通过观察和想象产生想法，把这种想法收藏在记忆里。同时，大脑还具有产生欲望和激情的功能。此外，大脑还能够支配外部肢体动作。我希望人们可以发现这些功能在这部机器中以一种自然的方式运作，它们只不过是体内的各个器官相互作用的结果，就像钟表的运作机制一样"。他关于大脑最著名的比喻就是把大脑比作教堂里的管风琴。他认为吹进管风琴内的空气类似于血液中最精美、最活跃的部分，即"生命的精灵"。生命的精灵从"鼓风口"的入口进入，经过血管系统（即我们现在称其为脉络丛的脑室中的血管球）到达脑室。中空的神经纤维继而引导这些生命的精灵到达肌肉。管风琴的琴键是松果体，它像琴键把管风琴中的空气导入特定的琴管一样，按照特定的方向引导这些生命的精灵。正是由于提出了这样的观点，才使得笛卡儿在关于身体－意识关系的讨论中，在无意间被永远错误地认定为身心二元论的创始人，他的学说还被命名为"笛卡儿哲学"。这是不公平的，因为古希腊人早就认识到了身体和意识的分离，他们才是这个学说的真正创始人。

如果我们把大脑看作是一部能够理性地处理信息的生物机器，那么在我们这个时代将它称为"计算机"则是个很不错的比喻。如果我们仔细观察那些数目可观的大脑建造砖瓦，看一看它们是如何相互联系的，就会觉得这个比喻真的很恰当。神经细胞在 10^{15} 个位点上通过突触而相互联系，就像诺贝尔奖获得者拉蒙·伊·卡哈尔（Ramón y Cajal）描述的那样，"彼此拉着手"。这些神经细胞通过 10 万公里长的神经纤维相连接。数量惊人的神经细胞间连接的工作效率很高，以至于我们大脑的功率消耗相当于一个 15 瓦的灯泡的消耗功率。这就意味着，就像米歇尔·霍夫曼（Michel Hofman）计算的结果一样，如果一个人的寿命按照 80 年计算，那么按照现在的价格水平，一个人一生当中大脑消耗的能量的价钱不会超过 1 200 欧元。以这样的价钱是绝对不可能买到一台寿命如此长而且功能完备的电脑的。不过，用 1 200 欧元就可以支付 10^9 个神经元一生的能量消耗费用！这台出色的高效率机器不但拥有双向电流，而且其图像处理系统和连接性比任何一台电脑都好。在对人的尸体进行解剖时，将其大脑捧在手里的那一刻能让你一辈子都难以忘怀，也会让你意识到你手里捧着的是一整个生命。你还会迅速发现，大脑的"硬件"其实非常"软"。人在生前所想过的和所经历过的事情，都被编码在突触的结构和分子变化中，并被储存在这一团近似于凝胶状的物质里。

如果你参观过伦敦市中心地下的一组装满仪器的房间，你就会为大脑想到一个更加合适的比喻。丘吉尔从 1940 年开始就和他的战争内阁以及一些工作人员一起，夜以继日地在那里指挥抗击希特勒的战争。那些工作室中贴满了地图，许多部门在那里通过协调合作收集信息，他们重点研究那些通过整个战线网获得的信息，并对信息进行监测、评估、整理和储存。在这些信息的基础上，他们提出计划草案，并对其进行测试，筛选出有用的信息。众多的内阁专家们不断地协商这些计划草案，如果有必要，还和国外联系，寻求外国专家的帮助。在权衡所有的意见和信息之后，就要确定作战实施方案或者取消某些作战行动了。作战行动可以由陆军（运动系统）执行，也可以由海军（激素作用）执行，还可以由秘密行动作战单位（自主神经系统）执行，抑或是由空军轰炸部队（将神经递质精准地导向至特定的大脑结构）完成。要想采取最有效的行动，就得依赖于所有军事力量的协调合作。

我们的大脑就像是一个复杂的指挥中心，配备了最先进的设备，而且它不是像电话中心或者电脑那样简单地点对点连接。大脑这个指挥中心指挥着人的一生那么漫长的战斗：**首先是出生，然后是通过考试为自己的生存**

找到一席之地，接下来是在有时会充满了敌意的环境中生存，最后是以自己选择的方式离开这个世界。 大脑这个指挥中心是受到保护的，它不像丘吉尔躲避的地方那样会直接成为炸弹的袭击目标，颅骨可以保护大脑承受一定程度的打击。丘吉尔本人是很讨厌被保护在地下掩体中的，如果有空中战役，他会站到房顶上观看战斗。他喜欢冒险，这也是某些大脑天生的特性。

我们还可以为大脑想到一些比较平和的比喻，例如大型飞机场的交通控制中心。不过，如果我们把过去这几个世纪以来人们对大脑的所有比喻都列出来审视，就一定会觉得只有科学的最新进展才能让大脑给出我们对于大脑的最确切比喻。可以说，我们对于大脑的比喻是我们大脑的自身产物。确实是这样，没有什么东西能比这个奇妙的机器更加复杂了。

大脑中部切面图请见图 1-1。

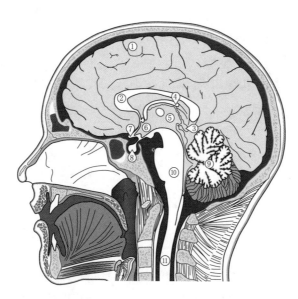

图 1-1　大脑中部切面图

①带有大脑沟回的大脑皮层（皮质）；②横梁（即胼胝体，连接左右大脑半球）；③松果体（即松果腺，在夜间分泌睡眠激素——松果体素，该激素具有抑制儿童青春期发育的作用）；④穹窿（将记忆信息从海马体传送到下丘脑后部的乳头体，这些记忆信息接着被传递到丘脑和大脑皮层）；⑤丘脑（感觉信息和记忆信息被送到这里）；⑥下丘脑（对个人和种群的生存至关重要）；⑦视神经交叉处（视交叉）；⑧脑垂体；⑨小脑；⑩脑干；⑪脊髓。

子宫中的成长、分娩与父母养育

分娩是否顺利是由宝宝和妈妈的互动决定的

分娩实在太重要了，你不能把它全都交给母亲来完成。

亲爱的妈妈，母难日快乐，感谢你让我降生。
——一个中国女孩在生日当天给她妈妈的祝福短信

有人猜测，我之所以会选择从事有关大脑的研究工作，是因为我有一位做妇科医生的父亲，于是我才选择了一个能与他的研究领域离得越远越好的器官来研究。不过，这种心理分析式的推测并不成立，因为我会与妇科医生们合作，研究母亲和胎儿的大脑在分娩过程中的功能。经过研究，我们得出了这样的结论：**一场顺利的分娩需要母亲和胎儿的大脑之间进行完美互动。**

母亲和胎儿的大脑都释放了催产素到血液中，促进母亲的子宫收缩，加快分娩过程。母亲的生物钟将保证分娩过程的昼夜节律，使得分娩通常发生在休息时间（例如在夜里或是清晨）。在这段时间内，分娩速度最快而需要助产士的协助最少。

胎儿体内葡萄糖水平降低是启动分娩的信号，这个信号意味着母亲再也无法满足胎儿成长对营养的需求。根据米歇尔·霍夫曼的计算，当一个胎儿需要消耗母亲体内大约 15% 的新陈代谢量时，母亲就会分娩。多胞胎之所以会倾向于发生早产，就是因为这个 15% 的量被他们提早用光了。在胎儿的下丘脑内，对下降的葡萄糖水平起反应的脑细胞在人成年后还会对食物短缺起反应。这些细胞刺激胎儿的应激反应轴产生一系列的激素变化，最终促进母亲的子宫收缩（见图 2-1）。因催产素的刺激而引起的宫缩使得胎儿的头部挤压子宫的出口，引起通过母亲的脊髓而传导的反射，导致更多的催产素被释放出来，造成胎儿的头部更有力地刺激这个反射。胎儿只有出生，才能逃离这个循环。

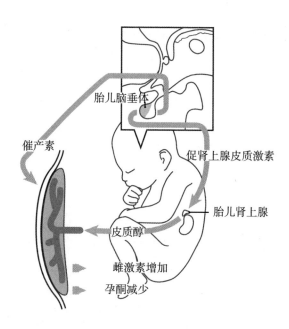

图 2-1　胎儿下丘脑的应激反应轴的变化

当胎儿在子宫内察觉到母体无法再提供充足的营养时，胎儿下丘脑中的应激反应轴就会被激活。促肾上腺皮质激素（ACTH）刺激肾上腺产生皮质醇。因此胎盘释放的孕酮的作用降低，而雌激素的产量增加。这些激素变化使子宫对催产素更加敏感，宫缩加强，分娩开始。

一些精神疾病是与围产期问题相关的。人们早就认识到精神分裂症和大量的分娩问题相关，例如，产钳分娩、真空泵分娩、出生体重过轻、早产、羊水早破以及需要将新生儿放在孵育箱中的各种情况。

过去人们认为是难产造成了大脑损伤，进而才产生了精神分裂症。如今我们知道，**精神分裂症的产生是由于大脑发育早期出现了紊乱，主要由遗传因素导致的**（见第 11 章第 3 节）。因此可以说，难产过程体现了母亲大脑和胎儿大脑相互作用的失败，是精神分裂症的首发症状，尽管这种疾病只有到青春期时才会完全成型。自闭症也是一种大脑早期发育紊乱的症状，该病患者在出生过程中也表现出了很多问题。近年来的研究显示，患有神经性厌食症或暴食症的女孩在出生时通常伴有难产以及出生体重过轻的情况。可以说，出生时的问题越多，成年后出现进食障碍的年龄就越早。人们据此推测出，这些女孩的下丘脑可能在她们出生的时候就已经不能很好地控制葡萄糖水平了，因为葡萄糖水平下降是分娩开始的信号。在这里，出生时的问题再次可以被看成是下丘脑疾病的首发症状，这种疾病在日后会表现为进食障碍。

胎儿在出生时扮演的积极角色在文学作品中也能找到线索。乔治·杰克逊（George Jackson）在《索莱达兄弟》中写道："1941 年 12 月 23 日，我逆着母亲的愿望，拼命地挤压，从她的子宫中钻出来——我获得了自由。"君特·格拉斯（Günther Grass）的作品《铁皮鼓》中的奥斯卡声称，他对外部世界的激情早在他刚出生时就减退了，他想回到母亲身体中去，但不幸的是，接生婆已经把他的脐带剪断了。

最好的分娩过程需要母亲和胎儿之间的精妙合作。如果胎儿存在大脑发育紊乱，那么在分娩过程中就无法发挥其关键的作用。请尝试着适应这样一种观点：**孩子们对许多事物都是具有发言权的，这在他们出生时就已经开始了。**

难产、早产对孩子的伤害言过其实了吗

> 当鸡蛋中不再有提供给小鸡的食物以及能维持小鸡生命的营养时，小鸡就会产生暴力行为——为了寻找食物破壳而出。同样，当人类的胎儿渐渐长大但母亲无法再提供充足的营养时，他就会变得躁动不安，突破羊膜，来到外面的世界。
>
> ——希波克拉底

1/3 的儿童大脑疾病被人们误认为是由于难产造成的，但实际上，诸如智力迟钝、脑瘫等大脑功能紊乱的情况早在胎儿还处于母亲的子宫中时就已经存在了。

1862 年，威廉·约翰·利透（William John Little）首次描述了 47 名脑瘫儿童的状态。利透确信，这种脑瘫是在分娩过程中因受到创伤而引起的，至今还有不少人支持他这一主张。不过很奇怪的是，西格蒙德·弗洛伊德对于这个问题所持的完全相反的、反倒是正确的主张却没有获得足够的重视。弗洛伊德在经过仔细研究之后，于 1897 年得出这样的结论：难产不可能是导致脑瘫的原因，神经系统疾病和难产都是由于胎儿在母亲子宫内大脑发育出现紊乱而引起的。儿童智力迟钝的原因也常常被归咎于分娩过程。普瑞德 – 威利症候群（Prader-Willi syndrome）是一种遗传性疾病，患者会随着年龄的增长而出现严重的肥胖（见第 11 章第 4 节）。许多患有该病的患者在出生时都经历过难产，随着时间的推移还会表现出智力迟钝。然而，**难产并不是引发该病的真正病因，而是由于胎儿在形成时就已经存在基因缺陷了。**

在足月产脑瘫婴儿中，只有 6% 的个体出现智力迟钝是由于出生时缺氧所造成的，而在某些智力迟钝的疾病中，这个比例仅占 1%。其实在出生之前，这些胎儿就已经表现出了相关的症状，例如生长停滞或者子宫内活动减少。脑瘫的致病原因很多，例如遗传异常、宫内感染、缺碘以及受到化学物品的影响。令人惊奇的是，正如弗洛伊德指出的那样，正常胎儿在分娩过程中遭遇急性缺氧是不会出现严重的脑损伤的，而分娩过程中较长时间的持续缺氧则会导致脑瘫。

胎儿在出生过程中的主动角色证明了弗洛伊德的观点可能是正确的。事实上，胎儿的大脑在启动母亲分娩和整个分娩过程中都起着至关重要的作用，因此，难产和脑功能紊乱之间的关联在许多情况下都和人们之前的普遍认识恰好相反。**难产、早产或者延迟的生产通常是胎儿大脑发育障碍的"结果"**，导致这些发育障碍产生的原因可能是遗传缺陷、宫内缺氧、感染以及母亲在怀孕期间接触到的药物，也可能与吗啡、可卡因和烟草等成瘾物质有关。也就是说，如果想研究早产或难产的原因，就必须同时对婴儿的大脑做全面检查。

35 年前，我们通过研究已经发现，胎儿大脑在母亲分娩过程中扮演着重要角色。当时我们研究了 150 名无脑畸形新生儿（见图 2-2）的出生过程，他们几乎都出现了过早或者过晚出生的情况，而且他们的出生过程也比正常过程缓慢得多。由此，我们得出了这样的结论：**胎儿大脑不但决定了胎儿的分娩时间，还加快了分娩的过程。**

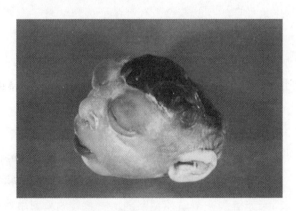

图 2-2　无脑畸形新生儿

他们几乎都出现了过早或者过晚出生的情况，而且他们的出生过程也比正常过程缓慢得多。半数无脑畸形儿都无法在分娩过程中存活下来，这表明了功能健全的胎儿大脑对分娩过程起到了至关重要的作用。胎儿大脑还会分泌血管加压素，这种激素能确保血液可以到达那些在分娩过程中对婴儿的存活具有重要作用的器官，例如心脏、肾上腺、脑垂体以及大脑本身。在这个过程中，肠道内的血流量相应减少。正如牧师、医生、哲学家希波克拉底在 2000 多年前的精辟阐述：**当胎儿的大脑感受到母亲不能再向他提供成长所必需的营养物质时，他就会发出启动分娩的第一个信号。**

出生后前几年的忽视，会毁掉孩子一生的幸福

> 如果我们看到两匹马，它们的大小和外貌都相同，那么该如何分辨哪一匹马是妈妈，哪一匹马是孩子呢？不如喂它们草料，这样妈妈一定会把草料推送给她的孩子的。
>
> ——佛陀的教义

在怀孕期间，母亲的大脑就已经被编入母性行为的程序了。激素引起母亲大脑的变化，这种变化在孩子出生后的抚养过程中得到加强。母亲大脑中的这种变化是长期的，甚至是永久性的。成年的孩子会不时地感叹连接自己和母亲的脐带其实从来都没有被剪断，母亲们也会抱怨她们永远都无法放下对已经长大成人的孩子的关怀和担心。甚至有的孩子在发生某些状况前，他们的母亲其实早就预料到了，因为母亲们每天都在为自己的孩子担忧。

在怀孕期间，一种名为催乳素的激素会引起筑巢行为。这使得母亲不但要保证自己房屋的清洁，还要粉刷孩子的房间。在我攻读博士学位期间，有一次做研究时，我进到动物房，以为有人把我放置雄鼠的鼠笼换成了放置孕鼠的鼠笼，因为每个笼子里都有用锯木屑做成的大窝。然而，并没有人换过鼠笼，是它们自己造了那些窝，而我在前一天为它们注射了催乳素。一位患有分泌催乳素的垂体瘤的男性，他在住院期间最喜欢做的事情就是帮助护士们用海绵擦拭床头柜。

在孕期即将结束的时候，母亲和胎儿的大脑都会产生催产素，并将这种神经激素输送到血液中。催产素是促进分娩过程的物质，医生也会给一

些分娩后的产妇使用一种含有催产素的鼻腔喷雾剂来刺激使其分泌乳汁。催产素在孕期结束时还能引起宫缩，加速分娩。由于孕妇的大脑能在夜间分泌更多的催产素，而且子宫在夜间对这种神经激素最敏感，因此孕妇的宫缩常常出现在休息时间。催产素加强了胎儿头部在分娩过程中对子宫出口的挤压。这个挤压信号通过脊髓传输到孕妇的大脑，促进大脑分泌更多的催产素，进而加强子宫收缩。如果在分娩时对孕妇进行麻醉镇痛，那么上述信号就无法传送到孕妇的大脑，造成孕妇垂体分泌的催产素减低。在这种情况下，医生通常给产妇静脉滴注催产素，再次加强子宫的收缩。

分娩之后，母亲的催产素会保证其在哺乳期泌乳。婴儿吮吸母亲的乳头能刺激母亲大脑分泌催产素，排出乳汁。一段时间之后，婴儿的哭声能够引发这种反射，导致释放出大量的催产素，使乳房溢出乳汁。

婴儿的哭声对母亲来说是一种社会性激发因素，使母亲的乳房收缩，分泌乳汁，进而促使母亲为孩子哺乳。近年来，越来越多的研究发现，催产素对很多社会交往行为也起到了重要的作用。催产素通过对母亲和婴儿的大脑产生作用，使母亲和婴儿之间建立联系。在孕期结束时，催产素水平的升高已经成为联结母亲和胎儿之间的纽带。由于剖腹产过程缺乏自然分娩过程中大量分泌的催产素，因此经剖腹产手术生产的产妇的大脑对婴儿的啼哭声缺乏强烈的反应，其母性行为也难以被引发。

在母亲哺育以及与婴儿玩耍时，催产素都能通过对大脑的作用而使母亲平静，并促使母亲与孩子之间建立温暖的依恋。不能与孩子进行温暖交流的母亲在同孩子玩耍时，其催产素水平也不会升高。因此，**催产素又被称为"亲密荷尔蒙"**。

在孤儿院中成长的孩子的血液中，催产素水平要低于在家庭中成长的孩子。在发育早期被遗弃的孩子在被领养三年之后，即使与他们的领养者之间有温暖的身体接触，他们血液中的催产素也还是无法升高到正常水平。因此，这些孩子需要与领养者经过更长时间的磨合才能与他们建立亲密的关系。一项最近的研究显示，在儿童期情感被忽视、被虐待的女性，上述效应将是永久存在的。这些女性在成年以后，脑脊液中催产素的水平显著低下，这种情况会给其后代造成怎样的影响很让人忧虑。此外，催产素还可以抑制应激反应轴。当 7 ～ 12 岁的女孩由于即将在众多的陌生人面前演讲而承受压力时，母亲的安慰能让女孩释放催产素。这种安慰可以是真切的拥抱，也可以是一通电话，都能引起女儿催产素的分泌。

基于以上的观察，母亲在孩子成年之后还会经常表现出过度保护性的母性行为就不难理解了。我们可以在猴子身上应用阻断催产素对大脑作用的物质，从而观察猴子母性行为的消减。看来，将这种物质提供给那些在孩子成年后还日夜为孩子操心的母亲也许是最理想的了。然而不幸的是，这种物质不仅减弱了孩子妈妈对于猴崽的兴趣，也减弱了她们对性行为的兴趣。

30 年前，我们研究小组研究了催产素是如何作用于大脑和行为的。我们发现，由于社会情境的不同，催产素会被释放到不同的脑区，从而引起不同的行为。因此，**催产素如今被看作是喜爱、慷慨、和平、信任和承诺的信使**。

研究者还发现，催产素还可以作用于杏仁核，抑制恐惧感。杏仁核是控制恐惧和攻击性的中枢。在温暖的社会交往行为中（例如拥抱），血液中的催产素的水平以及大脑中分泌的催产素都会升高。催产素还向大脑传递饱腹感觉信息。催产素不仅与母性行为有关，也与成人之间的交往、应对社会压力以及性接触行为有关。因此，**催产素又被称为"爱的激素"**。农夫们在几百年前就已经认识到催产素的作用了，要是想让一只母羊代哺一只小羊羔，农民就会刺激这只母羊的阴道和子宫，通过这种方式使母羊体内产生催产素，然后这种"亲密荷尔蒙"就会促使母羊对这只陌生的小羊羔产生母性行为。

大脑还会生产另外一种与此有关的物质，即血管加压素。和催产素一样，血管加压素也在母性行为中起到了重要作用，并为了保护孩子而参与母性攻击行为（见图 2-3a 和图 2-3b）。这种物质还参与其他方面的社会行为，例如配对行为。如果脑内接受血管加压素信息的蛋白质的 DNA 结构出现了一些小的变异，就会造成男性的婚姻问题，提高出轨和离婚的概率。在给男性试注射血管加压素后，让他观看陌生男子的相片时，他就会认为相片上的男子的表情是不友善的，从而对其产生仇视心理。然而，女性的反应则刚好相反。血管加压素使得女性愿意接近陌生人，因为该激素使她们更容易看到人们面部的善意特征。因此，如果给男性使用一些催产素，给女性使用一些血管加压素，就可以促进社会和谐了。

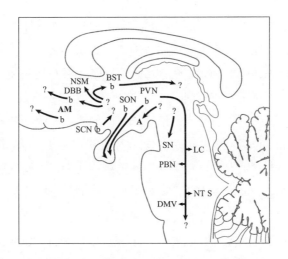

图 2-3a　催产素和血管加压素的示意图

催产素和血管加压素在下丘脑（PVN= 室旁核、SON= 视上核）产生，作为神经激素在垂体后叶被释放到血液中。催产素在哺乳时导致乳腺收缩，在分娩时导致子宫收缩。血管加压素在肾脏起到抗利尿作用。此外，催产素和血管加压素还被传递到许多已知的（这里以缩写表示）和未知的（？）脑区。在那里，它们作为神经递质（化学信使）从神经纤维末梢释放出来。

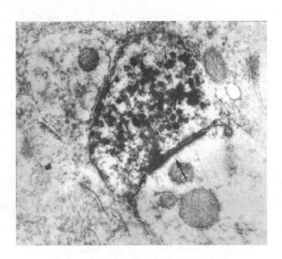

图 2-3b　显微镜下观察到的催产素和血管加压素

在电子显微镜下可以看到，黑色颗粒状的催产素和血管加压素分布在神经末梢（突触）。这两种激素被输送到大脑，影响人的行为，例如社会交往行为。

近期的研究表明，自闭症患者常常会出现脑内血管加压素和催产素紊乱的情况，使得他们无法正确地通过别人的表情推断出其情绪和意图，也无法与他人产生共情。例如，有些自闭症患者在看到别人哭泣时就无法理解发生了什么，或者无法从别人发出的声音中听出别人的情绪是怎样的。注射催产素可以提高了解对方的情绪和意图的这种"读心"能力，使人们可以根据别人的面部表情更准确地推测对方在想什么或打算干什么。此外，催产素还能提高从别人的声音中读出其情绪的能力，以及从别人的语调中读出其情感含意的能力。因此，催产素和血管加压素可能都与自闭症的症状有关。然而，如果把这两种化学信使看作是"社交的大脑"，那么就过于简单化了，因为社交行为中还涉及了很多其他的信使和大脑结构。

对有关这些物质效应的知识进行应用的例子数不胜数。一个名为"付钱游戏"的心理学实验表明，人体血液中的高催产素水平与对他人（即使是陌生人）的信任感，都是相关的，而且这种信任感甚至在多次上当之后也依然存在。这个实验结果已经被应用到商业中了。目前，互联网上已经有人出售一种名为"信任液"的商品，它其实就是一种催产素喷剂。商家宣称："如果你希望唤起你的伴侣、买家、雇员或老板对你的信任，那么你可以在你的衣服上喷一些。"要是按照商家宣称的，将如此小剂量的催产素释放到环境中就能起作用，那么不得不让我们怀疑它是一种欺骗行为，或者说得好听一点儿，它其实只是一种安慰剂效应。

此外，你还可以怀疑通过鼻喷剂的方法直接给人体以催产素的方式是否能真正模拟脑内正常生理过程。在特定的条件下，大脑能精确地在特定的部位分泌一定量的催产素。如果大量的催产素从鼻腔喷入并进入大脑，可能就会带来完全不同的效应，这也是在治疗脑部疾病过程中常见的问题。我们不可能采用给予神经递质（信使）的方法去替代一个神经元系统的极其复杂的功能，就像人们无法用电子计算器所产生的数字去替代电子计算器的功能一样。

在孩子的成长过程中，父亲同样重要

假使有人，左肩担父，右肩担母，研皮至骨，穿骨至髓，绕须弥山，经百千劫，血流决踝，犹不能报父母深恩。

——佛陀的教诲

我们都知道，母亲永远都无法很成功地"剪断"与孩子相连的脐带。无论她们早已成年的孩子在世界的哪个角落，母亲都得确切地知道孩子们在做什么，并始终挂念他们。母亲与孩子之间的联结其实是一种特殊的现象。任何一个受伤后躺在战场上的士兵都会哭着要母亲，而不是父亲。在黑猩猩家族中，雌性黑猩猩负责向后代传播其文化成就。因此过去人们经常认为，父亲的角色仅限于使母亲怀孕，在那一刻他向孩子提供了少于一半的DNA，这项任务在几分钟内就能完成。接下来父亲就躲在幕后了，抚养和照顾孩子的工作都留给了母亲。然而实际上，做父亲并不是一件简单的事。通过对整个动物王国的观察我们就会发现，在不同程度上，父亲的养育行为和母亲的养育行为在各个方面都很类似，除了不能分泌乳汁。不过话又说回来，有一个种类的蝙蝠雄性也能泌乳！

人类社会由家庭组成，而灵长类的黑猩猩和倭黑猩猩的社会则不同。并不是说"配对成双"的方式是人类独一无二的，长臂猿、某些鸟类以及草原田鼠也有这种配对方式，而且这些种群的家庭居住在自己的领地上，远离同类的其他家庭。人类的家庭则居住在一起，这在其他物种中是看不到的。200万年以前，人类祖先的新生婴儿体重已经是黑猩猩婴儿体重的两倍。面对这么沉的婴儿，母亲连抱都抱不动，因此由父亲分担照料婴儿的任务就变得至关重要了——为了确保母亲和母亲怀里的婴儿有足够的食物。在这种家庭中形成的男性主导地位，即父权，可能是在我们的祖先必须离开丛林的保护而进入危机四伏、易受袭击的大草原中生活时发展起来的。在这样的开阔空间中居住，男性对保护女性和孩子而言是必要条件。

男性保护女性和孩子还具有进化方面的优势，这样人类每隔两三年就可以再生育一个孩子。雌性黑猩猩要单独抚育幼崽，因此需要花费更长时间来进行哺育和照顾，所以每6年才能生育一个孩子。

雄性充当保护者的角色不仅限于灵长类动物，而且是整个动物界的特征。我家外面的沟渠里有一个由一对白冠鸡建造的巨大巢窝。自从雌鸡坐到窝上以后，雄鸡就变得极具攻击性，驱赶着任何靠近它们的鸟类。那时窝中还没有蛋，而那些体型更大的鸟，例如乌鸦和鸭子，却已经被那只雄白冠鸡赶得远远的了。

男人也会在他妻子怀孕期间为自己的父亲角色做准备。激素发生的变化会影响大脑，使得准爸爸不仅行为表现不同，而且感受也不同。在孩子即将出生的时候，准爸爸体内的催乳素水平会上升，这种激素对于母亲分泌乳汁有重要作用。不过，无论是对男性还是对女性而言，催乳素都会引起照顾行为。同时，准爸爸的睾酮水平下降不但会减少孩子的攻击性行为，还会降低其自身的生育欲望。父亲体内睾酮水平的有益下降是一个普遍的现象。由于激素对大脑的作用，许多男人都觉得某种非凡的事情会发生在自己身上，甚至发生在孩子出生之前。准爸爸们这些行为的变化是如何产生的尚无从得知，不过准妈妈身体散发出的信息素可能在其中起了一定的作用。孩子出生之后，催乳素和催产素对父亲的养育行为以及父亲和孩子之间的联系起到了重要作用。不过，父亲的"联系激素"——催产素的必要性升高，仅仅发生在父亲和孩子一起玩耍时，以及在父亲感受到孩子的温暖的刺激性接触时。

在某些物种中，父亲扮演着更为极端的角色。大型美洲鸵是一种长得很像鸵鸟但不能飞翔的鸟类，雄性要在其挖出的窝中孵蛋。雄性海马也是把受精卵放在自己的育儿袋中孵化。与人类类似的父性照顾行为的确也发生在其他物种中，这有利于人们研究父性养育行为中的大脑的变化。狨猴父亲们也分担着照顾幼崽的任务，它们带着幼崽，保护和喂养幼崽。父性行为伴随着前额叶皮层的变化，这部分皮层中的神经元之间突触数目增加，显示局部神经网络的重组。同时，这部分皮层对血管加压素的敏感性也会增加。血管加压素是脑内的一种化学信使，它刺激社会行为，帮助父亲适应自己的新职责。

在孩子成长期间，父亲们有机会对孩子进行启发和引导，这可以有多种方式。我的祖父是一位医生，他设法激发了他的儿子对他的工作的兴趣，使我父亲在后来成为一名妇科医生。至于我，我在 6 岁的时候就知道自己想学医。然而，我的儿子在很长一段时间里都不知道自己想学什么专业，只是他从小就很坚定，他想学的既不是医学也不是生物学。后来发现，他的决定是针对我的反应。再后来我们发现，我们都对研究行为学中的性别差异感兴趣，我们一起做了实验并共同发表了论文（见第 21 章第 1 节）。

不幸的是，**父亲的角色并不仅限于照顾、保护和启发等这些高尚的行为，大量的雄性残忍的攻击性活动事件都与父性行为相关**，这不仅见于动物世界，也见于人类世界。雄性灵长类动物会通过赶走其前任首领来接管另一个群体中的全部闺房妻妾，而且通常会消灭所有的孩子。当一只雄狮接管一个狮群时，会把狮群中的幼崽全部杀死，不管那些母狮子如何努力地去阻止。这就终止了狮群中母狮的泌乳，意味着母狮们很快又会具有生育力，而狮群的新首领还能确保狮群里的新幼崽都是它的后代。

人类的历史也没有什么不同，就像《圣经》中所说的："……摩西向打仗回来的军长，就是千夫长、百夫长发怒……因此，你们要把所有的男孩和所有已嫁的女子都杀死。不过，女孩子中凡是没有出嫁的，你们都可以给她留一条活路。"直到今天，我们也还是没有成功地摆脱这些令人毛骨悚然的生物学机制：继父的杀婴和虐待儿童的案件要多于亲生父亲所制造的案件。即使是在今天，在战争中被俘虏的妇女的孩子也常常会被杀害。

雌性黑猩猩在分娩之后会和幼崽一起与群落里的其他个体保持距离，这是一个明智的策略，可以避免她的幼崽被那位疑心自己父权地位受到威胁的雄性黑猩猩杀害。雌性倭黑猩猩则发现了一个预防杀婴罪行的相当原始的"解决办法"——它们和所有的雄性倭黑猩猩交配，这样一来，雄性倭黑猩猩就无法确认这只幼崽是不是他自己的后代了。然而，人类的母亲需要终生提高警惕：从一开始警觉孩子所面对的所有威胁直至之后的生活，永远都要保持警惕性。

什么样的环境能让胎儿脑瓜变聪明

良好的环境不是奢侈品，而是必需品。

——约翰·扎卡里·杨[1]

我们来到这个世界上，就拥有由遗传基因和子宫内的发育共同决定而成的独一无二的大脑。大脑基本上决定了一个人的性格、才能和局限性（见第4章第1节到第4节，第9章第1节）。出生后所处的安全的并对大脑具有刺激性的生存环境能满足婴儿发育的要求，继而激发大脑的生长。达尔文早在1871年就提出，被囚禁在一个空荡荡的兔笼中的兔子的大脑，要比在大自然中成长的同类小15%～30%。相反，如果动物可以在一个丰富且富有变化的环境中成长，例如一个大笼子，里面放满玩具并且每天更新，动物们可以在里面一起玩耍，那么它们的大脑就会大一些，脑细胞之间的联系也会更多。

在早期发育阶段，遭受严重忽视的儿童的大脑比同龄人小（图2-4），而且他们在今后的生活中都会有缺陷，包括智力、语言和精细动作能力，他们也容易冲动或活动过度。此外，他们的大脑额叶也可能非常小。另一方面，有研究表明，在两岁以前就被领养的孤儿在领养后的智商可以达到正常（100分），而在2～6岁被领养的孤儿，被领养后智商最多只能达到80分。

---

① John Zachary Young，英国动物学家、神经生理学家。——编者注

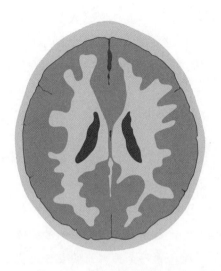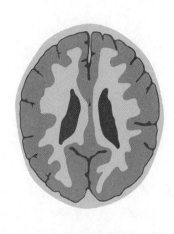

图 2-4　正常儿童与被忽略 / 遗弃的儿童的大脑的扫描图对比

右侧是一个被严重忽略 / 遗弃的三岁儿童大脑的扫描图，左侧作为对比，显示了一个具有正常发育大脑的同龄儿童的大脑扫描图。与正常发育的同龄儿童相比，被忽略 / 遗弃儿童的大脑体积明显减小，脑室（黑色部分，脑腔）更大。此外，由于大脑皮层的萎缩，脑回之间缝隙增大（取材于 B.D.Perry，2002）。

美国的儿童精神病学专家布鲁斯·佩里（Bruce Perry）曾经描述过一位被遗弃的 6 岁男孩贾斯汀的病例。当贾斯汀还是个婴儿的时候，他的母亲和祖母就去世了，一名养狗的饲养员把他当作宠物动物一样抚养起来。这位饲养员把他放在狗笼子里，喂他食物也给他换干净的尿布，但是几乎不和他说话，也不拥抱他或者和他玩耍。住进医院以后的贾斯汀向工作人员投掷粪便，而且看上去既不会说话也不会走路。核磁共振的扫描仪上显示，他的大脑非常小，看上去就像阿尔茨海默病患者的大脑一样。后来，一个领养的家庭为他提供了一个具有各种刺激的环境，他开始发育并在 8 岁时上幼儿园了。至于贾斯汀会留下什么后遗症，我们还不清楚。

1778 年，法国启蒙思想家卢梭出版了《爱弥儿：论教育》（*Émile: ou*

De l'éducation）一书，他希望人们能够认同"高贵的野蛮人"的观点。他认为，孩子们在受教育之前天性善良，而之后的社会经历会侵蚀他们。然而，社会经历不只是危险和有害的，它们对于正常的大脑发育也是必需的，正如贾斯汀的病例所反映的那样。

此外，一份文件详细地记载了一个在野外成长的孤儿的经历，它显然也不是"高贵的孩子"。

> 1797 年，人们在法国南部的森林中发现了一个孩子。三年后，猎人们收养了他并给他起名为维克托。这个孩子大约 10 岁，是个弃儿，靠吃水果和小动物维持生命。让·马克·加斯帕尔·伊塔（Jean Marc Gaspard Itard）医生受法国内务部大臣的委任，负责教育维克托并写出详细的报告。尽管伊塔博士费尽心思，但是维克托还是没有成为一个完整意义上的人，他唯一学会说的词是"lait"（牛奶）。因此我们可以质疑，由狼抚养的狼孩兄弟罗慕路斯和雷穆斯[①]的大脑可以发育到什么程度。

母语的开发过程也能展示环境是如何在人们出生后影响大脑系统的形成的。母语不受遗传基因的控制，只能由婴儿在出生后语言发展的关键时期所处环境决定。母语的发展不仅对大脑的发育起到了十分重要的作用，还对儿童很多方面的发育起到了关键作用。德国、意大利、勃艮第和西西里岛的国王弗雷德里克二世曾经希望在 1211 年发现"上帝的语言"，他认为如果孩子听不到母语，那么这种上帝的语言就会自发地出现。他下令在"彻底"安静的环境中养育数十名儿童。然而，"上帝的语言"并没有在这些孩子身上显现。这些儿童根本就不会说话，而且在很小的时候就死去了。在第二次世界大战期间，被收容在人员极少的机构中的孤儿们很少与他人进行身体上和精神上的交流，这些孤儿的死亡率达到 30%，就算是存活了下来也有心理疾病。可见，与周围环境的良好互动不仅是大脑正常发育的绝对条件，也是生死攸关的条件。

---

①一对双胞胎，罗马神话中罗马市的奠基人。——译者注

出生后最初几年的环境决定了与语言有关的大脑系统结构的形成。如果在语言系统形成的关键时期之后，试着学习另外一种不同的语言，就得带着母语的大脑去学习，因此会带有母语的口音。9～11岁的儿童处理文字和处理视觉信息的大脑区域有重叠。到了成年，大脑会发生特化作用，使处理这两种信息的大脑区域得以区分开来。语言环境会引起大脑结构和功能的永久性差异。

位于额叶皮层的布洛卡区（见图2-5）对语言起决定性作用。人们成年后学习第二种语言时，就要使用这个脑区内的一个亚区。如果一个人在幼年时是在双语环境中成长的，那么这两种语言就会使用相同的额叶区域。左侧尾状核则负责控制哪种语言系统被使用。

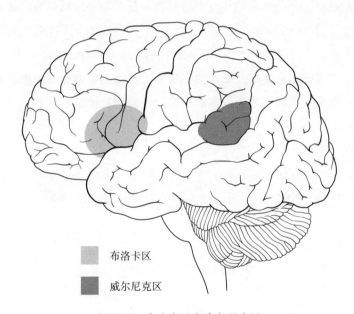

布洛卡区

威尔尼克区

图 2-5　布洛卡区和威尔尼克区

布洛卡区（位于额叶，用于说出语言）和威尔尼克区（位于颞叶，用于理解语言）。这些区域也参与听音乐和唱歌的过程。音乐与语言有密切的联系。

语言和文化环境不但决定了大脑系统的哪部分处理语言活动，还决定了人们如何解读面部表情以及如何观察图画和周围环境。日本人和新几内亚人无法分辨害怕或惊讶的表情，而与美国人不同的是，中国人不仅能注意到画面中最主要的对象，还能注意到与该对象有关的环境。中国人在心算时用到的大脑区域也与说英语的西方人不同。尽管他们都使用阿拉伯数字，也都使用顶叶的最下部区域，但是说英语的西方人还借助了更多的语言系统去处理数字，中国人则应用了更多的视觉运动系统，中国人学习方块字就可以解释这种现象。

社会环境对大脑发育的刺激作用早在玛利亚·蒙台梭利（Maria Montessori）发现社会－经济环境与大脑发育之间存在关联时就被提出，她在一本手册中对此进行了描述。此外，社会经济地位是刺激有缺陷儿童智力发育的重要因素，例如出生时体重过轻的儿童。具有强烈刺激性的"丰富的"环境有助于促进大脑发育紊乱之后的康复。在发育期间由于营养水平低或者感情忽略而造成的儿童大脑发育不良，如果生活环境能及早更换到一个富有刺激性的环境中，情况就会有很大的好转。即使是患有唐氏综合征的儿童，在接受了强烈的环境刺激之后，也会产生良好的效果。因此，**我们不应该把智力迟钝的儿童寄放在远离人群的家中或者其他缺乏刺激性的场所，而是应该给予他们更多的关注，从而激发他们成长**。这会改变他们一生的命运。

胎儿对声音、振动、味道和气味都有记忆

> 伊丽莎白一听到马利亚①的问候，腹中的胎儿就开始跳动。
> ——《路加福音》

记忆所依赖的大脑回路在人出生后的最初几年就成熟了，人们有意识的记忆通常只可以回溯到两岁的时光。当然，也有些人是例外，他们对两岁之前发生过的事情记得非常清晰。毫无疑问的是，外界信息在生命的最初两年进入了幼儿的大脑中，子宫中的胎儿也会对外部刺激做出反应，但

---

① 即圣母马利亚。——译者注

是这些证据还不能证明人们在那个时期就已经保留了记忆。我们到底是像英国早期启蒙运动哲学家约翰·洛克（John Locke）认为的那样，出生时就像一张白纸或一块白板，还是像画家萨尔瓦多·达利（Salvador Dalí）想要我们相信的那样，在一生中最美好的时期①就拥有丰富的记忆的呢？

有大量的推测认为，人们是带着心理负载离开母体而来到这个世界的，在子宫中的时光对人们的一生都会有影响。如今，美国成立了一些"产前大学"，教准妈妈们如何与胎儿互动。在子宫内的那段时间可以决定人们罹患多种精神病，例如精神分裂症和抑郁症的概率。不过，如果是像一些治疗师声称的那样，认为子宫内的不良记忆是人们在日后产生高度特异性精神问题的根源就太夸张了。有些人声称，产钳分娩或者分娩时胎儿所感到的疼痛是人们成年后产生头痛的原因，女性有妇科问题是因为其出生时感到自己不受欢迎。某些治疗师认为，戴着手铐进行性交的欲望可以归因于出生时脐带绕颈，而害怕性交则是因为母亲骨盆狭窄所导致的延长的难产。这些治疗师还声称，回溯疗法可以可靠地检测到这些问题，一旦你认识到这些原因，你的烦恼就消除了。

有一项对 412 位自杀者的法医学研究，这些自杀者都是酒精或者药物成瘾者，该研究将他们与 2 901 位对照者进行了比较。研究表明，围产期发生的事件与自我毁灭行为有关联：上吊自杀行为与出生时缺氧有关；暴力型自杀行为与出生时机械性创伤有关；药物或酒精依赖与母亲在分娩期间服用的用于止痛的成瘾药物有关。然而，在荷兰最近的一项独立研究中并没有发现母亲在分娩期间借助鸦片来止痛会导致孩子将来的成瘾。我抱着极大的兴趣期待着能够看到可以证实其他关联的研究结果。

萨尔瓦多·达利不需要使用回溯分析或者 D- 麦角酸二乙胺②就能回忆起他在母亲子宫内生存的详细情形："那是神圣的，那是天堂。子宫内的那个天堂有着地狱之火的颜色——红、橙、黄、蓝。它是柔软的、寂静的、温暖的、对称的、双面的、富有黏性的。我看到的最辉煌、最显著的景象是一双发出磷光的煎蛋。我只需

---

① 指在母亲子宫里的时期。——译者注

② 一种强烈的半人工致幻剂。——译者注

要模仿胎儿的典型姿势并把拳头放在我闭着的眼睛前方，所有那些记忆就都会浮现在我眼前。"这些煎蛋可以在达利的多幅绘画作品中找到。

人类胎儿在妊娠第 26 周左右开始对光线做出反应。不过，即使达利的母亲在怀孕时穿着比基尼躺在太阳下，这种可能性也非常小，因此小达利除了能感受到一些弥散的橙色光之外不会有其他的感受。可以说，详细的视觉记忆可能是超现实主义者的私有财富。

然而，许多不同的种群存在着胎儿记忆的其他形态。鸟类的胚胎在鸟蛋内就学会了辨认父母的叫声，而人类母亲在怀孕期间通过自己发出的声音和孩子建立纽带似乎的确是有用的。实验结果表明，人类胎儿时期的记忆存在着三种形式：习惯化、经典性条件反射和暴露学习。习惯化是记忆的最简单形式，早在妊娠第 22 周就出现了，而经典性条件反射在妊娠第 30 周时出现。二者可以与振动和高音类比。振动可以作为一种条件性刺激，而高音可以作为一种非条件性刺激。由于无脑畸形胎儿也有这种条件反射，因此这种方式的学习可能是延髓或者脊髓的功能。更有趣的是，如果孕妇在每次放松时总是听一支特别的音乐，那么过了一段时间后，每当播放这支音乐时胎儿都会开始活动。婴儿出生之后，每当他听到这支音乐时都会停止啼哭并睁开双眼。母亲说话的声音可以影响胎儿语言系统的发育以及母亲和孩子之间纽带的形成。新生儿很喜欢听自己母亲的声音，尤其是按照胎儿在子宫内听到的声音而进行变音的母亲的声音，他们甚至可以辨认出母亲在怀孕时重复念出的故事。胎儿对于声音的记忆并非没有坏处。弱小的婴儿听到母亲在怀孕期间为之着迷的肥皂剧的主题曲时会有明显反应。他们会停止哭泣，专心聆听熟悉的旋律。让人担心的是，要是今后那档特别的电视节目没有了，这些孩子是否还能活下去。

在子宫中接受到的嗅觉和味觉形式的刺激也会被婴儿记忆下来。婴儿出生后会立即辨认出自己母亲的气味，这可能对成功的母乳喂养有重要作用。新生儿一般都厌恶大蒜的气味，但是如果母亲在怀孕时吃大蒜，那么她孩子对大蒜的厌恶感就会消失。由此可见，法国与荷兰之间的烹饪差异在人们的子宫内发育阶段就形成了！

　　总之，**胎儿对声音、振动、味道和气味都有记忆**。因此，理论上人们不仅可能会因为吸烟、饮酒、服药和吸毒而影响孩子的大脑，还可能会因为观看垃圾电视节目而对孩子的大脑造成伤害。你可能会想，要是选一本好书，并大声地朗诵给胎儿听，孩子在出生后是不是就会成为读书人了？顺便说一下，这也不是一个新点子，早在公元 200—600 年《塔木德经》（*Talmud*）①中就收入了关于产前刺激方案的参考文献。我们还可以想出许多能在这个"最小的课堂"——子宫里做的工作。不过，子宫中的记忆缺乏细节，仅仅能持续几个星期，而并不像某些治疗师以及萨尔瓦多·达利想要说服我们相信的那样，可持续一生。

① 即《犹太法典》。——译者注

第 3 章

胎儿大脑在子宫中受到的威胁

恶劣的环境将影响胎儿大脑的发育

我们污染了我们孩子的羊水。

人类大脑在胎儿期以惊人的速度发育着。而且，大脑的每一个小区域与这些区域中的每一种细胞类型的发育速度都不同。在这样的爆发性生长阶段，脑细胞对许多因素都极为敏感。第一，为了保证大脑的正常发育，胎儿需要充足的营养。第二，胎儿甲状腺的功能必须良好，因为它能刺激大脑发育。这个阶段的大脑发育从总体上来说取决于遗传背景，而在细节上则取决于神经细胞的活性。反过来，这些因素又会受到营养物质供应、其他脑细胞释放的化学信使（神经递质）以及生长调节物质和激素的影响。在这个阶段，胎儿的性激素调控了大脑的性分化过程。通过胎盘输入给胎儿的物质，例如环境中的物质、酒精、尼古丁和其他成瘾物质以及孕妇使用的药物，都会影响大脑的发育。

世界上有三亿儿童因缺乏营养而导致大脑受到严重而永久性的损害。他们不仅智力受损，还会增加出现精神分裂症、抑郁症和反社会行为的风险。能证明这一现象的证据包括，一项对在 1944—1945 年荷兰的"饥饿的冬天"①部分大城市中出生的儿童所做的追踪调查。同样的问题在我们当今的小康社会中也会发生：如果胎盘功能不良，胎儿就无法获得营养，从而导致婴儿在出生时体重过轻。胎儿在子宫内营养不良的原因还包括，准妈妈孕期剧烈呕吐，或是准妈妈为了控制体重而节食，抑或是由于斋戒月（伊斯兰）而进食过少。

此外，当今世界还有两亿人在缺碘地区养育着孩子。甲状腺激素是大脑正常发育所需的激素，然而只有充足的碘被组合到甲状腺激素中才能发挥功效。这种组合过程发生在甲状腺内。在山区，土壤中的碘因被雨水冲走而导致环境缺碘，这就损伤了儿童甲状腺的激素功能，进而造成了他们的大脑和内耳发育异常。这些缺碘的儿童会发育出一个巨大的拼命储存所摄入的所有碘的甲状腺。在最严重的情况下，甲状腺激素缺乏会导致克汀病②，表现为智力和体格发育的严重障碍。

荷兰内分泌学专家奎瑞多博士将对世界偏远地区的缺碘调查研究作为自己毕生的事业。他总有一些令人意想不到的要求。例如有一次，他在一个星期五的深夜打电话给我："你可以在明天早晨为我准备一台 16 毫米的电影放映机吗？我要在阿姆斯特丹做一个演讲。"于是，我成为观看他在新几内亚的姆利亚山谷拍摄的电影并了解其远征队发现的第一批观众之一。那个地区当时还是荷兰的殖民地，需要乘坐美国塞斯纳飞机公司的飞机才能抵达。在那个山谷中，有 10% 的儿童智力有缺陷和耳聋，而且患有严重的神经系统疾病。奎瑞多博士证实了这些疾病是因缺碘引起的，他采用碘油为当地人做注射治疗。碘油之前被用来做肺部 X 光摄片造影剂，但人们发现它能对肺组织造成潜在性的伤害。不过，碘油作为药效持久的注射剂在治疗碘缺乏病方面非常成功。在食盐中添加碘的简单治疗方法则使得瑞士所有治疗聋哑人的机构都关门了。

几年前，我曾在中国安徽省的山区目睹了这种发育性疾病。一位患有克汀病的妇女正在一座庙里清扫落叶，巨大的甲状腺肿使她的面容都变形了。当我们队伍中的一位中国教授朋友问她是否想去看医生时，她只是咕

---

① 第二次世界大战期间，荷兰遭到了大约 6 个月的食物禁运。——编者注

② 即呆小症。——译者注

咕哝哝并挥舞她的扫把来威胁我们。

重金属也会影响胎儿大脑的发育。为了减少汽车发动机爆震而添加在汽油中的铅会进入大气并影响胎儿发育，提高智力残疾的发生率。

人们首次认识到汞的危害性是在 20 世纪 50 年代，当时日本水俣湾的渔村里的猫举止异常并死亡，鱼的游动方式也显得很古怪。当地的渔民把捕到的最好的鱼卖掉，而将最差的鱼留给自家食用。结果，这些鱼体内的高含量有机汞——后来被证实是来自一家塑料制造厂，导致 6% 的儿童在胎儿期间大脑遭受了严重损伤。汞抑制了脑细胞的形成和脑组织的生长，导致智力残疾。这些渔村里的成年人也出现了不同形式的瘫痪。如今，水俣湾的环保公园里竖起了一座纪念碑，纪念所有在这次污染事件中受害的生命。这个公园由 27 吨受到汞污染的水俣湾的淤泥以及几十个装有中毒的鱼的密封集装箱建成。日本政府从来没有给予这些受害者合适的经济补偿。

性别发育异常或者雌雄同体① 并不罕见，它发生在 2% 的儿童身上——这还取决于如何对该病下定义，以及病人在多大岁数时被诊断出来。在 10% ～ 20% 的非典型性的性器官发育中，都找不到染色体致病因素，因此病因可能是环境中的化学物质。环境中的 DDT② 、多氯联苯、二噁英和其他许多物质目前都被称为"内分泌干扰物"，因为它们会干扰性激素对正常大脑进行性分化的作用。早在 20 世纪 40 年代，执行向庄稼喷洒 DDT 任务的飞行员已经被查出精子数量减少。此外，对于大量动物种类的研究已经证实，这些物质会影响大脑发育。人们是在最近才开始关注"内分泌干扰物"对胎儿大脑性分化过程——进而对性别认同和性取向（见第 4 章）可能会造成的影响的。

---

① 即人们俗称的"阴阳人"。——译者注
② 又称滴滴涕、二二三，化学名为双对氯苯基三氯乙烷。——译者注

成瘾物质和药物都会引起大脑发育异常

在我们的孩子出生之前，我们就在破坏他们的大脑吗？
——我的就职演讲 [1] 的标题，1980 年

幸运的是，在怀孕早期就出现的最严重的发育性疾病很罕见。这种严重的大脑发育缺陷包括脊柱裂 [2]（母亲在怀孕期间服用抗癫痫药会提高该病的发病风险）、无脑畸形——即没有前脑（常见于喷洒杀虫剂的环境中）、肢体缺失。胎儿肢体缺失的缺陷出现于 20 世纪 50 年代末和 60 年代初，伴随着孕妇服用新型镇静剂——"沙利度胺"（即"反应停"）而出现。这种给孕妇开的处方药使得大量婴儿在出生时就伴有缺陷，通常是肢体缺失，该事件被称为"沙利度胺事件"或是"反应停事件"。"沙利度胺事件"所造成的灾难使得人们对于给孕妇在怀孕前三个月用的药变得更加谨慎。然而，这些缺陷其实仅仅是那些由于化学物质引起，并可以发生在怀孕三个月之后的大脑发育异常的冰山一角。因化学物质而引起的胎儿大脑发育的显微镜下结构异常远远多于经典的胚胎畸形。它们仅仅发生在怀孕晚期，而它们导致的问题在婴儿出生很久之后才得以表现。以这种方式受到影响的孩子在刚出生时看上去完全健康，但是之后当需要大脑系统去完成某些功能时，他们的缺陷就体现出来了。吸烟的孕妇所生育的孩子很多都会有学习困难，并在青春期出现行为紊乱，在成年期则会出现生育功能障碍。这些异常属于功能性异常，被称为"行为学畸形疾病"。

许多化学物质都可以进入胎儿体内，并威胁其大脑发育。环境中的重金属、尼古丁、酒精、可卡因和其他成瘾物质，以及母亲在怀孕期间服用的药物都可能破坏快速发育中的大脑。"毒品宝宝"是指出生前通过怀孕的母亲而接触到毒品的儿童，他们不仅在出生后会出现戒断症状，还将遗留

---

[1] 指的是作者获得教授职位时的演讲。——译者注

[2] Spina bifida，一种常见的先天畸形。——编者注

永久性的脑损伤。我确信所有对成年人的大脑有影响的物质都会影响胎儿大脑的发育，至今还没发现例外。

酒 精

长期以来，有关"酒精可以导致先天畸形"的结论人们已经熟知了。公元前的迦太基①的腓尼基人显然已经害怕酒精对未出生胎儿的影响，因为他们在其法律中规定，婚礼那天不许喝酒。英国作家亨利·菲尔丁（Henry Fielding）在 1751 年就警告人们杜松子酒在英国泛滥的效应，他悲伤地说："在杜松子酒里泡大的婴儿会变成什么啊？"1968 年，法国研究人员首次确定孕妇在怀孕期间饮酒会干扰胎儿的脑发育。1932 年，英国作家奥尔德斯·赫胥黎在《美丽新世界》一书中描写了被划分为"伽马"种姓的人①的胚胎是放在酒精而不是血液培养基中培养的，目的就是为了抑制胚胎大脑发育。然而，那篇法国研究人员的论文当时没有受到关注，直到 1973 年，琼斯（Jones）和他的同事在论文中描述了酒精造成的脑发育损伤，并将该疾病命名为"胎儿酒精综合征"之后，人们才重新认识这个问题。

如今，尽管人们了解到酒精会导致胎儿出生时大脑体积减小并会造成智力出现严重缺陷，但仍然有 25% 的孕妇时不时地喝上一杯。孕期饮酒还会导致其他较为轻度的大脑发育异常。在发育的初始阶段，脑细胞围绕脑室生长，之后迁移到大脑皮层并在那里成熟，长出突起并与其他脑细胞建立联系。酒精可以严重破坏胎儿脑细胞的这种迁移过程，导致脑细胞迁移的路程穿过脑膜并到达大脑之外。酒精还会永久性激活胎儿大脑的应激反应轴，增加他们将来患抑郁症和焦虑症的风险。19 世纪 60 年代，产科诊所为那些高危早产孕妇的静脉中注射酒精，以抑制子宫收缩，让胎儿在子宫内生长的时间更长。在那个年代，没有人关注酒精可能会进入胎儿的大脑并产生影响的问题，也没有人研究过这种疗法是否对孩子有害。

吸 烟

如果母亲在怀孕期间吸烟，那么胎儿要承受的潜在伤害是相当可怕的。

---

① 古代的一个国家，坐落于非洲北海岸（今突尼斯），被罗马所灭。——译者注

② 普通阶层，相当于平民，被认为较为愚蠢。——译者注

孕妇吸烟是婴儿猝死综合征的最常见原因，它使婴儿猝死的风险提高一倍。孕妇吸烟还会导致早产风险增加、婴儿出生体重降低、大脑发育异常、睡眠模式异常、今后肥胖风险增加、在校表现不良以及母亲和孩子的甲状腺功能发生改变等后果。孩子更容易出现多动症、攻击行为、冲动、语言障碍和注意力障碍。此外，男孩还会出现睾丸发育不良的情况，其生育能力出现障碍的风险也会增加。

　　大约有 8% 的妇女在怀孕期间吸烟，但很少有人能在怀孕期间戒烟。值得注意的是，借助尼古丁贴膏戒烟也会威胁到胎儿，有以动物为对象的实验表明，尼古丁非常不利于大脑发育。换句话说，**香烟中的尼古丁本身就会造成大脑发育异常**。如果所有的荷兰孕妇都可以戒烟，那么早产的婴儿数目就将减少 30%，出生时低体重的婴儿数则将减少 17%，卫生保健费用将减少 2 600 万欧元。这绝对是值得为了孩子而去做的事情，难道不是吗？

非特异性效应

　　导致功能性畸形效应的药物往往是被人们在偶然间发现的。19 世纪80 年代，我们研究所里有一位博士研究生，名叫马吉德·米勒米兰（Majid Mirmiran），他的研究课题是，胎儿在子宫内的大量快速眼动睡眠类型（做梦最多的睡眠时期）对于正常的大脑发育是否具有重要影响。在快动眼睡眠阶段——这个始于子宫内发育期的睡眠阶段，胎儿的大脑被强烈激活。马吉德在其所做的大鼠实验中采用氯丙咪嗪（一种抗抑郁药物）或者可乐定（一种抗高血压和偏头痛的药物）来抑制这种快动眼睡眠。他所选择的时期是与人类妊娠后半期相对应的大鼠的脑的发育阶段，即大鼠出生后的第二个和第三个星期之间。结果显示，这些大鼠在其脑发育期间经过这样的短期治疗后，在成年期表现出更多的做梦睡眠并更为焦虑。此外，雄性大鼠的性欲会减低而活动过度。换句话说，大鼠在脑发育阶段暴露于这些物质中仅仅两周，就会引起其脑和行为的永久性改变。

　　一项后继的在荷兰格罗宁根所做的研究检查了一些孩子的大脑发育情况，这些孩子的母亲在 8 年前的怀孕期间，为了治疗高血压和偏头痛把可乐定当作一种"安全"药物服用。研究证实，这些孩子都患有严重的睡眠紊乱，有些甚至是梦游症患者。功能性畸形研究中的一个问题是，医生必须在动物实验的基础上寻找人类可能出现的异常。此外，这些可疑的物质的效应是非特异性的。你无法认定在孩子出生后多次表现的异常情况，例如睡眠紊乱，恰好就是母亲在怀孕期间所摄取的某种对大脑造成破坏的物质而造成的影响。其他功能性畸形的非典型性症状的例子包括，学习障碍（由酒精、可卡因、香烟、铅、大麻、滴滴涕、抗癫痫药引起）、抑郁症、焦虑症和其他精神疾病（由乙烯雌酚、香烟引起）、异性癖（由苯巴比妥、苯妥英引起）、攻击性（由孕激素、香烟引起）、运动功能受损以及社交和情感障碍等。

此外，多种化学物质可以扮演不同角色并共同导致大脑发育异常，例如精神分裂症、自闭症、婴儿猝死综合征和多动症。母亲在怀孕期间吸烟和胎儿的遗传背景相结合可以使孩子患多动症的风险提高 9 倍。母亲在怀孕期间应用肾上腺皮质激素治疗以促进可能早产胎儿的肺部发育，也会增加孩子患多动症的风险。这种激素治疗会损害脑发育，不但会导致多动症，还会导致大脑体积减小、运动技能受损和低智商。幸运的是，这些严酷的现实已经警示我们只能极短期地、少量地给孕妇应用这种激素进行治疗了。

进退两难的境地

临床医生所面临的进退两难的境地包括，对于患有精神分裂症、抑郁症或者癫痫症的孕妇在怀孕期间如何持续性治疗的问题，因为母亲的疾病也会对胎儿造成潜在伤害。不幸的是，母亲在怀孕期间服用抗精神分裂症药物（例如氯丙嗪）会引起孩子的运动障碍，而某些抗癫痫药物还会增加脊柱裂或异性癖的风险。在怀孕期间，治疗癫痫的最好方法是使用单种药物加上叶酸。某些抗癫痫药物比其他抗癫痫药物更有害，例如，丙戊酸与其他抗癫痫药物相比，会使孩子的言语智商更低。

大约有 2% 的孕妇服用抗抑郁药物——即使其抑郁症症状很轻，这些药物似乎不会增加婴儿先天性严重缺陷的风险，但是也会使婴儿出生时体重偏轻，轻度早产，出生后亚培格测试 [①] 分数较低，并伴有轻度的运动障碍。然而，这些问题必须与母亲在怀孕期间的应激和抑郁可能给胎儿带来的风险，例如认知能力（智力）下降、注意力和语言发育以及其他行为异常等

---

① Apgar test，即新生儿评分。——译者注

进行权衡。母亲在怀孕期间出现焦虑会永久性地激活胎儿的应激反应轴，并增加孩子将来出现焦虑、冲动、多动症和抑郁症的风险。如果真的有可能，那么可以考虑采用其他的非药物治疗方法来治疗孕妇的抑郁症，例如光线疗法、经颅磁刺激疗法、按摩疗法、针灸疗法或者互联网心理疗法。显而易见的是，负责治疗孕妇的医生一定要深思熟虑。

作用机制

母亲子宫内的胎儿以及刚出生不久的新生儿的脑细胞生长极其迅速，这个过程会一直持续到 4 岁左右，而大脑的成熟过程则需要更长的时间。以前额叶皮层为例，一直要到 25 岁时才能发育成熟。为了促进早产儿肺部成熟而大剂量地、长时间地应用肾上腺皮质激素会额外抑制大脑的发育。母亲在怀孕期间饮酒、吸烟和服药都会导致胎儿大脑体积减小。

胎儿所接触到的化学物质会引起脑细胞发育异常。脑细胞迁移过程紊乱会导致"脑结构异位症"，即向皮层迁移的脑细胞群停留在脑内错误的位置。它们会受困于神经节脑白质中，无法正确执行其功能。这种疾病也会由于孕妇常用的物质，例如苯二氮䓬类药物（安眠药）而引起。孕期饮酒也会导致所有的脑轴突结构和功能异常。在怀孕期间，吸烟和饮酒都会使胎儿脑内尼古丁受体发生改变，吸食大麻则会改变多巴胺受体。

结论

成瘾物质、药物和环境中的物质都会对胎儿的大脑造成永久性的破坏，导致他们将来出现学习和行为异常。这种类型的先天性缺陷被称为"功能性（或行为性）畸形缺陷"。

追踪这些疾病与这些化学物质之间的联系非常困难，因为在子宫内的胎儿暴露于这些物质中与这些物质将来造成影响之间存在着很长的时间间隔，例如，这些影响要等到孩子上学以后才能表现出来，或者在对生育能力造成影响的方面，可能要等到孩子二三十岁时才表现出来。此外，这些物质所造成的影响（例如学习障碍和睡眠紊乱）并不具有特异性，即它们不能被用来确定那些在胎儿期一定会对胎儿大脑造成破坏的物质。更重要的是，一种物质会导致多种症状，而出现某种症状则取决于在胎儿发育的哪一个阶段接触了这种物质。医生们，尤其是在缺乏可靠的动物实验数据的情况下，不知道自己应该针对哪一种脑发育异常进行研究，这也使得这个问题更为复杂。因此最基本的做法是，**尽早告诉病人这些潜在性危险，那么一旦病人打算怀孕，她就可以获得最安全的处方药或是其他非药物的治疗方案了。**

胎儿在子宫内的感受，决定了大脑日后的编程

胎儿在母亲的子宫里时，就已经为出生后的生活编制好程序了。例如，性别的自我认同、性取向以及攻击性程度等，都在这个时期在大脑中确定了（见第 4 章，第 9 章第 1 节）。随后，性激素会激活胎儿已经在子宫内形成的大脑系统，于是日后的性行为和攻击性行为才得以体现。在子宫内大脑程序性形成阶段，一部分是由胎儿从父母那里继承的遗传信息决定的。由于胎儿的这种大脑程序设定以遗传因素为基础，因此人们性格中很重要的一部分在母亲受孕的那一刻就已经被确定了，患有大脑疾病的风险性，例如精神分裂症、自闭症、抑郁症和成瘾（见第 6 章第 3 节，第 11 章第 3 节），也在同时被确定了。然而，由于 DNA 携带的可用信息太有限了，远远不能供大脑编程，因此大脑只能通过产生大量的细胞并通过细胞之间的联系来解决这个问题。这些细胞间的联系将生长物质带到脑细胞中，促使它们的活性提高并形成更多、更强的细胞间联系。那些做不好这种工作的细胞会在大脑发育期间死亡。在产生过度的细胞间的联系之后，出故障的部分将得到调整。

除了遗传性决定因素外，影响大脑活性的其他因素也会对发育中的大脑产生永久性的影响，例如，胎儿和母亲分泌的激素、通过胎盘被胎儿吸收的营养物质以及环境中的化学物质。举例来说，性激素会影响大脑形成性别差异。此外，人们在之后的应激反应轴和攻击性行为的实施水平在子宫内也已经形成了。按照类似的机制，胎儿通过一种永久性的方式调整大脑系统以应答来自外界的极端信号，这样胎儿就为离开子宫之后的困难生活做好了准备。胎儿大脑的这种可塑性具有短期内的生存优势，但是它也使得发育中的大脑极易受到有害物质（例如母亲所吸香烟中的尼古丁等）的侵害。此外，从长远来看，胎儿大脑系统的编程也可能是引发慢性病的

基础。阿姆斯特丹医学研究中心（AMC）的关于荷兰"饥饿的冬天"的研究者们发现，胎儿时期的大脑系统编程可以给将来生活带来危险。在"饥饿的冬天"，德国侵略者洗劫了荷兰。当时出生的孩子不仅出生时体重过轻（见图 3-1），而且在成年后出现反社会行为和肥胖症的概率更高。他们似乎偏爱高脂肪食物，也很少运动。此外，他们更容易患上高血压、精神分裂症和抑郁症。这项研究的意义远远超过对于荷兰"饥饿的冬天"的研究，因为如今仍然存在着由于母亲胎盘功能不良而无法在子宫内获得充足食物的孩子，他们出生时体重也过轻。

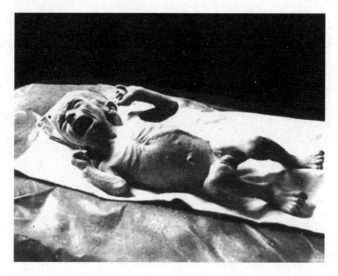

图 3-1　一个在 1944—1945 年荷兰"饥饿的冬天"出生的婴儿

胎儿在子宫内时就已经感受到了外部环境中的食物缺乏。胎儿大脑对营养不良所做出的反应具有怎样的进化优势呢？它所有的调节代谢的系统都将在子宫内调整到保存好体内每一单位卡路里的状态。此外，将来他们在吃东西时更不容易感觉到饱。由于这些婴儿出生时个头较小，因此需要的食物也较少。这样一来，孩子就会将自己的大脑和行为调整到能够适应子宫外贫瘠生活的状态。反社会行为使得孩子在将来的日子里凡事都先为自己考虑，这也有利于在贫瘠的环境中生存。应激反应轴的激活也有助于培养其生存策略，但是如果孩子出生在一个食物供应富足的世界中，这种适应性策略就会变得对自己不利。此外，肥胖症的发生率也会增加，并由此引发高血压。饱腹感的降低不仅会导致肥胖症的风险升高，还会导致成瘾风险增加。应激反应轴被激活会增加患抑郁症的风险。胎儿在子宫中的异常发育也会提高患精神分裂症的风险。因此，我们可以考虑把子宫内因营养不良而带来的疾病增加看作是胎儿为了提高其短期生存机会而实施的适应策略的副作用。

类似的解释还可以用来证明，母亲在怀孕期间所承受的社会压力会破坏胎儿大脑的性分化（见第 4 章第 1 节）。母亲受到的应激（例如生活事件或者战争），会使女性胎儿大脑更加男性化，并使男性胎儿大脑的男性化程度减低。这看上去也是一种适应性反应。如果女孩在将来更强健、更好胜，则可以更好地生存。而如果男孩缺少一些大男子气概则能避免其在应激环境中与男性领袖发生冲突。这也是一种在短期内求生存的好策略，但是从长远来看这却是以丧失生育能力、增加智力障碍和精神分裂症的风险作为代价的。

总之，胎儿似乎只"考虑"了短期生存，他对他所预期到的出生后会立即面临的艰难环境做好了适应性准备——当然，胎儿其实并没有"考虑"所有这些事情。数百万年来，胎儿都在面临着那些威胁，在一个偶然的机会，有一个胎儿出现了基因突变，使他更好地适应了等待着他的环境挑战，这种有利的基因突变接着传遍了整个种群。我们不能责备婴儿的这种不考虑远期副作用的短期适应性行为，毕竟人类也是在最近才开始变得长寿。

直到如今，医生们都在医治着在胎儿时期大脑编程所遗留的长期效应。根据对于在"饥饿的冬天"出生的胎儿的大脑编程研究中所获得的知识，医生们能够着眼于预防那些长期后果，并对怀孕期间母亲的营养提出建议。这是个很大的收获。

胎儿能感觉到疼痛吗

在乔治·布什担任美国总统期间流传着一些令人印象深刻的影片，显示了在堕胎手术中，胎儿在子宫内接触到针时的剧烈运动，这表明了胎儿体验到了疼痛并试图躲避堕胎仪器。美国联邦政府曾经考虑立法，要求医生必须告知妇女有"大量的证据"表明，在堕胎时对胎儿的毁灭是能让胎儿感到痛苦的。在对超过妊娠 22 周的胎儿堕胎时，必须给他们应用止痛剂，不遵守这条法律的医生将被罚 10 万美金，还可能丢掉饭碗。这个想法在美国的"反堕胎运动"中找到了生根的土壤，但是，胎儿真的能体验到痛苦的证据是否充分？他们真的能感觉到疼痛吗？

成年以后，神经纤维将来自皮肤的疼痛刺激经过脊髓传递到丘脑，并从丘脑继续传输到两个脑区——初级感觉皮层（在这里人们会意识到疼痛）和扣带皮层（它是大脑的警报区，能解读疼痛信息，然后发出情感和自主反应的指令，例如情感、表情转变、应激反应、呼吸加速、心率和血压升高等）。

正常情况下，妊娠期会持续 40 周。将疼痛信号传输到大脑皮层的神经回路在妊娠 26 周时形成。在这之后，来自皮肤的疼痛刺激可以被传输到胎儿的大脑皮层，但是它们接下来是否能够进入意识的层面尚未被确定。早产儿对于疼痛的意识可能不会在妊娠第 29 ～ 30 周之前出现。皮肤上的疼痛感受器——分支的神经纤维，在妊娠第 7 周时已经形成，脊髓反射则在妊娠第 8 周时形成，因此胎儿会对针状物的接触产生反应。然而，与那些狂热的反堕胎者所说的不同的是，这并不能说明胎儿能够感觉到疼痛。要想感受到疼痛，就先要保证刺激能到达大脑皮层，此外，皮层本身也必须足够成熟并能以一种有意义的方式处理这种刺激信息。胎儿在堕胎手术中对疼痛刺激的反应完全是以脊髓反射为基础的。无脑畸形儿也会做出同样反应。那些处于早期妊娠阶段的胎儿对于疼痛刺激的反应是如此强烈和全面，似乎整个身体都参与了反应，恰恰是因为他们的大脑皮层还没有成熟，因此脊髓反射也没有减慢到正常的比例。

丘脑和大脑皮层下方的"皮质板"之间的联系出现在妊娠 12 周到 16 周之间。皮质板是将来要长在大脑皮层中的神经纤维的"等候室"。妊娠 23 ～ 30 周，大脑皮层中将长出神经纤维。对早产儿做的脑电图和大脑皮层血流量的测定表明，对疼痛刺激的反应发生在妊娠 25 ～ 29 周，疼痛刺激将到达大脑皮层。然而问题是，大脑皮层是否已经足够成熟到可以感知疼痛的程度？这种感知是感情上体验疼痛所必需的。

如今在新生儿重症监护室中，人们在治疗早产儿时认为他们可以感受和体验疼痛。他们会对"侵犯性"的处理和抽血做出动作反应，也会出现心率、呼吸、血压、氧气张力和应激激素水平的变化。在包皮环切手术等干预治疗中也会如此。然而，这些证据并不能证明婴儿具有清醒的疼痛感，因为这些自主反应来自大脑皮层以下的脑区，所以可以在无意识的基础上出现。同样，这些孩子对疼痛刺激做出的动作反应也可能仅仅是一种脊髓反射，而不是在大脑皮层中引起的反应。不仅无脑畸形儿能对身体刺激做出动作反应，而且大脑皮层已经完全损坏的脑死亡的成年人，在植物人昏迷状态中也会做出动作反应。

对于早产婴儿，最早从妊娠 25 周开始，可以观察到疼痛刺激在大脑皮层引起的反应，但是还不能据此确定这是有意识的反应。要确定胎儿是否具有意识则更加困难。睡眠周期中的"清醒期"常常被视为"意识"的替代品。然而，由于胎儿大脑不成熟以及受胎盘分泌激素的影响，在妊娠晚期胎儿有 95% 的时间都处于睡眠状态，也就是说，他们是没有意识的。在余下的 5% 的时间里，他们处于"睡醒"的状态，但是这种状态其实是快动眼睡眠与非快动眼睡眠之间的一种过渡期，因此不存在真正清醒或者有意识的状态。以这样的"清醒"标准来看，这段时期似乎是没有意识的。

对于出生在妊娠 25 ～ 29 周的婴儿来说，不愉快的刺激会引起大脑皮层活性改变。然而，早产儿与同龄的胎儿之间有很大的差别。类此缺氧之类的刺激会使出生后的婴儿做出觉醒的反应，但是胎儿的反应则刚好相反——它会抑制胎儿的觉醒状态，胎儿以这种方式在面临自己无法逃脱的困境时保存能量。同样，一种潜在的"痛苦"和"讨厌"的刺激，例如强烈震动或者噪音，只会引起胎儿的皮层下反应。妊娠 28 周时的胎儿可以"学习"对刺激做出反应也不能说明他具有有意识的记忆程序。在无脑畸形胎儿身上，你也能发现这种原始的"学习行为"。因此，这是一种无意识的学习形式，并不需要大脑皮层参与。

在关于堕胎过程中需要给胎儿使用止痛剂的议题方面，人们甚至还可用"即使止痛剂没有益处，也肯定没有害处"作为辩驳，但是对于母亲来说，在全身麻醉的状态下堕胎会增加她们患上并发症的风险。基于同样的理由，给没有被堕胎的胎儿在做胎儿手术时强行使用镇痛剂也非常令人担忧——人们没有确凿的证据证明胎儿有意识，但却有证据证明止痛剂对孩子将来的机体功能具有有害的副作用。

我对这一切得出了这样的结论：**在妊娠 25 ～ 26 周之前给孕妇做全**

身麻醉对于堕胎或者对于胎儿手术中的胎儿是没有必要的，而且还可能会给孕妇带来额外的风险；早产儿在有疼痛感的治疗过程中需要使用麻醉剂；男童在做包皮环切手术过程中必须使用麻醉剂。

我的腿是多余的

在发育早期阶段，不仅性别认同（感觉自己是男性还是女性）和性取向（同性恋、异性恋或者双性恋）已经在大脑中被编制好程序（详见第4章），而且体像①也已定形。体像方面有时会在发育过程中出现一种令人惊奇的疾病，即"身体完整认同障碍症"（BIID）。患有BIID的病人从小就感觉到自己身体的某一部分不属于自己，并希望不惜一切代价去除它。他们不接受"自己的某一特定的肢体是自己身体的一部分"的概念，尽管其肢体没有任何问题。这样的观念会产生一种无法抵御的截肢的欲望。只有在他们的腿或者手臂被截肢之后，他们才会感觉到自己是"完整的"。施行这类截肢手术的外科医生们极有可能会遭到谴责，因为他们截去了一个健康的肢体。事实上，这是一种非常奇怪的现象，因为类似的情形也发生在异性癖患者的身上，甚至会发生在做包皮环切术的患者身上。

要人们接受围绕BIID的一系列议题还需要一些时间。从大体上说，心理治疗或者药物难以改变BIID患者的想法——尽管有报道称，一例BIID患者通过服用抗抑郁药并接受认知行为疗法的治疗感觉痛苦减轻，不过后来这位患者说，尽管与人交谈的感觉很好，但是认知行为疗法并没有改变任何与身体完整认同障碍症相关的问题。

BIID患者确信一条腿或者手臂不属于自己，或是希望自己的某个或者多个肢体能够瘫痪，这些想法很早就开始有了，通常是在孩提时期产生，也有一些是在成年期不久萌生的。患有BIID的儿童会剪下杂志图片上的娃娃，然后再剪掉娃娃身上的一条腿，那条腿与他们自己想截肢的腿一致。当看见那些失去了一条他们自己想去掉的腿或者手臂的残疾人时，这些BIID患者甚至会激动或者非常嫉妒。当他们看到某个肢体瘫痪的病人时，

① body image，简单地说就是人们在看到镜子中的自己时的反应。——编者注

就会觉得自己也想瘫痪。某些患者就是在这时才首次意识到这正是自己想要的结果的。他们经常会尝试各种方法，尽可能地满足自己的渴望，例如，他们会用弹性绷带将腿绕向后方绑在臀部上，穿上宽松的裤子以便隐藏下半段腿，卷起裤腿，拄着拐杖行走或者坐轮椅。BIID 患者经常会花费数年去寻找一位愿意截去他的完全健康、功能良好的肢体的外科医生。如果他们找不到这样的医生——通常情况下的确找不到，那么几乎 2/3 的患者都会通过损害自己不想要的肢体，直到不得不截肢的程度而最终得以截肢。有时候，他们还会采用一些可能引起生命危险的自残行为，例如用子弹打穿膝盖骨、冰冻自己的腿或者自己用锯子锯腿。BIID 患者能够很明确地知道哪里是他们想截肢的部位，手术一旦完成，他们就能确切地指出哪些部位还没有被截到位。截肢手术完成后，他们会无比开心，经常会说唯一让他们感到后悔的事就是"没能早点儿做这个手术"。

目前我们还只能推测 BIID 患者的大脑在发育期间体像发生紊乱。然而，患者触摸自己想要的腿或者不想要的腿，会引起额叶和顶叶的脑活动之间产生不同的联系。BIID 和异性癖（见第 4 章第 6 节）有一些相似性。这两种病的患者都了解身体解剖与其感觉不匹配。这种感觉产生于这两种病的患者的发育早期。在 BIID 和异性癖的相互联系方面尤为引人关注的是，高比例（19%）的 BIID 患者同时表现有性别认同问题和高比例（38%）的同性恋和双性恋。所有这些特征都是在个体发育早期被确定在脑中的，BIID 一定也同样发生在发育早期，但是发生在哪个脑区以及原因是什么则仍然是个谜。没有理由去相信 BIID 是由人们关于前世的记忆而造成的，即在前世就没有那个"多余"的肢体。我们目前有技术去探寻大脑皮层的体像在发育期间到底发生了什么问题，但是这需要医生勇敢地参与病人的截肢诉求问题，不要简单地将 BIID 患者诊断为"疯子"。研究者必须对这些令人惊奇的变数产生兴趣，这些大脑变异性能够提高人们对于大脑正常发育过程的认识。BIID 患者也应该公开自己的秘密，因为大多数人都还在隐藏自己这种疾病。

第 4 章

子宫中大脑的性分化

是男是女，大脑说了算

我非常赞同弗朗西斯·高尔顿[1]的观点，教育和环境对于人类的影响非常小，我们大部分的特质都是天生的。

——《达尔文自传》

我的大脑？这是我第二喜欢的器官。

——伍迪·艾伦[2]，《傻瓜大闹科学城》(*sleeper*)

没有什么比判断一个刚出生的婴儿是男孩还是女孩更简单的事了。事实上，性别在受精的时候就已经被确定了：两条 X 染色体就是女孩，一条 X 和一条 Y 染色体就是男孩。男孩的 Y 染色体诱导产生雄性激素睾酮。在

---

[1] Francis Galton，达尔文的表弟，是一位具有广泛兴趣的英国人类学家、科学家。——编者注

[2] Woddy Allen，电影导演。——编者注

妊娠第 6～12 周，根据体内存在或者缺乏睾酮的情况，决定性器官向男性或者女性方向发展。在妊娠后半期，男孩体内的睾酮水平达到一个峰值，而女孩不会达到这个峰值，这就导致了大脑向男性或是向女性分化。在这个阶段，我们感觉自己是男性还是女性——也就是我们的性别身份（即性别认同），被固定在大脑结构中，而且在余生保持不变。

"性别身份在子宫中就已被确定"的观点还是在最近才被提出来的。在 20 世纪 60～80 年代，人们认为孩子出生时是一块白板，之后他们的男性或者女性行为都是由社会引导而发展的。这种观点对于治疗出生时性别不明确的孩子产生了很大影响。人们认为，只要尽快在孩子出生后做手术，那么选择哪一种性别就都没有什么关系，而且孩子在将来所处的环境还会确保其性别认同向着与性器官的性别保持一致的方向发展。只是到了最近，病患者团体才开始暴露出这样的事实：由于重建性器官的手术在之后无法与出生前已经在大脑中形成的性别身份相符，因此摧毁了许多患者的生活。约翰–琼–约翰的故事就是一个例子。

一个叫名约翰的小男孩在他 8 个月时的一次小手术（因为尿道开口太小而进行的阴茎包皮环切术）中，由于手术的严重失误而失去了阴茎，于是人们当时决定最好是把他变成女孩，起名为琼。医生在琼 17 个月之前就切除了"她"的睾丸以促进"她"的女性化过程。人们给琼穿上女孩的衣服，并由来自费城的约翰·曼尼教授为琼做心理辅导。在琼到了青春期时，还为琼做雌激素治疗。曼尼宣称，这是一个非常成功的案例：这个孩子发育成了一名正常的女性。

在一次美国学术研讨会上，我在发言时指出，这是我所知道的唯一一例表明出生后的环境可以改变孩子性别认同的案例。当时，弥尔顿·戴蒙德（Milton Diamond）教授站起来说，曼尼所说的完全是不正确的。戴蒙德教授认识琼，他知道琼在成年后又变回了男性，已经结婚，领养了几个孩子，并将名字改回为约翰。不幸的是，约翰后来在股票上倾家荡产，婚姻破裂，并在 2004 年自杀。

这个悲剧故事显示了子宫中的睾酮对大脑程序的影响是多么强大。切除阴茎和睾丸、做心理辅导以及做青春期雌激素治疗都无法改变这个孩子的性别认同。

雄激素不敏感综合征清楚地证明了睾酮确实起到了影响性器官和大脑向男性的性分化的作用。这种疾病能产生睾酮，但是整个身体对它不敏感。因此，无论是外部性器官还是大脑都会向女性化方向发展。相反，由于患有肾上腺畸形（先天性肾上腺皮质增生症，CAH）而在子宫中暴露于过高睾酮环境中的女孩在出生时阴蒂都会非常突出，以至于在出生登记时常被认为是男孩。实际上，所有这些女孩都获得了女性身份，但是她们中有2%的人后来显示出在母亲子宫中已经发展为男性性别身份了。

这些信息在实际生活中对人们意味着什么，可以通过2005年6月23日记者杨娜杰·古乐文（Jannetje Koelewijn）发表在《新鹿特丹商报》（*NRC Handelsblad*）上的故事而阐明。

一对已经有了4个女儿的父母非常骄傲地发现，他们刚出生的第5个孩子是个男孩。他们为此而好好地庆祝了一番。然而在几个月后，孩子病了，经检查这个孩子其实是一个患有先天性肾上腺皮质增生症的女孩。为此，医生和这家人讨论了很多次，每次都谈了很长时间，但是对于这个家庭——尤其是孩子的父亲来说，出于宗教信仰的原因，他们完全无法接受"改变"孩子的性别这种做法。于是，医生决定把孩子变成一个"更明确的"男孩。小儿泌尿科医生把孩子的阴蒂增大，使其更像真正的阴茎，还给孩子激素以促进其男性化。孩子的父母对此都很满意。

不过，患有先天性肾上腺皮质增生症的女孩的大脑通常都将分化为女性。如果你参照一下上文中提到的约翰的故事，就能预测到这个"男孩"将来很可能会遇到性别问题，而且还会再变回女孩。到青春期的时候，人们将告诉"他"，"他"没有生育能力，一辈子都得使用睾酮，而且还得切除体内的子宫和卵巢。因此，对于患有先天性肾上腺皮质增生症的女孩而言，当今专业领域的共识是，即使她们已经出现男性化体征，也应该先按照女孩来养育。

在少数情况下，如果孩子的性别模糊不清，而且也无法肯定其大脑已经分化为男性还是女性，那么可以在此时为孩子临时选择一个性别。不过，有时应该等到孩子的行为明显地显示出其大脑的性别身份时，才可以实施造成一个男孩或者是女孩的性器官的手术。

男孩天生爱汽车，女孩天生爱娃娃

大脑和行为的性别差异也表现在与生殖行为没有直接关联的事例中。人们通常认为，男孩和女孩的行为学性别差异表现在他们游戏方式的差别上，并认为那是社会环境强加在孩子身上的。男孩们更加活跃，富有野性，更喜欢玩具士兵或玩具汽车，而女孩们则更喜欢玩洋娃娃。

在我对动物的行为进行观察后，十分怀疑在孩子游戏行为的性别差异中社会所扮演的角色，因此在30年前，我为我的一双儿女提供了两种类型的玩具，可是他们总是会做出固定化的选择——我的女儿只玩洋娃娃，儿子只对玩具汽车感兴趣。仅仅两个孩子的样本量还太小，没有很强的说服力。研究者亚历山大和海恩斯通过给长尾绒猴提供洋娃娃、玩具汽车和球等玩具的实验，证明了这种行为学性别差异具有生物学基础。雌性长尾绒猴选择洋娃娃，并开始嗅洋娃娃的肛门—生殖器区域，因此她们表现出典型的母性行为；而雄性长尾绒猴则对玩具汽车和球更感兴趣。因此，对于特定玩具的偏好不是社会强加给我们的行为，而是在我们大脑中设定好的程序，并为我们将来的社会角色做准备，例如女孩的母性行为、男孩的攻击性以及完成技术性任务的特征。猴子选择玩具的性别差异表明，决定这种性别差异的机制可以追溯到人类进化历史的几千万年以前。男孩在母亲子宫中通常出现的睾酮峰值似乎是游戏行为性别差异的原因。在母亲子宫中由于先天性肾上腺皮质增生症而分泌异常增多睾酮的女孩，反而喜欢与男孩结成游戏伙伴，偏爱男孩的玩具，也比正常女孩玩得更疯野，因此被人们称为"假小子"。

儿童的自发性绘画里也体现着明显的性别差异。无论是绘画的主题、颜色还是构图，男孩和女孩都受到他们在子宫中所暴露的激素环境的影响而呈现明显的性别差异。女孩喜欢画人物，尤其喜欢画女孩和女人，或者是花和蝴蝶。她们使用明亮的颜色，例如红色、橙色和黄色。她们的画的主题是和平的，图形通常列成一排。男孩则喜欢画技术类的物体、武器、战斗和运输工具（例如汽车、火车和飞机）。他们的画的画面通常是俯视的，而且经常使用暗色和冷色，例如蓝色。患有先天性肾上腺皮质增生症而在母亲子宫中暴露于过高睾酮环境中的女孩，即使在出生后立即得到治疗，在其五六岁时的绘画特征也和男孩相似。

我们行为中的某些性别差异在发育的早期就很明显了，因此只能认为它们在母亲子宫中就已经产生了。女孩在出生后的第一天就喜欢看人的面孔，而男孩的眼睛则更喜欢观看机械性的物体。一岁以后，女孩比男孩有更多的目光交流。然而在母亲子宫中暴露于过高睾酮环境中的女孩，在出生几年之后都很少与人有目光交流。在这点上，子宫中的睾酮水平同样起到了关键作用。

日常生活中的目光接触对于男性和女性具有完全不同的含义。在西方文化中，女性通过目光接触来更好地理解另一位女性，而且她们感觉良好。然而对于西方社会中的男性来说，目光接触参与了他们对于社会等级中地位的检验，因此可以具有相当的威胁性。同样，这也是纯生物学的概念。在美国科罗拉多州的阿斯彭机场出口处有一条这样的警告标志："当你遇到一头熊时，不要和它的目光接触。一旦你与它有目光接触，它就会立刻攻击你。"

我的儿子在美国时曾研究过决定谈判成功的因素。我曾经跟他提到过，根据我的经验，女性和男性具有不同的谈判方式，但在很长的一段时间内他都对此不感兴趣，直到他在芝加哥突然下决心要研究一下这个问题。他和我共同进行的实验表明，目光交流的性别差异对于商业交易也有影响。**两个女人之间的目光交流可以获得更富有创造性的谈判结果，而两个男人之间的目光接触则会对谈判结果起反作用，因为目光接触中的等级概念会给他们造成阻碍。**希望你能从这个实用的小贴士中获益。

同性恋究竟是先天的还是后天的

> 男人若和男人苟合，像与女人一样，他们两个就是行了
> 可憎的事，要把他们治死。
>
> ——《利未记》
>
> （异性恋）也是一个需要说明的事情，它并不是一种以最
> 终说来是化学性质的吸引力作为基础的不证自明的事情。
>
> ——弗洛伊德

阿尔弗雷德·金赛（Alfred Kinsey）在发表了关于瘿蜂的研究的博士学位论文之后，仍然是默默无闻，直到他于 1948 年出版了《人类男性性行为》以及 5 年之后出版了《人类女性性行为》，因为这两本书，美国人才对他予以强烈关注，不过是全面的攻击。他发明了"金赛量表"，设定了从 0 到 6 的尺度，0 代表完全异性恋，6 代表完全同性恋。据说他本人是"金赛－3"，换句话说，他是双性恋。

一个人位于这个量表中的哪个位置是由子宫中的发育过程决定的，取决于遗传背景以及激素和其他化合物对发育中的大脑的影响。关于双胞胎家系的研究表明，性取向有 50% 是由遗传因素决定的，但是研究者们还不清楚究竟是哪种基因参与其中。看上去似乎令人非常惊讶的是，人群中的同性恋基因在人类进化过程中被保留了下来，尽管这一群体最不可能进行繁殖。对此的一种解释是，这一类型的基因不仅增加了同性恋的概率，还提高了家族其他成员的生育力。如果这种基因遗传给了异性恋的兄弟和姐妹，那么他们就会比普通人拥有更多的后代，也会使这种基因继续循环下去。

激素和其他化合物对于性取向的形成非常重要。由于罹患先天性肾上腺皮质增生症而在母亲子宫中暴露于过高睾酮水平的女孩，出现双性恋或者同性恋倾向的概率更大。1939—1960 年，美国和欧洲有大约 200 万名孕妇为了预防流产而服用了人工合成雌激素乙底酚（DES）。不过，乙底酚并

没有起到预防流产的作用，但是医生总是乐于给病人开药的，而病人也欣然接受治疗。乙底酚提高了女性胎儿将来出现双性恋和同性恋倾向的概率。出生前受尼古丁或安非他命药物影响的女性胎儿，在将来出现同性恋倾向的概率也会提高。

男孩出现同性恋倾向的概率会随着他的哥哥的数量的增加而增加。对于这种现象的解释是，母亲对于所怀男性胎儿分泌的雄激素产生了免疫反应。这种免疫反应据说会随着每次怀儿子的妊娠而增强。孕妇所经历的应激事件也能提高胎儿将来出现同性恋倾向的概率，因为母亲产生的应激激素皮质醇会影响胎儿的性激素产生。

尽管人们通常认为，出生后的发育对人们的性取向有重要影响，但是并没有什么证据能支持这个观点。由一对女同性恋抚养长大的孩子根本不会增加其成为同性恋的可能性。关于人们常说的"同性恋是一种'生活方式的选择'"也没有证据支持。

以上提到的因素影响了脑的发育，尤其是下丘脑的发育。下丘脑的发育对人们的性取向非常重要。1990 年，我们首次发现了大脑中生物钟[①]的差别，同性恋男性的生物钟的大小是异性恋男性的两倍。我在更早期的研究中发现，阿尔茨海默病患者的生物钟有所退化，这就解释了病人为什么会在晚上到处游荡而白天打盹。后来，我继续研究了其他类型的痴呆症患者是否也具有相同的生物钟的改变。我发现，一个患有艾滋病的痴呆症患者的生物钟大小是正常人的两倍，但是后续的研究显示，这不是由艾滋病导致的，而是与同性恋有关。1991 年，美国的勒维（Levay）描述了男性同性恋下丘脑前部的一个区域和异性恋相比范围减小，呈女性化形状。1992 年，美国研究者艾伦（Allen）和戈斯基（Gorski）提出，男性同性恋的位于下丘脑顶部的左右半脑连接体体积更大。

脑扫描研究显示了与性取向有关的下丘脑的功能性差别。瑞典研究者伊凡卡·萨维克（Ivanka Savic）利用人们的汗液和尿液中生产的信息素[②]进行了实验。信息素在人们的嗅觉无法明察的情况下已经影响了人们的性行

---

① 生物钟是下丘脑中的一个结构，即视交叉上核，这是斯瓦伯教授等人的发现。
——译者注。

② pheromone，也称费洛蒙。——译者注

为。男性信息素对于异性恋女性和同性恋男性下丘脑活动的刺激效应相同，但是对异性恋男性没有效应，显然异性恋男性对男性气味不感兴趣。后来的研究显示，信息素对同性恋女性和异性恋女性所引起的反应也不同。

很显然，大脑的很多结构和功能差异都与性取向有关，它们在妊娠后半期的子宫中就已经形成了。它们不是由于一个强势的母亲造成的，人们在以前讨论关于同性恋的原因时总是归咎于这样的母亲。这么多年以来，我在授课期间总是会询问大学里的医学生："你们中有谁的母亲不强势吗？"从来没有一位学生举过手。

动物中也有同性恋

Xq28——谢谢您给我的这些基因，妈妈。

——印在美国 T 恤衫上的文字 [1]

同性恋是上帝用来确保真正有天赋的人不受孩子烦扰的方式。

——山姆·奥斯丁 [2]

同性恋的反对者曾提出，动物世界中并不存在同性恋，因此同性恋是"违反自然规则"的。这简直是胡说八道。目前从昆虫到哺乳动物，大约有1 500 种物种具有同性恋行为记载。

在纽约中央公园的动物园里，一对同性恋雄企鹅罗伊和塞罗广受关注。它们相互交配，共筑爱巢。一位好心的饲养员给它们送来了一只企鹅蛋，罗伊和塞罗共同孵蛋，并一起照顾小企鹅。

如果雌鼠在母体子宫内和一只雄鼠待在一起，就会在其早期发育阶段接触较高的睾酮，成年之后则会以雄鼠的姿势与其他雌鼠交配。在"一夫

---

[1] 指的是 X 染色体上的位点，根据迪恩·海默（Dean Hamer）的研究，与同性恋相关的基因位于这里。——作者注

[2] Sam Austin，作曲家、抒情诗人。——译者注

一妻"制的蛎鹬鸟中，有 2% 会形成一夫两妻的三重唱关系，一起守卫鸟巢。这样的三重唱关系与传统的配对关系相比能产生更多的后代，因为它们能更好地经营和保护自己的鸟巢。

行为学科学家指出，动物世界的同性恋行为经常被用于与敌人和解，或者是获得外援而抵御潜在的侵略者。弗朗斯·德·瓦尔（Frans de Waal）称倭黑猩猩为"彻头彻尾的双性恋"，或者说是"金赛－3"。这些倭黑猩猩倾向于通过性行为解决问题。他还描述了同性成员之间的性行为也发生在其他猴子种群、雄性大象、长颈鹿、天鹅以及鲸中。然而，弗朗斯·德·瓦尔并不称此为同性恋，因为这些行为仅仅是暂时发生。实际上，这些都是双性恋的例子。

在南加利福尼亚地区，人们还发现了一种雌性同性恋海鸥，它们一起孵蛋。这些雌海鸥就像配偶一样进行交配。然而，这并不是自然产生的行为，这是由于环境中的 DDT 污染而引起的雄海鸥在发育过程中失去生育能力，因而造成大量雌性同性恋海鸥伴侣。当然，至少有一些雄海鸥逃过了 DDT 污染效应，与雌海鸥至少交配过一次，并令其受孕，但是接下来雌海鸥显然就不再需要它们了。

在夏威夷的一个岛上，有一个信天翁群落中雌性过多，雌性信天翁彼此能成为多年的配偶，相互梳理照料羽毛，一起跳舞，彼此守护。她们轮流孵蛋，每年孵育一枚。每次受精之后，她们的附近就再没出现过雄海鸥。

黑腹果蝇的性行为则遵循一套复杂而刻板的模式，雄性和雌性不同。具有"不结果实（fruitless）基因"突变的雄性是双性恋。大约在 30 年前曾有一篇论文表明，雌果蝇二号基因染色体变异导致其出现雌性同性恋行为。我曾经希望看到，那些导致果蝇出现同性恋行为的变异的基因也许能够反映参与人类同性恋行为发育的基因，但是人们至今仍无法解决这个问题。

根据弗朗斯·德·瓦尔的观点，存在于人类中的只针对于同性的同性恋在动物世界里很少或者不存在。我不同意这个观点。在美国的蒙大拿州，安妮·珀金斯（Anne Perkins）发现，有 10% 被选来育种的公绵羊不与母羊交配。人们称它们"懒惰"。然而，在回到草地之后，它们一点儿都不懒惰，而是积极地与其他公羊交配。这些公羊中有的甚至会轮番互相交配。珀金斯在这些公羊的下丘脑内发现一些化学成分的改变，这表明激素和脑细胞之间的相互作用出现了变化。她在这些同性恋公羊的下丘脑内还发现出现了结构性的改变，这与研究人员在人类同性恋男性中所发现的一样。**同性恋，也是一种自然的变异。**

改变同性恋，只是痴人说梦

乔治·布什任职期间，美国社会的时钟被拨回到过去。

大肆兴起的"去同性恋运动"认为，同性恋是一种可以治疗的疾病。数以百计的诊所和治疗师们活跃在这个领域并宣称，参加治疗的同性恋中有 30% 已被治愈，这是在没有证据证明的情况下说的。在这些诊所中，为期两周的治疗费用为 2 500 美元，6 周为 6 000 美元。治疗师们自身通常都曾是同性恋者，他们宣称仅通过一个疗程的治疗，自己就可以成为真正的"有家室的男人"。

然而，一项名为"做 GAY 也很好"的反对派运动指出，那些治疗是建立在对同性恋的羞耻感、污蔑和歧视基础上的，结果会导致自杀。2009 年，美国心理协会（APA）的一份措辞严厉的报告证实了这一点。报告的结论是，这种试图将同性恋转化为异性恋的治疗没有效果，美国心理协会的 15 万会员不应该继续为这样的"患者"提供治疗。报告表明，这种治疗最多只能教人们无视自己的感情，不接受同性恋者的诱惑。报告还证实了这种治疗会导致抑郁症，甚至是自杀。

所有的研究都指出，**人们的性取向早在母亲子宫内发育阶段就已经形成了，而且未来一直都不会改变。**同性恋和异性恋的大脑在结构和功能方面有很多差别，这些差别在发育早期就已经产生了。出生后的环境对性取向并没有什么影响，即使是英国的寄宿制学校也没有提高学生们在成年后出现同性恋倾向的概率。我本以为"治愈"同性恋的想法是典型的美国基督教徒的妄想，没想到在荷兰也存在。五旬节派教会（Pentecostal Church）的这种"治愈同性恋"的过程是，通过祈祷，可以同时治愈人们的同性恋和艾滋病，然后让这些人和教会里的妇女结婚。这不仅是荒谬的，也是有致命危险的，因为一旦患有艾滋病的人相信能通过这种方法获得康复，他们就不会再服用药物了。

那种认为"人们可以自由选择性取向"，以及"同性恋是一个错误的选择"的过时观点仍然在制造着巨大的不幸。在我给荷兰的 ContrariO 组织①演讲时所听到的故事使我认识到，对于荷兰改革教派中的同性恋来说，他们的性取向仍然伴随着痛苦的挣扎。就在不久以前，医学科学还是将同性恋看作是一种疾病。直到 1992 年，同性恋才从《国际疾病分类（第 10 版）》中删除，徒劳的"治愈"同性恋的尝试也是从那时起才停止的。那种认为"社会环境影响了人们的性取向的发展"的观点引发了世界范围内的迫害行为。以希特勒为代表的纳粹德国认为，同性恋像瘟疫一样会传染，于是这种观点造成了令人发指的后果：先是让同性恋自愿接受阉割，接着是进行强制性阉割，最后在集中营里杀害同性恋者。

同性恋不可能被"治愈"的事实是对"同性恋是一种'生活方式'的选择"的观点，或是认为"同性恋可以被环境左右"的观点的最有力的驳斥。人们尝试过最疯狂的方法——激素治疗（如给予睾酮或雌激素）、阉割以及能影响性欲却无法影响性取向的疗法。人们也尝试过电休克和诱发癫痫以及监狱服刑等方法，但都没有起到什么效果。此外，人们还尝试过借助睾丸移植手术来治疗同性恋，不过一个"成功"的案例就是一个同性恋的人在接受移植后跟踪一位女护士并掐她的臀部。治疗方法中自然少不了精神分析法，而且人们还在给予同性恋者催吐剂阿扑吗啡的同时，给他们看同性恋的色情图片来建立条件反射，试图消除他们的同性性欲。这种疗法的唯一效果就是，当治疗师走进房间时同性恋男子开始呕吐，但是他们的同性性欲仍保持不变。此外，还有对同性恋男子进行脑部手术，并宣称如果有疗效就减免他们的监狱服刑。当然，接受过手术的人都会说手术的确有一点儿效果。

由于所有这些干预都没有对性取向造成证据充分的改变，因此毫无疑问的是，人们的性取向在成年期已经固定了，而且不再会受到什么影响。

---

① 基督教（改革教派）的同性恋组织，为改革教派中的同性恋和双性恋服务。——译者注

我本是男儿身，又不是女娇娥

邮件主题：阴茎整形新技术。

需求：外科医生。

附言：最好是未割过包皮的天然阴茎。我之所以在国外寻找，是因为欧洲未割过包皮的阴茎比美国多。

——一个从女性变为男性的美国异性癖女士给我写的邮件

异性癖者确信自己的身体被错生到异性的性别中了，因此他们将付出巨大的努力，去改变自己的身体性别，以匹配自己认同的性别。改变性别的过程是渐进性的，首先要适应异性性别的社会角色，然后摄取激素，而且直到那时才能进行一系列的大手术。对于这种艰辛的过程，事后感到后悔者仅有 0.4%。

第一位意识到异性癖者困境的人是内分泌学家、药理学家奥托·德瓦尔，他从 1965 年开始免费帮助异性癖者。从 1975 年到现在，已经有 3 500 人在这里接受了变性手术。

我第一次接触到这个话题是在 20 世纪 60 年代，当时我还是医学院的学生。性学教授科恩·梵·爱姆德·宝思领着一位留着络腮胡子的男子来到妇产科的授课讲堂。你一定会为在这种课堂上展示一个男性病例而感到奇怪。然而事实上，这个"男人"其实是一名遗传学角度上的女性，是一位女性变为男性的异性癖者。这个病例给我留下了极为深刻的印象，并使我开始思考其背后的发生机制。

一万人群中有一例男变女（MtF）异性癖者，三万人群中有一例女变男（FtM）异性癖者。性别问题通常在发育阶段早期就已经出现了。母亲们会这样说，她们的儿子从会说话开始就喜欢穿她的衣服和鞋子，只对女孩子的玩具感兴趣，而且主要和女孩一起玩。不过，并不是所有有性别问题的孩子今后在生活中都选择改变性别的。有时要给予他们激素以抑制其青春期发育，以争取有更多的时间让他们考虑是否接受改变性别的治疗。

所有的数据都指出，性别问题早在母体子宫中就已经产生了。基因的微小改变可以影响激素对大脑发育的作用，还会增加异性癖的发生率。此外，胎儿在子宫中的激素水平异常，母亲在怀孕期间服用扰乱性激素分解的药物等也会增加异性癖的发生率。性器官的性分化在妊娠的最初几个月内就已经完成了，而大脑的性别分化则是在妊娠后半期完成的。由于这两个过程发生在妊娠的不同阶段，因此从理论上讲异性癖中的这两个过程会受到差异性因素的影响。如果情况是这样的，那么男性异性癖者的大脑中可能会出现女性结构，而女性异性癖者则相反。

1995 年，我们的确在脑标本中发现了一个表明性别差异逆转的微小结构。我们的这个研究成果发表在《自然》杂志上。这涉及了一个与很多性行为有关的大脑结构——终纹床核（BST）（见图 4-1 和图 4-2），男性的终纹床核中心部（BSTc）的大小以及神经细胞数目是女性的两倍。我们可以排除异性癖的 BSTc 的性别颠倒是由于成年期激素水平的改变而引起的。因此，这种性别颠倒形成于发育期。

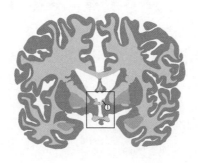

图 4-1　终纹床核（BST）示意图

位于侧脑室尖端①的终纹床核（BST），这个脑区对性行为非常重要。

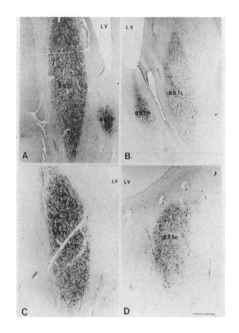

图 4-2 终纹床核中心部（BSTc）

男性（A、C）的终纹床核中心部的大小和神经细胞的数目是女性（B）的两倍。男变女异性癖者（D）呈女性特征的 BSTc。

如果你发表了一些真正有意思的研究结果，那么你能从大多数同事那里得到的最善意的评语就是："你的结果必须先能被其他的独立研究队伍再次确认。"因此，去年当我看到瑞典研究者伊凡卡·萨维克发表的利用功能性脑扫描研究生活中的男变女异性癖者的报告时感到非常高兴。这些异性癖者既没有做过手术，也没用过激素。萨维克给予他们男性和女性信息素作为嗅觉刺激物，人们是不能有意识地闻到这种物质的。这些信息素在对照组的被试的下丘脑以及其他大脑区域引起了不同的刺激反应模式。男变女异性癖者的刺激反应模式介于男性和女性的不同模式之间。2009 年，拉马钱德兰（Ramachandran）提出了一个有关异性癖的有趣假说以及一些初步研究的结果。他认为男变女异性癖者的大脑皮层上的阴茎代表区缺失，而女变男异性癖者的大脑皮层上的乳房代表区在发育阶段没有建立起来，因此这些患者无法承认这些器官属于自己，而是希望去除它们。所有证据都显示，异性癖者在早期发育阶段大脑性分化异常，而且不能简单地称他们为精神病。需要注意的是，在进行变性治疗之前，我们应确定排除改变性别的愿望是某些精神病的表现，因为精神分裂症、双相情感障碍和严重人格障碍的病人有时也会表示希望改变性别。

看看杰克逊的大脑，澄清恋童癖的传言

我能否敢请阁下允许我接受去势？

天主教堂里的儿童性虐待案件的数量似乎很惊人。起初是在美国出现，然后是在爱尔兰——仅在主教辖区的都柏林就有几百名儿童于 1976—2004 年受到性虐待。之后德国也上了黑名单，而荷兰也在突然间披露了上百起性虐儿童案件。全球性披露的恋童事件让人们清楚地看到，由于人们对有关恋童癖这一议题的禁忌，使得人们对它在教堂内和教堂外的流行情况一无所知。

引起恋童癖的原因很多。当一个成年人突然出现恋童的兴趣时，可能是他的前额叶皮层、颞叶皮层或者下丘脑内长了肿瘤。一项治疗癫痫的脑部手术也报道过，颞叶前部被切除的患者在术后的性取向转为恋童癖（见第 5 章第 4 节）。不久前，一名美国男子在接受了这种手术后开始从网上下载儿童色情文学，因此被判 19 个月监禁。恋童癖也会在脑部感染后发生，在帕金森氏病、多发性硬化症以及不同类型的痴呆症和脑创伤中发生。

然而，神经疾病作为恋童癖的原因还是很罕见的。在大多数情况下，恋童癖患者长期以来一直都对儿童很着迷，因此应该从他们在母亲子宫内时到出生后的早期发育阶段来寻找原因。人们的性别认同（身份）和性取向（同性恋、异性恋和双性恋）是由遗传背景以及胎儿期性激素和发育的大脑之间的相互作用决定的。恋童癖也可以通过遗传和早期发育因素来解释，它们不但能导致大脑早期发育异常，还会导致发育中的大脑结构发生改变。我研究的一个有恋童癖病人的三代家系中，在恋童癖的一级家系成

员中有高达 18% 的异常性行为（例如恋童癖），这也表明恋童癖存在着遗传因素。此外，恋童癖者幼年时往往会更容易受到成年人的性虐待。2009年年底，北爱尔兰新芬党领导人杰瑞·亚当斯（Jerry Adams）披露了自己家庭中的痛苦的秘密，他的兄弟被他的父亲强奸过，他的兄弟也被怀疑性虐待过自己的女儿。人们需要研究恋童癖是由于曾在幼年时遭受过性虐待，还是由于这种家庭中的遗传因素造成的。

加德赛克（Gajdusek）教授认为，幼年时遭受过性虐待会在今后导致恋童癖。他以前的确被他的叔叔性虐待过。才华横溢的加德赛克研究过新几内亚内陆村庄里大量年轻痴呆的女性和儿童死于库鲁病的原因，他发现，这些女性和儿童死于嗜食同类的行为，他们很早就有吃掉战败的敌人的大脑的习俗。加德赛克指出，"慢性病毒是致病的元凶"。后来证实，病因是一种具有传染性的蛋白质——朊毒体，它同时也是导致疯牛病的病因。加德赛克于 1976 年获得诺贝尔生理学或医学奖。然而人们发现，他不仅从新几内亚和其他他工作过的国家带走了脑组织，还带走了 56 名儿童，而且大部分是男孩。我们一直觉得这情形很怪异。他把这些孩子带到自己家中，教他们学习，也性虐待过他们。加德赛克被判一年监禁，于 2008 年去世。

搜寻早期发育期间可能会导致恋童癖产生的多种潜在因素的研究是合理的，但是研究却受到了恋童癖禁忌的阻碍。在我们的社会中，有谁敢于公开宣布自己有恋童癖，而且还乐于参加对自己成长背景的研究呢？

在过去的几年里，已经有第一批研究成果揭示了与恋童癖有关的大脑结构差异。一项核磁共振成像研究表明，恋童癖者的许多脑区灰质（等于神经细胞）会减少，例如下丘脑、终纹床核（异性癖者这个脑区有不同的改变，参见第 4 章第 6 节）和杏仁核。杏仁核与焦虑和攻击行为有关。此外，杏仁核越小，出现恋童的犯罪性行为的概率似乎越大。研究者们也在恋童癖者的大脑中发现了功能性差异。当恋童癖者看到成年人的色情图片时，他们的下丘脑和前额叶皮层的激活反应小于对照组，因为恋童癖者对成年人的性兴趣不高。被判刑的恋童癖者在看到儿童图片时，其杏仁核的激活反应高于对照组。然而，我们要意识到他们只是恋童癖群体中的一个被选择的亚组。大多数恋童癖者懂得控制自己的冲动，不会犯罪，因而没有被研究到。

性虐待对儿童是有害的，对性虐待者实施惩罚是为了使公众满意，也是为了防范再发。不过后者是个问题，如何才能改变早在早期发育阶段就在大脑中形成的行为呢？人们以前也尝试过利用各种方法把同性恋男性变成异性恋男性（参见第 4 章第 5 节），但是从未成功过。恋童癖也是如此。不久前，乌特勒支省法院原本对一位 60 岁的异性恋恋童癖牧师宣布判处10 个月的监禁，而经过一番讨论后，法官改判他去做社区服务了。这种情况在过去肯定不会发生。

荷兰也曾对恋童癖男子实施过去势手术。1938—1968 年，荷兰有至少 400 名男性性犯罪者"自愿"接受了去势手术。去势过程不受法律控制。被判处防范性扣留（在监狱里接受无限期心理治疗）的人被建议做出选择，要么终生监禁，要么自愿接受去势。他们必须给司法部部长递交一封统一格式的信函，信中须这样写："我能否敢请阁下允许我接受去势？"直到 1950 年，80% 的被去势的男性是恋童癖者。不过存在着一个这样的问题，性成熟的年龄界限被设定得过高，为 16 岁，这就使得要是一个人和一个 15 岁的已经性成熟的同性恋者相爱，就可能被错误地判为恋童癖。在德国，人们期望通过对下丘脑做外科手术来改变恋童癖的性取向。这些脑部手术从未被科学的方法验证过。目前，受到防范性扣留判决的恋童癖者接受化学性去势的数量在上升。化学性去势采用对抗睾酮的化合物来抑制性欲，对某些人来说这实在是个解脱，因为即使将来再遇到诱人的"目标"也不会再产生性冲动了。然而，对这些被判处防范性扣留的恋童癖者施以化学性去势的做法非常危险，因为如果他们不接受这种"治疗"，荷兰海牙市的司法部就会坚决否决他们离开监狱的假期申请。这些化合物并非适用于每一位性犯罪者，它们会造成诸如乳房发育、肥胖症和骨质疏松症等很明显的副作用。

因此，乌特勒支省的恋童癖牧师得感谢他生活在不同的时代。法官当然担心他会再犯，而且这种担心是正确的。不过法官认为，一个半月的拘禁，一个长期的暂行判决，加上一个惩罚性的社区服务任务将会比长期监禁的效果更好。我们永远都无法知道事实是否如此，因为司法部没有调查其惩罚效力的传统。令人遗憾的是，医学界也还没有研究早期发育阶段导致恋童癖的因素的传统。打破该项研究的禁忌将有助于了解导致恋童癖的早期发育阶段因素，并能找到最好的方法控制恋童冲动，防止复发。采取这样的行动可以预防许多人发生悲剧，对于女性恋童癖者也是如此。关于"恋童癖中女性是无辜的"的神话已经过时了。在女性性虐待儿童事件中，最常见的是母亲虐待自己年幼的孩子，而且受害者大部分是女孩，平均年龄为 6 岁。那些母亲通常很贫穷，没受过什么教育，还经常会伴有诸如智力迟钝、精神病和成瘾等问题。

加拿大提出的一项新措施表明，可以借助简单的方法明显改善当前的状况，即恋童癖者在他们的监禁期结束后被一群志愿者接收并照看。社会网络就此形成，显著减少了再犯事件。这比荷兰的情况要好得多了。2009年年末，埃因霍温市市长禁止一位恋童癖者回到家乡，后来这位恋童癖者又被禁止进入乌特勒支省。这名男子现在住在他的汽车里，从一个停车场转移到另一个停车场。这本身就是在招引问题。然而，现在荷兰也有人愿意去核实加拿大所采用的新措施的潜在益处了。另一种可以采用的预防儿童遭受性虐待的方法是制作虚假的儿童色情作品，恋童癖者在使用期间不会有真正的儿童受到虐待。来自夏威夷的性学教授弥尔顿·戴蒙德很好地阐释了这种方法可能具有的良好效果，但是仍然需要一段时间去说服当局接受这个创新性的概念。

社会怎么看我的关于大脑性分化的研究

愤怒的男同们站到了反面（或错误的一面）[1]。

——《同性恋公报》，2006 年 4 月 20 日

20 世纪六七十年代，人们认为婴儿出生时就像是一张白纸，在成长的过程中，是社会传统强制其向男性或向女性方向发展，性别认同与性取向的形成过程也是如此。这个概念受到美国心理学家约翰·马尼（John

---

[1] "wrong side"此处为谐意词，在荷兰俚语中代表同性恋。——译者注

Money）的强烈推崇，并产生了伤害性后果（见"约翰－琼－约翰"的故事，第 4 章第 1 节），而且它反映了当时社会的普遍看法，即所有的事物都是可制造的（即受到后天影响），包括性别认同和性取向。

20 世纪 70 年代早期，当我首次在医学院讲授大脑性分化课程时，人们对社会环境影响的重要性的广泛接受不仅体现在马尼等人的作品中，也成为女权主义的指导方针——两性之间行为、职业以及兴趣爱好的所有差别都是男权社会强加给女性的。在我首次授课的过程中，我发现坐在讲堂第一排的女学生们都在织毛线或者钩编衣裳。她们显然不想听我正在讨论的内容，也不想听我的观点。当我把电灯关掉而放映教学幻灯片时，遭到了女生们的大声抗议，因为她们看不清正在做的手工活了！从那一刻起，我决定整节课从头到尾都在昏暗的灯光下一边放映幻灯片一边讲解。那些坐在第一排的女士派了一个代表团去找校长，坚持要求调换一位没有大男子主义意识的教师给她们上课。显然，这样的人是不存在的，因此这件事以我继续按照自己的方式授课而告终。

当我们首次报道在死亡后人体下丘脑组织中发现的大脑性别差异时，我们听到了来自女权主义者的反对声。女权主义者通常会否定大脑和行为可能存在着生物学性别差异。1987 年，生物学家约克·特·哈尔特在接受《海牙邮报》的采访时针对我们的论文说道："如果要我承认在诸如人类大脑结构这样基本的方面存在着性别差异，那么我就不如不做女权主义者了。"但在那个声明之后，我再也没有听到过她的消息。因为从那以后，人们又发现了成百上千的大脑性别差异。

在我们报道了同性恋男性和异性恋男性大脑之间的第一个差别之后（详见第 4 章第 3 节），反响之巨大出乎我们的意料，这一切都源于一份发行于 1988 年 12 月的几乎无人问津的《学院新闻》月刊。该期刊采访了一些受雇于荷兰皇家科学院的研究人员，看他们目前都在忙着研究什么。于是，我介绍了我们关于性取向和性别认同方面的研究。这个故事被荷兰《密码报》的记者汉斯·范·玛能（Hans van Maanan）拾获，他撰写了两篇科学而合理的文章——《同性恋者的大脑是不同的》以及《同性恋背后的大脑》。出于某种原因才引发了这样一场令人难以置信的暴乱。这么多年过去了，我还是不清楚那场极端情绪化的、完全是错误导向的巨大反响的准确原因。人们的性取向的生物学背景在当时——那个相信万物皆可制造的年代，仍然还是一大禁忌话题，这一点一定是导致那场暴乱的原因之一。

有一群男同性恋者几乎以宗教信仰的方式宣告，每个男人都是同性恋，只不过只有一部分人有勇气做出"出柜"的决定，他们称之为"政治性选择"。我回应道，我看不出这个选择与政治有什么关系，这种性取向的选择是人们还在母亲子宫里的时候就定下来的。然而，还有很多人因此而愤怒，在此后的三周里有几百篇文章见诸报端，荷兰 COC 联盟[①] 得知这项研究后表示很"震惊"。

罗伯·提尔曼（Rob Tielman）教授是当时反对最强烈的人之一。他公然中伤这项研究，并称其"品位低俗"，这就为舆论定了调子。他还声称我应该在做研究和发表文章之前向他请求许可，不过这当然完全是胡说。几周之后，他又在一次访问中变卦说："在同性恋研究领域，我和斯瓦伯是最接近的人……我属于那种倾向于非常严肃地对待生物学成分的人。"在此期间，《同性恋公报》的编辑汉克·克罗尔（Henk Krol）也给出了毫无价值的评语："这样的研究强调了'同性恋是一种疾病'的观点。它再一次对同性恋歧视起了推波助澜的作用。"荷兰政治激进组织成员彼得·兰克霍斯特（Peter Lankhorst）还在议会上针对我的研究提出质疑。他的质疑通过部长办公室和荷兰皇家科学院院长办公室转到我的办公室，然后我又按照同样的线路将回复依次传递回去。

我们家每天都会接到恐吓电话，同时还会收到恐吓邮件，收信人写的是"致 SS[②] 医生——门格勒·斯瓦伯博士[③]"，邮件中有许多不合文法的句子，还充满了拼写错误，例如："纳粹，电视上看你。恶棍的脸。我们同性爱要谋杀你。作为例子，精神领袖霍梅尼 – 伊朗关于英国人。"（见图 4-3）我

---

① 即荷兰女同性恋、男同性恋、双性恋和异性癖联盟。——译者注
② 纳粹党卫军。——译者注
③ 约瑟夫·门格勒是纳粹恶魔。——译者注

对这些威胁并不十分当真,并称,如果他们杀人的天赋能与写作天赋相匹配,那么我可能不会有多大的风险。(要是发生在现在,我可能就不那么想了。)我还收到一张明信片,上面写着:"你或许会因为不能在奥斯维辛集中营的门格勒手下工作而感到遗憾吧!"(见图 4-4)委员会检查了我的工作,并为我在阿姆斯特丹大学医学中心(AMC)演讲时安排了保卫措施(我并没有要求)。研究所收到了炸弹恐吓(我也不以为意),我的孩子们在学校因为我的研究还遭到了欺负。

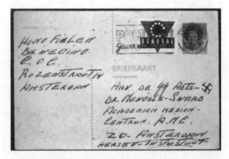

图 4-3　1989 年,我在发表同性恋男性大脑和异性恋男性大脑的第一个差别之后收到的一张明信片

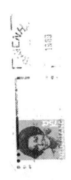

图 4-4　另一张明信片（1989）

　　一个周日的早晨，我醒来后发现在我家门口有一场示威游行，这个事件后来被荷兰著名的同性恋作家赫拉德·莱弗（Gerard Reve）在 1995 年用其独特的方式撰写了一篇杂文，并放入他的同名杂文集《无忧无虑的星期日的早晨》中。他写道：

　　　　直到那一刻，斯瓦伯教授的严重疏忽才显现出来——他忽视了在做他的研究之前应该去向 COC 联盟申请许可啊！现在后果出来了，而且很严重！一个周日的早晨，一大群情绪激动的人出现在斯瓦伯教授的住所外，齐声高呼口号："迪克，切掉你的鸡鸡①吧！"最奇怪的是，如果你考虑一下就会发现，虽然斯瓦伯教授研究的是性方面的事，但他研究的是大脑而不是性器官。然而，

----

① 作者名（Dick）在美国俚语中有"阴茎"的意思。——译者注

COC 联盟的追随者们虽然长着性器官却没有大脑，这种"联盟"的意义不证自明。

这场风波持续了三个星期才结束，直到萨尔曼·拉什迪（Salman Rushdie）的《撒旦诗篇》事件的发生，于是所有的焦点都转移到这位英籍印度作家身上去了。围绕着我的"事件"的尘埃慢慢落下，而我当然还坚持自己的立场。荷兰皇家科学院院长大卫·德·韦德（David de Wied）教授接受了荷兰《电讯报》的采访。他在采访中对我表示支持，并指出这样的事件应该永远不再发生。很遗憾的是，他没能在三周之前就站出来说这些话。

然而，也存在一些美好而和善的反应，一些登载在报纸上的个人求偶广告就是很好的例子。例如，有一位写着："我是一个好男人。37 岁，1.87 米，体重 87 公斤，金发碧眼，有着一个较大的下丘脑，想找一位……"还有一个写着："我有一个很大的生物钟[1]。我的地址是瓦赫宁根 654 号。"

直到 17 年之后，《同性恋公报》才改变了自己对于那次事件的观点，并发表一篇题为《愤怒的男同们站到了反面》的文章。同样引人注目的是，这么多年过去了，罗伯·提尔曼在公报的同一期专栏中还是超越不了自己的轻度刻薄，起了个这样的标题——《顽固不化的斯瓦伯》。

当我们随后发表了第一篇关于异性癖的大脑内性反转现象的论文时，所获得的都是正面的反应。异性癖者根据这篇论文设法更改自己的出生证或者护照中的性别，在那之前在他们的国家这是不可能的事。欧洲法院也采用了这篇论文而针对异性癖立法，这篇论文也对英国拟定异性癖的相关法律起到了重要作用。

目前，有许多关于人类大脑在性别认同和性取向方面差别的论文，再也没有出现任何哪怕是最轻度的社会反应了，而且科普媒体也对这个话题表现出极大的兴趣。

---

[1] 作者等人研究发现，同性恋男性的生物钟（即下丘脑视交叉上核）大于异性恋男性。
——译者注

教皇是男是女？ 让我检查一下！

正如本章第 1 节描述的那样，在我们的身体和大脑向男性或者女性方向分化期间，有时会产生介于两者之间的中间体形态，并造成巨大的影响。这方面的一个具有争议的例子是中世纪的一位女子。她想尽办法当上了罗马的教皇，从那以后，罗马一直在未雨绸缪地预防着类似"灾难"的重演。这位女教皇的故事大约在 1250 年时被修道士琼·德·梅利（Jean de Mailly）记录了下来，并在 1972 年被翻拍成电影。这是一个虚构的故事吗？是一个传奇吗？还是一个由官方仔细清除掉的历史事实？没人能够确切知晓。

> 这位年轻的英国女子在 833 年生于德国西部港口城市美因茨。854 年，她成功扮成一位男子，在获得全票同意的情况下当选为教皇。在此之前，她还打扮成一位僧侣周游了整个欧洲，她的渊博知识给人留下了深刻的印象。接着，她以约翰内斯·安格利库斯（Johannes Anglicus，"英国人"的意思）的名字，并以约翰内斯八世、利奥四世的继承人的身份，当了三年的教皇。一切都很顺利，直到她怀上了她仆人的孩子，并在复活节游行中，在罗马圣克利门蒂宗教圣殿附近意外地产下了孩子。她的面具因此被揭开了，人们在街上以残忍的方式将她处死。她的继承人——本笃三世，尽可能地删除了有关她的所有记录。在梵蒂冈的官方教皇目录中没有关于约翰内斯的记录的痕迹。

尽管在天主教方面的官方言论中，这则故事被彻底否认了，但仍有一些证据表明的确存在过这件事。例如，教皇约翰内斯二十世在 1276 年将自己的名字改作约翰内斯二十一世，因为他认为这位女性教皇也应该被计算在内。在意大利锡耶纳大教堂里，曾有一尊名叫"女性安格里卡"的约翰内斯八世的头像，位于其他教皇的半身像之间，这也支持了这位女性教皇的确存在过的说法。然而，1600 年，教皇克里门蒂三世下令将这座雕像搬走。

然而，随后出现了一把带有孔洞的椅子，在意大利它被叫作"分娩椅"。人们为"分娩椅"在梵蒂冈能用来做什么而感到疑惑，据说是为了防止再选出一位女教皇，候选教皇必须在这把椅子上试坐。在场的最年轻的牧师必须将手伸过这个孔洞去触摸候选教皇的生殖器，然后大声地喊："他的睾丸好端端地挂在上面呢！"在场的红衣主教会回答："我们的教皇是多产的！"

玛利亚·纽（Maria New）教授是纽约一名有着意大利血统的儿童内分泌学家，她认为对这位女教皇的最可能的诊断是先天性肾上皮质腺增生症，这是一种"阴阳人"的形式，女孩的肾上腺在母亲怀孕期间就生产了过多的男性激素睾酮。因此，女孩的阴蒂会在子宫内生长到男性阴茎的大小，其行为也会变得男性化。不过，这种诊断纯属推测。

1993 年，玛利亚·纽在她的一篇论文中描述了一张目前应该被存放在梵蒂冈博物馆里的由红色大理石做成的椅子。还有一把类似的椅子被拿破仑偷走了，现在被珍藏在罗浮宫中。2007 年，我在罗马的一次会议上遇见了玛利亚·纽，我问她那把在她的文章中提到的椅子究竟放在梵蒂冈的什么地方，我可以去那个博物馆参观。然而，她告诉我，她从来没有去梵蒂冈看过那把椅子，但是她曾看过罗浮宫里的那把椅子。

我和罗马的一个研究组有过合作，那个研究组内有一位内科医生是为教皇看病的医生之一。他安排我们在梵蒂冈保安头头的带领下进行一次私人性质的游览。我立即告诉他们，如果能看到那把椅子我将非常感激。我们的保安导游说，这当然可以，但是他立即又补充说，玛利亚·纽的那个故事完全是瞎编的。根据他所知道的情况，那是一把如厕的椅子，因为当时还没有其他卫生设备。我在想他怎么会知道玛利亚·纽的那篇文章，那毕竟是一篇刊载在科学杂志上的专业性论文，非医疗人员是难以获得那种杂志的，更不用说它会成为保安官员们的每日阅读物了。

我们在他的带领下拜访了寂静的梵蒂冈。红衣主教选举教皇的房间、最终选出的教皇用来回避激动情绪的"哭房"、含有白色和黑色烟雾的胶囊、教皇出现在人们视野中的著名的阳台所属的房间、无处不在的可怕的壁画、每扇门旁守卫着的瑞士护卫、教皇的花园以及通往城堡的秘密逃离通道等，甚至连教皇在特殊场合才会穿着的精美丝绣长袍也被从柜子里拿了出来让我们欣赏和触摸。有一件长袍是粉红色的。"这件是为周六晚上准备的吗？"

我问在场的一位牧师,他正在小心地整理着衣服。"不,"他神情严肃地回答,"这件是为了去监狱拜访而准备的。"教皇的主教法冠也在我们面前被拆开包装,还有他旅行时携带的十字架等其他一些珍贵之物。

真是精美,但是我们主要不是为这些东西而来的,于是我就提醒我们的向导带我去看那把椅子。"我知道,再走一段就到了。"他安慰我们说。当我们从私人住处的寂静中走出,穿过充满游客的西斯廷教堂,再穿过一扇又一扇由瑞士卫队为我们开启和关闭的大门时,我又一次问起那把椅子的事。

"啊?真是遗憾,"那位保安说,"我们已经在一刻钟前走过它了。对不起,我把这件事给全忘了。"

"不要紧,"我轻松地说,"我们再往回走好了。"

不幸的是,那是不可能的。"因为安全的原因。"那位保安说。当时他正向我们介绍着梵蒂冈花园中的每一株树木和灌木都是由哪些国家捐赠的。我们的头顶悬挂着一个复杂的电缆网络,布满了来自一个高级通信系统的大量天线。

回到中世纪的路被切断了,因此我们不能对寻找这把椅子和约翰内斯教皇的真实性有所贡献,但是我仍然满腹疑窦。如果不存在那把椅子,那么保安导游为何不直接告诉我们?为什么他一直让我们相信他会带我们观看那把椅子?是那把椅子仍在被使用,或者教皇本笃十六世想恢复这个古老的传统吗?

第 5 章

大脑与青春期、爱情和性

青春期始于一个热吻

在青春期，脑垂体产生性激素刺激大脑。这些激素对处于青春期的大脑的影响会导致非常显著的行为改变，而且这些改变通常是很恼人的。青春期对于人类进化方面的好处显而易见，即孩子们已经为繁殖下一代做好了准备。青春期的行为以及叛逆的孩子和家庭保持距离，减小了在直系亲属圈内繁殖的可能性，因此降低了遗传性缺陷的发生概率。离开原来的巢穴后，他们要寻找新的体验，无所畏惧地冒险，做起事来也很冲动，这些都是青春期的特征。青少年在进行冒险性选择时，往往只考虑直接后果而不受惩罚性后果威胁的影响，这是因为他们的前额叶皮层尚未发育成熟。这也会增加物质成瘾的风险，而物质成瘾又会对未成熟的大脑造成永久性的损害。

青春期的启动需要一系列的化学变化。"亲吻一号"（KISS1）基因编码由下丘脑的"吻蛋白"（kisspeptin）产生，吻蛋白触发青春期。"亲吻一号"基因的作用是如此重要，以至于有了这样的说法："青春期始于一个热吻。"亲吻一号"基因是由位于美国宾夕法尼亚州的好时镇（Hershey，又名赫尔希镇）的科学家们发现的，并用当地的名产——"好时 KISS 巧克力"命名。由于有些人的"亲吻一号"基因系统发生变异，因此他们从未进入青春期。

还有一些系统也参与了青春期的发育过程。女孩必须储备足够的脂肪以便在怀孕时——即使是在食物短缺的情况下，给胎儿提供营养。大脑会通过测定由脂肪细胞生产的瘦素在血液循环中的含量来判断脂肪是否足够。如果脂肪贮存量不足，那么无论是因为进食障碍（例如神经性厌食症）还是过度运动，都会导致儿童体内瘦素缺乏，因而无法进入青春期或是使青春期延迟。如果人体瘦素基因发生突变，那么不但会导致女孩无法进入青春期，还会引起病态肥胖。大脑察觉到瘦素缺乏——即脂肪组织缺乏，从而判断此时怀孕非常冒险，因此不能启动青春期。与此同时，大脑发出需要大量进食的信号，提示进行脂肪储备。虽然这些儿童体内其实有足够的脂肪，但是大脑的判断是脂肪组织并没有分泌出瘦素。

由松果体分泌的松果体素是一种阻止青春期发育的激素，它在青春期发育过程中通常会减少。早在 1898 年，奥托·胡贝纳就描述过一个 4 岁半就进入青春期的男孩的病例，并提出松果体素对青春期的抑制作用。那个小男孩的脑中长了一个破坏松果体的脑瘤。我认识的一个名叫赫莉婕的荷兰女孩的运气比较好，她在 3 岁半进入青春期，但是脑中并没有瘤。她在 12 岁以前，医生们通过治疗抑制了她的激素分泌，然后又停止了这种治疗。几年之后，她再次进入青春期。现在她在大学预科二年级就读，而且学业出色。相反，也有病人由于松果体素水平过高，导致在激素水平恢复到正常之前无法进入青春期。患有卡尔曼氏综合征的病人也无法进入青春期。在正常情况下，鼻腔内的嗅神经将嗅觉传递到下丘脑及脑的其他部位。卡尔曼氏综合征病人在这个过程发生障碍，他们的产生于鼻腔内的能调节下五脑、肾上腺、睾丸、卵巢的性荷尔蒙分泌的促性腺激素释放激素细胞，在胚胎发育的过程中沿着嗅神经上行到下丘脑，使得下丘脑无法将适当的信息传递给内分泌系统。因此，他们不仅无法进入青春期，而且还会伴有嗅觉障碍。

当我们都认为胚胎期和青春期大脑没有能力做出任何明智的事情的时候，它们其实正经历着最复杂也是最精妙的改变。

父母是青少年的前额叶

> 如今的年轻人喜好奢侈、态度恶劣、蔑视权威、不尊重长辈。他们喜欢闲聊而不是实际训练。在老年人进屋之后，年轻人不再起立以表示敬意。他们驳斥父母，当众喋喋不休，还恐吓他们的老师。
>
> ——苏格拉底

青少年并不认为他们不成熟的大脑会成为问题，但是他们的父母会为此而担心。事实上也的确如此，这些父母正代替着青少年的前额叶皮层（见图 5-1）的功能。父母必须在青少年的前额叶还不成熟的时候照顾好孩子的计划、组织、道德框架和行为界限，随着青少年的前额叶慢慢成熟，他们自己的前额叶将逐渐接管这些功能。问题是，如今的青少年认为他们的父母没有能力替代他们的前额叶功能。

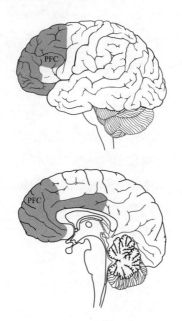

图 5-1 前额叶皮层（PFC）侧视图（上）和中间剖面图（下）

前额叶在调节其他脑区功能中起着重要作用，它负责控制冲动，完成复杂行为以及计划和组织工作。这个脑结构的成熟进程将一直持续到 20 岁出头。根据耶利·犹勒斯（Jelle Jolles）教授的观点，这就是为什么青少年很难在自习室里自修的原因。未成熟的前额叶不能成功地完成组织工作以及做出选择，功能性脑扫描研究也揭示了青少年的大脑与成年人的大脑有明显差异。成年人的大脑能将获得的任务分配到若干不同的脑区。青少年的前额叶有时也能完成一项任务，并达到成年人大脑的水平，但是必须付出更大的努力，因为未成熟的前额叶无法调动其他脑区参加行动。因此，青少年的前额叶会更快达到其能力的极限，在注意力不集中的情况下，青少年在完成任务的过程中更容易出错。此外，昼夜节律的调节也受到性激素的影响，这就可以解释为什么青少年早晨那么爱赖床而夜晚爱熬夜了。那么，我们是应该强迫他们早起呢，还是应该根据他们的生理情况调整学校的作息时间呢？

青春期少年会喝很多酒，根据一项以荷兰青少年为对象的调查可知，52% 的 15 岁男孩和 46% 的 15 岁女孩会在周末夜晚喝至少 5 杯酒。这个年龄段的孩子总是会因酗酒而昏迷，然后被送入重症监护病房。先畅饮一通再去派对继续喝酒的情况在当下也十分普遍。据荷兰的一位令人尊重的初中校长说，他的学生们有时在来参加学校派对之前就已经喝醉了。他们学校还特地购买了呼气测醉器来隔离那些醉酒的学生。令人惊奇的是，当要求家长们前来领走他们喝醉酒的孩子时，家长们竟然对于学校的这种管理方法非常愤慨。酗酒会造成大脑萎缩，导致永久性损伤。在欧洲，每年有 5.5 万名青少年死于酒精中毒或是因饮酒而导致的事故。

青春期的性激素分泌增加不仅唤醒了性行为，也激发了好斗和追求刺激的行为，从而增加了不受禁令约束的、反社会的、攻击性的以及犯罪行为的风险。荷兰一项调查结果显示，1/3 的 10 ～ 17 岁的青少年有过偷窃、入室行窃、破坏公物以及打架斗殴等犯罪行为。17 岁以后，青少年的犯罪行为会有所减少。犯罪率的下降与前额叶的同步发育显然是有关的，前额叶会约束冲动行为，鼓励道德行为。"青春期的行为总有一天会结束的。"这是让家长们感到宽慰的想法。不过，有些老师还是会感到这实在是一件令人难以忍受的事情，因为每当他们向社会交付一批成熟的、受教育后举止行为变得良好的年轻人之后，就会迎来新的一批正处于青春期的孩子入校。对这些老师来说，这种压力简直没完没了。

恋爱是一种临时的精神错乱

> 恋爱是一种临时的精神错乱，可以用婚姻来治疗。
>
> ——安布鲁斯·比尔斯[①]

大量的脑部活动参与了爱情生活的不同阶段，例如，恋爱、性唤起、与伴侣建立纽带并保持更长期的关系，以及母性和父性行为。尽管母亲没有"故意地"区分这些阶段，但是人们还是能意识到这些阶段完全可以相互独立存在，因此我把它们按照单独的议题分别进行讨论。

对于那些有过突然而强烈地坠入情网经历的人来说，没有人会将自己的择偶方式归为"自由选择"或是"经过深思熟虑的决定"。爱情就那么发生了，它是纯生物学意义的，伴随着完全的幸福感、愉快感，以及诸如心跳加速、出汗、失眠、情感依赖、高度集中的注意力、过度的迷恋、强烈的占有欲和保护欲、充满能量的感觉等生理反应。柏拉图也认为这个过程具有自主性。他领会到性冲动是灵魂的第四种形式，位于肚脐下方，是一个"完全非理性的、不遵守纪律的灵魂"。

对于人类来说，无论在世界的哪个角落，爱情都是两人成为配偶的基础。你可能会认为对于选择配偶这么重要的决定来说，大脑皮层一定会有意识地做出正确的选择。然而事实并非如此，在感受热恋这种强烈情感的过程中，人们所有的注意力和精力都会集中在伴侣身上，大脑内此时发号施令的区域位于脑底部，引导着无意识的过程。在给刚刚陷入热恋的人展示其伴侣的照片后对其进行脑部扫描，发现其脑部活性增高的结构仅仅位于远离大脑皮层的脑底部。奖赏系统有较为显著的激活，

[①] Ambrose Bierce，19世纪至20世纪美国最出色的讽刺作家之一。——编者注

该系统采用多巴胺作为化学信使（见图 5-2），多巴胺给人以幸福的感觉。奖赏系统的目标是获得奖励，在这种情况下是指获得一位合适的伴侣。奖赏系统不仅和爱情有关，也和人们的每种愉快的经历有关，而且它还是成瘾的基础，这也解释了在一段刻骨铭心的浪漫关系走到尽头时，人们为何会出现强烈的戒断症状。奖赏系统主要在右脑被激活，它与照片上的人脸的吸引力以及浪漫激情的强度有关。

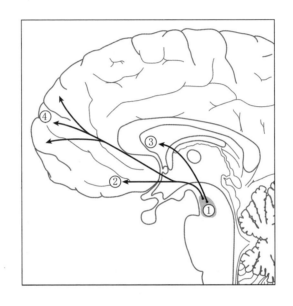

图 5-2　多巴胺奖赏系统

起源于腹侧被盖区细胞体的多巴胺奖赏系统①，其纤维投射到腹侧纹状体腹侧苍白球 / 伏隔核②、尾状核③以及前额叶皮层④。

此外，恋爱中的人血液中应激激素皮质醇水平升高，表示其陷于应激状态。在这种应激反应中，肾上腺的刺激作用是使恋爱中的女性睾酮水平升高，使恋爱中的男性睾酮水平降低的原因。

只有在爱情更长久地持续一个阶段后，前额叶皮层才会被激活，这个位于大脑最前部的结构将进行计划、权衡，而在双方确定了稳定的伴侣关系后，应激反应轴的活性以及睾酮水平的变化都会消失。大脑皮层的感觉信息处理过程在这个令人兴奋的过程起了作用，人们说到底是在看、在闻、在触摸配偶。不过，这并不是在有意识地选择就是这个人。奖赏系统在告诉你"这个人"是谁，并以这种方式确保你和"正确"的人在特定的时间繁殖。只有在最初的热恋期过去之后，大脑皮层才开始接管这项工作。因此，在你的孩子很明显地爱上了不该爱的人并经历了令其失望的爱情故事后，你厉声斥责他没有用脑思考是毫无意义的。他的确用过脑子，但不幸的是，经过思考、经过有意识的审议之后可能会得出不同的结论的大脑皮层，在一切结束之后，都还没来得及参与他们的恋爱过程。

一天中有 23 个小时，大脑都在抑制性行为

知识分子是那些发现有些事情比性行为更有趣的人。

——埃德加 · 华莱士[1]

当我们还在母亲子宫里的时候，我们的性别认同和性取向就已经在大脑中固定了（见第 4 章）。进入青春期后，我们在发育早期建立的与性行为有关的脑回路随即被激活。

性别认同障碍的一种极端的类型是异性癖（见第 4 章第 6 节）。异性癖者在早期——常是从 5 岁开始，就确信他们被装错了身体，他们不顾一切地要改变性别。我们检查异性癖者的大脑时发现，男性的大脑中出现了女性的结构，反之亦然，这证实了"在他们的早期发育阶段，大脑发生过非典型的性分化"的观点。然而，在治疗异性癖之前，必须排除改变性别的愿望可能来自精神错乱，例如精神分裂症、双相情感障碍或者重度人格障碍。要治疗性取向发生改变的人，也要排除其脑部疾病。有时候，成年人从异性恋转变为同性恋或者恋童癖是由于其脑部长了肿瘤，或是由于出现了对性行为造成去抑制作用的脑部疾病，例如因颞叶损伤

---

[1]　埃德加·华莱士，19 世纪末至 20 世纪初英国著名小说家、戏剧家、记者。——编者注

而引起的疾病。

　　大脑的许多区域都在不断地作用并抑制人们的性行为。在正常情况下，这种抑制效应每天可达约 23 小时。不受抑制的性行为，即性欲亢进，见于那些脑区受到损伤的病人、性欲倒错的病人（异常的性唤起，例如对无生命的物体产生性欲）、性施虐与性受虐狂者以及恋童癖病人。某些类型的癫痫症需要通过手术切除一部分颞叶来进行治疗，这种手术有时会造成患者性欲亢进，被称为克鲁尔－布西症候群。一名男子在接受这种手术之后，希望妻子每天和他进行五六次性交，而且在这之间还要手淫。

　　颞叶的最前端是杏仁核，能够调节攻击性行为并抑制性行为。出于这个原因，有时医生对于难以控制的攻击型患者将实施损毁其杏仁核的手术，而这种手术有时会导致克鲁尔－布西症候群。相反，电刺激杏仁核则会引发愉悦的性感受。刺激大脑其他结构也可以产生性行为的结果。刺激放置在隔膜中的电极会引起患者的性高潮，甚至产生强迫性手淫。在将脑脊液引流到腹腔的手术（一种脑室－腹腔分流手术）中，医生会将一根塑料管插到患者的脑脊液中。当塑料管尖刺到患者的隔膜时，病人的性欲会显著升高，而当隔膜受到损伤时，病人则会出现阳痿。因此，我们已经逐渐了解了抑制性冲动的大脑结构，这使我们至少能够维持体面的社会公民的形象。

性高潮是暂时的精神失常

难道性不再是什么神圣的事情了吗？

　　性始于大脑，也终结于大脑。许多大脑系统都持续地抑制着我们的性行为，但是一旦我们坠入爱河，这种抑制就消失得无影无踪。在你听到、看到、闻到和接触到你的伴侣时，大量的脑结构随即被激活。接着，许多脑区通过脊髓和自主神经系统指挥着性活动，让性器官为使卵子受精而做好准备。为了鼓励你实现这个目标，大脑以性高潮作为给你的奖励。

性器官受到刺激而产生的冲动通过脊髓传递给大脑并到达丘脑，这是所有性爱感觉信息的中央接收器。这些信息从丘脑传送到腹侧被盖区的多巴胺奖赏系统，以及下丘脑。如果所有这些冲动导致了性高潮，那么你能在同时获得伏隔核的多巴胺释放以及下丘脑中"爱情激素"催产素的释放的奖励。催产素不但能增进伴侣之间的社会交往，还能促进阿片样物质在脑内的释放。所有这些物质都能使人上瘾，因此，世界人口已达60亿了。

人们在任何方面都是不同的，包括对性行为感兴趣的程度。接受多巴胺化学信息的多巴胺受体蛋白（多巴胺 D4 受体）基因的 DNA，其多态性的细微差异与性欲程度、性唤起以及性行为本身具有相关性。多巴胺系统的过度激活也会带来问题。帕金森氏病患者因体内缺乏多巴胺，因而需要接受左旋多巴的治疗，这种物质在脑中会转换为多巴胺。这种治疗可能会带来的副作用之一就是性欲亢进。此外，在底丘脑核植入深部电极来减少震颤也是一种治疗帕金森氏病的手术疗法，但在刺激治疗的过程中有时也会导致患者性欲亢进，还可能会伴有躁狂抑郁症。

脑扫描检查中可以观察到由性行为激活的脑内奖赏系统回路。荷兰神经科学家盖特·霍施泰格（Gert Holstege）教授完成了一项令人惊讶的研究，他成功地劝说一些恋人参加实验并使其正在接受脑扫描检查的伴侣达到性高潮。他观察到，被试者位于中脑腹侧被盖区的多巴胺生产系统被激活，这与注射海洛因时的反应一致。这是有道理的，因为除了多巴胺系统之外，脑内阿片系统也参与了性高潮的形成，使用纳洛酮这种抑制脑内阿片样物质的药物的患者在性高潮中体验到的快感则会降低。

大脑扫描检查显示，男性和女性在性唤起时被激活的脑区不同。女性被激活的脑区主要集中在大脑皮层的运动区和感觉区，而男性主要在枕－颞叶皮层和屏状核。屏状核是位于岛叶皮层下方的薄层灰质。与诺贝尔奖获得者、分子生物学家和神经科学家弗朗西斯·克里克爵士的理论（屏状核参与大脑的意识功能）相悖的是，对于男性来说，这个结构其实承担着诸如性行为这样的低级活动。而且，性刺激也会激活男性的岛叶皮层，这是调节心率、呼吸和血压的脑区。值得注意的是，男性和女性的大脑显然是采用了不同的路径而达到了共同的目的——性高潮。男性和女性的杏仁核活性都有所降低，这一结构在我们理应对其他事物集中注意力的时候抑制我们的性行为。然而，这的确意味着人们在性活动中降低了警觉性。

脑扫描显示，男性和女性在处于性高潮中时的脑区激活和抑制的模式大致相同，二者的小脑活性都有一定程度的提高。在两性的性高潮期间，这个脑区似乎在调节肌肉收缩。额叶和颞叶皮层在性高潮期间活性降低，确保了性行为在这个阶段受到更少的抑制。因此，人们在这个时刻其实是暂时精神失常的。此外，在男性性高潮期间，大脑皮层中的中脑导水管周围灰质区域被激活，这与药物成瘾者自我注射海洛因时的脑内反应一致。

霍施泰格教授的脑扫描研究自然遭到了预料中的抵制。他在一次采访中说，当他在美国——这个以清教徒观点而闻名的地方，做关于他的研究结果的讲解时，一位美国同事红着脸走开，嘴里还嘀咕着："难道对你们来说，性已经不再是什么神圣的事情了吗？"

处于排卵期的脱衣舞娘赚的小费更多

> 我们必须记住与心理学有关的所有临时概念有朝一日都会获得生物学物质基础的解释。因此，性行为的效应有可能是由特别的化学物质和过程产生的，它们使个体的生命永存。
>
> ——弗洛伊德，《论自恋》

激素影响了性行为的每个方面。性唤起受到男性性激素睾酮的影响。有些老年男性的睾酮水平过低，可能会伴随出现性欲和性趣下降，还可能患上抑郁症。使用睾酮药物能同时有益于性欲和情绪。睾酮也可以刺激女性的性欲，由肾上腺和卵巢产生。一位曾经患有睾酮肿瘤的女性在接受移除肿瘤的手术后，很是怀念她的睾酮肿瘤，因为睾酮肿瘤导致的高水平的睾酮曾令她享受到特别强烈的性生活。

女性月经周期性的性激素水平改变也向大脑发出生育期（即排卵期）

开始的信号。一项研究显示，美国女学生们会在排卵期前后不自觉地穿得更时尚。她们更倾向于穿裙子而不是裤子，会佩戴更多的首饰，暴露更多的肌肤，举止更性感。处于排卵期的脱衣舞娘每晚可以得到平均 335 美元的小费，而在非排卵期，她们每晚的小费收入则约为 185 美元。在排卵期前后，女性更偏爱看到更具男子气概的脸、声音和行为。这项由杰弗里·米勒（Geoffrey Miller）和布伦特·约旦（Brent Jordan）所做的研究获得了 2008 年"搞笑诺贝尔奖"[1]。

人们在观看色情图片时的大脑反应不仅取决于性别和年龄，还受到激素水平的影响，脑中的十几个脑区都会在看到这类图片后发生功能性的变化。顺便说一下，这类图片在年轻男性大脑中引起的性唤起和刺激强于年轻女性。在这种性刺激的早期阶段，男性的下丘脑和杏仁核与女性相比更强烈地被激活。女性这些脑区被激活的程度还取决于月经周期的不同阶段。在围排卵期，对这种刺激所产生的反应比在行经期更强烈。中年男性（46 ～ 55 岁）的一部分脑区，例如丘脑以及下丘脑，在面对这种刺激时不再被激活，这表明随着年龄的增长，男性对色情刺激的性唤起反应降低。

催产素是一种由下丘脑神经细胞产生的激素，通过垂体腺而分泌到血液循环系统中（详见第 2 章第 2 节、第 3 节）。它影响生殖器官的肌纤维，但是当它在脑中释放时也会影响人的行为。对男性而言，下丘脑分泌的催产素还对性勃起有着重要作用。在性唤起过程中，男性和女性血液中催产素的水平都提高了，而且这种激素也参与了性高潮过程。催产素刺激平滑肌纤维收缩，因此促进了精子的运输，然后将精子沿着一个方向运输，并将卵子向另一个方向运输以确保两者最终结合。

催产素促进精子运输的结果表明，女性性高潮也影响到了伴侣选择，因为能使女性达到性高潮的伴侣能通过提高使其受孕的概率而获得进化方面的优势。此外，研究还发现了影响女性性高潮的遗传学因素。因此我们有理由认为，女性的性高潮是通过自然选择而形成的适应性机制。这可以终结认为"女性的性高潮在进化中的地位就像男性的乳头那样，仅仅在异

---

[1] "搞笑诺贝尔奖"是对诺贝尔奖的有趣模仿，其目的是选出那些"乍看之下令人发笑，之后发人深省"的研究。——编者注

性身上才有用"的歧视女性的假说。

脑中催产素的大量释放还能促进配对行为。在性高潮中给人带来极度愉悦享受的同时，催产素还会引起其他脑细胞释放阿片样物质，这就解释了为何患有慢性疼痛的病人在做爱之后疼痛感能减轻。在性唤起过程中，血浆中催产素高峰抑制应激系统会产生放松的效应。乍看之下，催产素就像是 20 世纪 60 年代的信条"做爱吧，不要战争"的神经生物学的基质。催产素虽然能抑制群体内部的攻击性，但也能刺激人们向其他人群发起攻击。因此，它并不是一种完全无害的物质。

神经疾病、精神疾病与性行为

> 在许多人的意识中，性的罪恶给生殖科学投上了阴影。
>
> ——桑德拉·帕克斯[1]

性欲倒错的人多受过脑损伤

脑损伤或脊髓损伤都会破坏性功能，但是这种破坏程度取决于病变的部位，而不是病变的原因，例如，脑血管意外（变异性哮喘或中风）、帕金森氏病、创伤、多发性硬化症、感染或者肿瘤。前额叶受损会引起性冷淡和性欲减低，或者由于前额叶抑制作用的丧失而性欲增加。对痴呆症患者而言，皮层功能退化所导致的抑制作用消失会伴随出现给予他人不适当的性暗示、偶尔有露阴癖或是性侵犯等异常性行为。颞叶受损的病人会出现克鲁尔－布西症候群，包括性欲亢进和口欲亢进（始终要在口腔里放东西）。丘脑或者底丘脑核损伤也会出现性行为的抑制作用丧失的现象。大多数的多发性硬化症患者都患有性功能障碍，它们可以有多种表现，这取决

---

① Sandra J. Parkes，管理学家。——编者注

于多发性硬化斑块在脑中的位置。有一位多发性硬化症病人在去世前两个月出现了极其罕见的并发症，包括性欲亢进和多种形式的性欲倒错，例如恋童癖、嗜兽癖（即与动物发生性关系）以及乱伦。她的下丘脑、前额叶基底部、隔膜和颞叶等处出现了多处损伤，因此难以弄明白哪处病变对哪种行为负责。

　　一个 34 岁的男人看到睡眠中的女性就会出现性唤起，特别是当他想象着可以给她画指甲，尤其是右手的指甲时。他对他妻子也无法控制这种性冲动。他给妻子服了镇静剂以让自己沉迷于这种性欲倒错行为中。在他妻子发现后，他们吵得很凶，但是他还是无法控制这种强迫症。后来，他用胡椒粉喷剂攻击妻子，打算致其昏迷，结果他妻子报了警，这名男子因此而接受了精神科医生的检查。脑扫描显示，他的额顶叶萎缩，并伴随着严重的脑白质损伤和皮层下纤维系统病变。该男子在 10 岁时大脑曾受过创伤并因此昏迷了 4 天。他还被证实患有体像障碍症（见第 3 章第 5 节），在大脑中无法生成完整的右手精神意象。

有研究表明，**半数患有性欲倒错或者犯有性侵犯罪行的人都曾经历过严重的颅脑创伤，并因此陷入过无意识的状态。**

　　抑郁症也伴随着性欲丧失。高水平的应激激素（皮质醇）抑制多巴胺奖赏系统，由此剥夺病人生活中的所有快感（这种症状被称为快感缺失）。抑郁症还引起睾酮水平下降，进一步引起情绪低落。除此之外，抗抑郁药物也会使性欲下降并抑制性高潮。与之相反的是，患有双相情感障碍的病人在其躁狂阶段的性欲则会升高。

　　几乎所有因为脑出血、创伤或者感染而引起下丘脑或者脑垂体疾病的病人都会出现性行为方面的问题，这不但是由于自主神经系统功能紊乱，还由于激素紊乱。糖尿病患者的神经纤维受损会导致其性功能出现障碍。糖尿病也是引起男性阳痿以及女性性交痛最常见的原因。此外，慢性疾病以及某种类型的药物（例如降压药、抗抑郁药、抗精神分裂药物和抗癫痫药物）也会有损性功能。

脊髓损伤的男人不能让妻子怀孕吗

如果一位截瘫患者的妻子怀孕了，人们对此的反应可能就将是这样的："她怎能对那个可怜人做出那样的事——怀上其他男人的孩子，好像她觉得她老公的命还不够苦似的！"

的确，人们不指望看到这种疾病的患者能使妻子怀孕。那些完全性脊髓损伤（截瘫或者四肢瘫痪）导致肚脐以下感觉丧失的病人的确不能由大脑引起勃起（即"心因性勃起"），也就是他们无法通过看、感觉和闻到伴侣所造成的性唤起而出现勃起。不过，他们还是能由刺激引起阴茎勃起的（即"反射性勃起"），因为这种反射是通过最低脊髓节段传导的，患者这部分的脊髓还能保持完好（见图 5-3）。

心因性勃起由大脑产生，来自性器官的性爱冲动会向上传递到脊髓。如果人们意识到这些冲动在性行为过程中能在脊髓中来回传送，所有信息都是射精的必要条件，那么他们就将吃惊地发现，38% 的完全性脊髓损伤的男性患者仍然可以体验到性高潮。有三种说法可以解释这种情况，但是没有一种是浅显易懂的。

第一种说法是，一些截瘫患者发现，在感觉丧失区附近的皮肤变得高度敏感，以至于成为新的性欲发生区，其伴侣对这个区域的刺激能引起其性高潮。这样的区域可以是肩膀，也可以是胸部、嘴唇或者耳朵。第二种说法是美国心理学家贝瑞·科米萨鲁克（Barry Komisaruk）在对功能性脑扫描进行研究后提出的。她认为，对于完全性脊髓损伤的女性患者来说，来自阴道的性刺激通过脑神经绕过损伤的脊髓，激活许多脑区，从而产生性高潮的快感。第三种说法来自对于完全性四肢瘫痪的病人的研究，50% 的这种男性患者仍能达到性高潮，有时甚至可以射精，尽管他们的生殖器区域已经失去感觉。脊髓底部的神经细胞接管了射精中枢的功能。因此，人们在看到脊髓病变患者的妻子怀孕后做出评价的同时，并没有考虑到在人类繁殖能力方面，神经系统是足智多谋的。

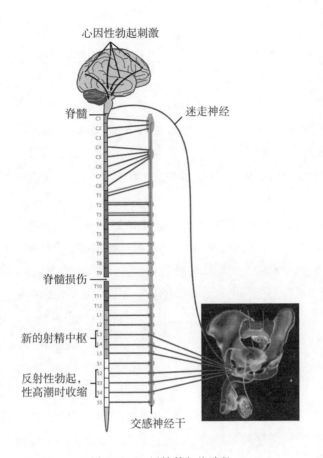

图 5-3　心因性勃起的过程

心因性勃起由大脑产生，来自性器官的性爱冲动沿着脊髓向上传递到大脑。虽然在性交过程中，大量的性冲动在脊髓里双向运输，但是具有完全性脊髓损伤（见图 5-3 箭头所指）以致肚脐以下没有感觉的病人仍能感受到性高潮。这些患者的来自性器官的刺激绕过被损伤的脊髓，通过脑神经（迷走神经）输送到大脑。此外，脊髓底部的一些神经细胞能接管成为新的射精中枢。

享受癫痫发作前的性高潮感觉

癫痫病人经常会出现性功能障碍，这不但是因为治疗癫痫的药物起作用，还因为大脑的癫痫活动阻碍了下丘脑的功能。抗癫痫的药物使得睾酮浓度下降，雌激素浓度上升。位于颞叶中的海马体和杏仁核都可以调节下丘脑的许多活动。颞叶癫痫病人的这些脑结构的活性发生了改变，扰乱下丘脑的活性并引起性功能障碍。男性病人主要表现为性欲丧失、阳痿和不育、睾酮水平低下以及精子异常。女性则会出现月经失调、多毛症以及不孕等症状。

有些癫痫患者的病灶就在大脑皮层，每当癫痫发作之前，电刺激该区域大脑细胞的患者能体验到性高潮的感觉。一位大脑皮层长有肿瘤的女患者经历了生殖器区域的类似性交时的感觉。另一位在大脑皮层具有癫痫灶的女患者拒绝药物和手术治疗，因为她很享受癫痫发作之前的性高潮感觉。

癫痫病灶位于额叶的病人有多种类型的带有性行为特点的自主性动作，例如骨盆的节律性磨动或者手淫。颞叶癫痫病人会伴随许多性行为的感觉，有时甚至有性高潮和自发性射精。这种疾病也可能会出现具有性行为特点的自发性动作，但是在颞叶癫痫发作之间经常伴有性欲低下。手术切除颞极可以使性功能恢复正常，但是有时也会导致性欲亢进和克鲁尔－布西症候群。这些形成鲜明对比的效应提示我们，需要通过更深入的研究来揭示手术损伤的病灶的确切位置和边界，还要更好地理解病人的性行为及其改变。

当我们考虑到大脑结构、性行为和疾病之间的强烈相互作用时，至少可以说病人的病史材料显然缺乏关于他们性行为的信息。通常只要看到病史材料中简要地写着"无异常"后，你就能知道医生可能根本没有向病人提出这个问题。因此，这不如说是"无兴趣"的代名词。大脑已经被编制好了程序，认为任何有关性行为的信息都是个人隐私，而这种尴尬的感觉显然还没有因为穿上白大褂而消失。

第 6 章

下丘脑：生存、激素和情感

在这里，这个被很好地遮盖住的地方，这个只有大拇指指甲盖大小的地方，存在着我们原始生命的源泉——生长的、情感的、繁殖的，人类或多或少成功地在其上施加了一个对它进行抑制的皮层。

——哈维·库欣[1]

喝不够水？也许是下丘脑出问题了

我患有家族性下丘脑性尿崩症[2]，而且我是第一个发病的人。禁水实验实在是太可怕了。我在 8 小时内减了 4 公斤体重，而且不断排尿。

……这周，我的儿子也被诊断为尿崩症。他接受了 DDAVP（去氨加压素）鼻喷剂治疗，效果很好。

在过去，如果病人开始大量排尿，医生就会用手指蘸一点儿病人的尿

---

[1] Harvey Cushing，美国神经学家。——编者注
[2] 英文为 Familial Hypothalamic Diabetes Insipidus。——译者注

液并尝一下。如果尿液的味道是甜的，那么病人就患了糖尿病①。如果尿液没有甜味，那么病人患的就是尿崩症②。

肾脏或者大脑出了问题能导致尿崩症。每天有大量的血液流经肾脏以获得净化。在净化过程中，肾脏每天都要从尿液中回收大约 15 升液体。肾脏的这种回收工作得到了一种大脑激素的帮助，它可以抑制水分排泄，因此被称为抗利尿激素（ADH）。它由于还具有升高血压的作用，因此也常常被叫作血管加压素。抗利尿激素是脑细胞产生的一种小蛋白质。这些细胞位于下丘脑，下丘脑把产生的激素传递到垂体腺的最后方，并从那里释放到血液循环系统中。

关于"脑细胞可以产生激素"的概念最早是由恩斯特·斯卡勒（Ernst Scharrer）和贝塔·斯卡勒（Berta Scharrer）夫妇在 20 世纪 40 年代提出的。他们通过显微镜观察到下丘脑的大细胞中含有颗粒状物体，从而推测它们用来包装激素并释放到血液循环中。这种既具创新性又具革命性的概念引起了他们同事的强烈的情绪化反应。"实际上，每个人都激烈地甚至是充满敌意地拒绝了这个概念。"在年迈的贝塔写给我的信中，她依然怒气难平。他们的反对者声称，那些颗粒状物体只不过是一种疾病过程，或者大脑死亡之后发生的变化，抑或是在切片染色过程中产生的假象。斯卡勒夫妇证实了那些想法是错误的，因为他们在整个动物世界中，从虫子到人类的身上都发现了类似的神经细胞，它们都含有这种颗粒状物体并将其释放到血液循环中。它们完全不是一种假象，而是一种普遍存在的神经细胞类型，这种神经细胞通过激素控制着身体的许多活动。斯卡勒夫妇的观察使得神经内分泌学诞生了。

斯卡勒夫妇关于能产生激素的神经元和体内水分控制有关的猜想是具有远见的。当病人的抗利尿激素的 DNA 出现遗传缺陷时，该激素的功能就会立即显现出来，病人每天将排出 15 升左右的尿液。在阿姆斯特丹，我们追踪了一个罕见的家族，这个家族中的五代人都患有这种疾病。1968 年，当我还在阿姆斯特丹大学附属医院的前身"城内救护中心"（Binnengasthuis）的博斯特（Borst）教授的科室做实习医生时，我首次接触到这个家族。这

---

① 英文为 diabetes mellitus，即"甜的液体"之意。——译者注

② 英文为 diabetes insipidus，即"无味的液体"之意。——译者注

个家族的生活在很大程度上由持续性排尿以及由此产生的为了维持生命而持续性饮水的状况控制着。

有一个小病人告诉我，她妈妈也是尿崩症患者，她受够了与她睡在一间房子里的孩子们总是不停地起床排尿和喝水，她严厉地规定他们夜里不许起床喝东西。然而，妈妈自己却在床底下放了个水壶，以消除她自己的口渴。孩子们实在忍受不了没水喝，于是他们趁妈妈睡着的时候偷偷地爬到妈妈的床底下吸壶嘴喝水。如果他们因此把妈妈吵醒，就会遭受一顿痛打。

一个病人在童年时被送到疗养所接受治疗，护理人员觉得她又喝又尿的要求太过分了，实在令人讨厌，于是拒绝给她额外的水。为了获得足够的水分，这个病人就在晚上偷偷地把病房花瓶里的水全喝干。最近，我通过她的嫂子知道了当年她是如何保证水的味道不至于那么糟糕的：当花瓶里刚刚被装入新水时，她就立即把水喝光，然后她就报告给护士说花瓶里没水了，这样过一会儿她就又有水了。有一次，她严重脱水，人们都认为她可能不行了，这时她父母恰巧赶到，于是给她喝了一大瓶水救了她的命。如果她和妹妹一起骑车出去，她们肯定就会随身携带许多瓶水。她们总是在加油站把带的水喝光，然后再把瓶子灌满后继续上路，加油站的员工们都会吃惊地望着她们离去的背影。

1992 年，我们与汉堡的一个研究组合作，发现了这个来自阿姆斯特丹的尿崩症家族的 DNA 的一个微小缺陷——第 20 号染色体的 DNA 的一个构建模块是患者每天排尿 15 升的罪魁祸首。目前，病人可以通过药物或者鼻喷剂来获得长效抗利尿激素，这种药物将患者的饮水量和排尿量都减少到接近正常的水平。然而，有些病人拒绝用药，因为他们不认为这种症状是一种疾病，宁愿认为这是一种特殊的家族特征。

名不见经传的下丘脑，掌管着你的生存能力

下丘脑（见图6-1）对于物种的生存极其重要，因为它控制着物种的繁殖。同时，下丘脑对个体的生存也很重要，因为它控制了身体的许多活动。一旦失去下丘脑，生存就只能依赖他人的支持。

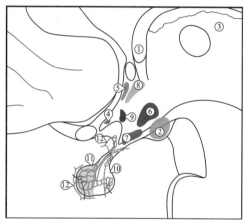

① Fornix 穹窿
② Corpora mamillaria 乳头体
③ Thalamus 丘脑
④ Nucleus suprachiasmaticus 视交叉上核
⑤ Preoptisch gebied 视前区
⑥ Nucleus tuberomamillaris 结节乳头核
⑦ Nucleus infundibularis（arcuatus）漏斗核
⑧ Nucleus paraventricularis 室旁核
⑨ Nucleus supraopticus 视上核
⑩ Neurohypofyse 神经垂体
⑪ Adenohypofyse 腺垂体
⑫ Poortadersysteem 门静脉系统

图 6-1 人体下丘脑

来自海马体的记忆信息通过穹窿传递到乳头体，然后转换神经元而继续将信息传递到丘脑。生物钟是视交叉上核。体温调节和性活动需要视前区。结节乳头核是脑细胞生产组胺的唯一来源，对我们集中注意力起重要作用。控制食欲和新陈代谢的区域是漏斗核（即弓状核）和室旁核。室旁核和视上核将纤维传送到垂体后叶（即神经垂体），在这里，催产素和血管加压素被释放出来。漏斗核的纤维可以抵达门静脉系统中的毛细血管，在这里调节垂体前叶（即腺垂体）的神经肽分泌。

我有一位患者，是在他母亲的陪伴下来找我的。自从他接受手术之后，他母亲就再也没让他一个人待过。我也逐渐意识到他母亲这么做是很有必

要的，因为她起到了她儿子的"外部下丘脑"的作用。几年前，一位优秀的神经外科医生为这个男孩做了手术，摘除他脑部的肿瘤——颅咽管瘤，因为当时要是再不为他做手术，他就要失明了。幸运的是，现在他的视力很好。手术之前，他是一名优秀的高中生，也是一名出色的运动员。在接受了下丘脑肿瘤摘除的手术后，他的脑垂体功能完全丧失了，只能借助一些激素制剂来完成他的这些功能。虽然大剂量的生长激素替代治疗具有强烈的副作用，但这其实只是他所面临的最小的问题。

生长激素替代治疗的副作用包括，关节肿胀疼痛、肌肉痛以及乳房明显发育。他母亲发现大剂量的生长激素造成了这些副作用后告诉了医生，医生降低了替代治疗的生长激素剂量，并通过手术移除了迅速增长的乳房组织。他的母亲必须帮助他记住已经服用了哪些药，还没有服用什么，并记住服用下一次激素制剂的时间。通过这种方式，她替代了他因手术而损伤的记忆功能和生物钟。这两个下丘脑的结构都在手术中被摘除了。他母亲希望通过给他服用睡眠激素——松果体素来纠正他由于生物钟遭到破坏而造成的睡眠紊乱。然而，这并不能改变他的性功能完全丧失的状况，因为他的下丘脑前部遭到了破坏。他还出现了记忆力和注意力障碍，这不但是因为记忆结构有缺陷，还因为他丧失了对集中注意力起重要作用的组胺能系统。由于他的母亲无法替代这些系统功能，因此这个原本很有天赋的男孩只能辍学了。

他母亲精心安排了他的饮食，因此他没有得肥胖症和糖尿病，而这两种疾病在像他这样的下丘脑受破坏的病人身上是一定会出现的。迄今为止，最危险的状况是病人在术后完全丧失体温调节能力。当天气变冷以及他不运动的时候，他的体温就会迅速下降，达到危及生命的低体温状态。如果有充足的阳光，或是让他稍稍运动一会儿，他的体温就会迅速蹿升到发烧的温度。要是让他在手术前穿上那种从后面系上的手术衣，那么还没等手术时他的体温就会降低到使他近乎昏迷的程度。因此，必须在手术前给他洗个热水澡，让他的体温恢复正常。此后，他母亲又充当了他的下丘脑的体温调节计作用，她用一支耳部温度计来测量在外界环境温度改变时她的儿子的体温，然后采取相应的措施。这个病例使我再次清楚地认识到，人的这个小小的脑组织——下丘脑，主动调节着大量的维持生命所必需的功能。

不过，在这个母子友好"共生"的故事中，我好像还丢失了某些细节。"你有时候会生气吗？"我小心翼翼地问他。"不，"他答道，接着突然站起身，大声地说，"但是要是我抓住我哥哥，我就会给他点儿颜色看看！"这真是典型的下丘脑腹内侧核综合征的表现。他的母亲，现在正替代着他的大脑前额叶皮层，用手搂着他，让他平静下来，并对我说："这才是我害怕的事情，他真的能干出来。"他的哥哥在学校期间，学习和体育都没有他出色，现在成了一名医生，赚了很多的钱，但是丝毫不关心身患严重残疾的弟弟以及过度操劳的母亲。下丘脑腹内侧核综合征的典型症状是狂怒爆发，有时甚至有杀人的倾向，还会出现感情不稳定、神经性暴食症和肥胖以及智力衰退等症状。这个失去下丘脑的男孩具有该综合征的许多症状。要是没有他母亲每时每刻的细心呵护，要是他没这么高度服从，他早就不在人世了。

抑郁症的祸根在下丘脑

事实是，生活对于我来说毫无意义可言。我在世上每多活一天，就向某个悬崖走近了一步，在那里，我看到了自己的末日。停下步伐、往回走，对我来说都不可能。同样，我也不能在我面对痛苦时闭眼。我完全被死亡占据了，甚至是完全的毁灭。对我来说所发生的情况就是，我，一个健康和快乐的人，感觉无法再生活下去，有一种无法抵御的力量把我往坟墓里拖拽。

——列夫·托尔斯泰

所有卓越的哲学家、政治家以及艺术创作中的诗人们，都是忧郁的。

——亚里士多德

许多名人都经历过抑郁症，例如歌德、牛顿、贝多芬、罗伯特·舒曼、查尔斯·狄更斯、克里斯蒂安·惠更斯[①]、凡·高、戴高乐、维利·勃兰特[②]、梅纳赫姆·贝京[③]。

抑郁症也许是感染、肿瘤、激素分泌失调、自身免疫性疾病以及新陈代谢疾病等的首发症状。因此人们认为，生病时出现抑郁是具有进化上的优势的，因为到时候你会深居简出、食欲下降、对什么都不感兴趣、能不动就不动，这样你的能量就会主要用于身体的恢复。即使有些抑郁症并不是由躯体性疾病造成的，人们也还是会对它有一套进化论的假说。在等级分明的制度中，如果一个人被迫从优势地位降低到一个较低的位置，那么对生存意义而言，"抑郁"将是非常有益的反应。所有的行为，包括避免眼神接触和不进行性行为，都将减少遭受占据优势地位的个体攻击的危险。不管怎么说，躯体性疾病通常都是引发抑郁症的原因，因此抑郁症患者必须先接受适当的身体检查。不过，大脑疾病（例如阿尔茨海默病）也可以从抑郁症开始发病。克劳斯王子[④]曾经一直在瑞士的一家医院接受费用昂贵的抗抑郁症治疗，后来发现他的抑郁症是帕金森氏病的前兆。抑郁症往往也会和其他一些精神疾病一同出现，例如进食障碍、边缘性人格障碍。同样，精神分裂症患者也常常伴有抑郁症，而且这也通常是患者自杀的原因。当然，抑郁症也可以作为独立的疾病出现。

为什么会得抑郁症

在荷兰，每年约有 50 万人罹患抑郁症。抑郁症可以在人们经历一场严重应激事件后发生，例如伴侣去世或者考试失败，但是同样的应激事件对于其他人而言就不会导致抑郁症。在许多抑郁症病人身上，的确找不到情感障碍的明确原因。有些人的确具有抑郁症易感性体质，这种易感性体质是在早期发育过程中形成的，还有些人则对于悲惨事件具有很强的耐受能力。荷兰前副总理、前部长马塞尔·凡·达姆（Marcel van Dam）以他的亲身经历表明，有些人在承受巨大的痛苦后并不会罹患抑

---

① 荷兰物理学家、天文学家、数学家、钟表学家。——编者注
② 德国政治家，1969—1974 年任联邦德国总理。——编者注
③ 波兰籍犹太人，以色列政治家。——编者注
④ 已经去世的荷兰女王的丈夫。——译者注

郁症。

"1943 年，战争爆发了，那时我才 5 岁。我们听到警告说纳粹德国保安部要来抓捕我的父亲。他是警察部门中反对逮捕犹太人的反抗运动的发起者之一。我们全家必须迅速躲起来，我被送到一个对我来说完全陌生的农户家里。我的姐姐由于没能及时逃脱，被送进了集中营。可能是大人们怕我年幼，说漏了嘴，就告诉我父亲已经死了。1944 年，我和我的母亲、兄弟团聚了。后来我的弟弟里欧因脑膜炎而不幸去世了。我母亲伤心欲绝，不仅是因为弟弟的死亡，还因为我父亲无法参加葬礼。德军当时在墓地周围等待我父亲来自投罗网。荷兰解放对我们来说似乎是一个新的开始，但是在 1946 年 1 月的一天，我和我 12 岁的哥哥威姆在过马路时，我的哥哥被一辆车撞死了。这样的事件和悲痛的心情我经历了一次又一次，但是没有哪次使我的生活出现混乱，也没有哪次让我因此而做噩梦。我从来没有抑郁过，也从来没有过度焦虑。为什么会这样？为什么那些经历的事故还没有我严重的人却受到了永久的心灵创伤？"

要回答凡·达姆的这个问题，需要结合两个因素考虑，一是人们的遗传背景因素，二是人们在母亲子宫内发育以及在出生后早期阶段发育所接触到的因素。这些因素将程序化地设定人们余生的应激反应系统的活性。人们区分了不同类型的抑郁症，并进一步区分了不同的亚型。它们的共同特征是，大脑中的应激反应轴对于应激事件（或压力）呈过度反应。当人们应对压力（或应激事件）时，下丘脑中的神经元就会被激活，这些神经元释放一种物质到脑垂体，使脑垂体转而刺激肾上腺分泌压力（应激）激素皮质醇。这种激素使人们的身体和大脑经受住压力。不过，如果应激反应轴过度兴奋，那么环境中的应激事件就会导致皮质醇的过多分泌，而这些化合物会强烈影响大脑，导致抑郁症。

遗传因素可以导致应激反应轴在发育阶段处于高活性状态。美国的阿米什人[①]以及许多著名的家族中，抑郁症都很常见，作家弗吉尼亚·伍尔夫的家族就是一例。这些家族帮助人们发现了第一批导致抑郁症发病风险增高的基因变异。随后，人们又发现了脑中化学信使的基因的许多微小变异，人们将其称为"多态性"，这些基因多态性也会提高抑郁症的发病风险。在"饥饿的冬天"，由于西部城市极度缺乏粮食，在那期间怀孕的母亲生下的孩子后来罹患抑郁症的概率更高。后来饥饿的问题结束了，但是由于当年母亲的胎盘功能不良，导致胎儿的应激反应轴被永久性地激活，而子宫内的胎儿食物供给不足，在出生后体重过轻。同样，如果母亲在怀孕期间吸烟或者服用某些药物（例如 DES[②]），那么孩子今后罹患抑郁症的风险也会升高。如果孩子在日后遭受严重忽视甚至虐待，那么他们的应激反应轴活性也会保持永久性激活状态。

我们还发现，女性性激素——雌激素，可以刺激应激反应轴，而男性性激素——睾酮，则会抑制应激反应轴。这似乎可以很好地解释为什么女性患抑郁症的概率是男性的两倍。

从根本上说，抑郁症是下丘脑发育障碍。如果一个人的遗传背景和发育历程使得其应激反应轴的活性增高，那么他在应对应激事件时就会出现过度反应，从而导致抑郁症。抑郁症的病因也可以来自成年阶段，例如服用某些药物。强的松，这种人工合成的肾上腺糖皮质激素，经常被应用于临床治疗，但服用大剂量的强的松则会导致情绪障碍。虽然大脑皮层抑制应激反应轴，但是脑中风病人或者多发性硬化症病人的脑损害，尤其是左半脑的损害则会造成这种抑制作用的丧失，导致应激反应轴活性亢进，增加抑郁症的发病风险。

不同类型的抑郁症

我们都有这样的感觉，在夏天比较高兴，而在冬天则欢乐较少。的确有人会伴随着季节的变更而经历着极端的情绪改变。他们在夏天会变得轻度躁狂（接近躁狂），甚至是真正的躁狂，而在冬天会变得十分抑郁。人们

[①] 美国和加拿大安大略省的一群基督教再洗礼派门诺会信徒（又称亚米胥派），以拒绝汽车及电力等现代设施，过着简朴的生活而闻名。——编者注

[②] 己烯雌酚，一种人工合成的雌激素。——译者注

将其称为季节性情感障碍，其缩写 SAD [①] 很形象地说明了这个症状。德国前总理维利·勃兰特经常在秋天——也就是白天缩短时，患上抑郁症，此时他会什么人都不想见，甚至连他的夫人都不想见。这种季节性的抑郁症通常有很强的遗传因素。冬天日照的减少是 SAD 的一个危险因素，而接受日照则可以改善症状。在美国，甚至有一些保险公司把北部地区的 SAD 患者送到南部的一个日照更充足的州去，使患者快速摆脱抑郁症。人体的生物钟不但调节白天和黑夜节律，也调节季节节律，它能直接接收环境中日光量的信息，在 SAD 发病中扮演了重要角色。控制生物钟功能的基因的微小变化也是诱发这种抑郁症的一个风险因子。

　　这种双相情感障碍也可以与季节没有明显的关联。有一天，德弗里斯太太从离家不远的沙丘附近遛完狗回家，发现她刚刚退休的老伴坐在餐桌边不省人事。她立即拨打了急救电话，她的兄弟们也很快赶来并立即采用了很专业的方法对她老伴进行急救复苏，可是这一切都是徒劳的。

　　第二天，她老伴的遗体被放入摆在客厅里的棺材中。此时她看上去精力充沛，忙个不停，事实上她已经出现轻度躁狂了，并在几天后发展为真正的躁狂症。她向熟人们讲述她对老伴的回忆，常因激动过度而大笑起来。她在半夜给警察打电话，而当警察过来时她又拎着曲棍球棒威胁着要揍警察。当她因为不想像她的父亲那样被送到精神病院并接受可能的电休克疗法时，她竟然用刀威胁她已经成年的女儿，最终使得情况变得无法控制。

　　经过多方努力，她终于答应住院接受治疗。在最初治疗阶段，她虽然服用了药物，可是她的躁狂症状还是有增无减。她激动地解释说，她一直都想住在这种超一流的宾馆里，并且在每次吃完医院提供的饭后都要留下一荷兰盾 [②]，作为她获得出色服务的小费。她希望能和那位每天都去看望她的女伴手拉手地唱歌，在医院里溜达，并把这位女伴介绍给她的一个"老同学"。然而，可

---

① "难过的""阴郁的"的意思。——译者注
② 约等于 0.5 欧元。——译者注

怜的男人从来就没和她做过同学，他简直要被她强加给他的这个无中生有的角色以及种种关于他的回忆给逼疯了。后来她的状况有了短期的好转，但是很快就陷入了极端抑郁之中。幸运的是，如今她已经获得了康复，正享受着天伦之乐。

荷兰前副总理黑·克莱因（Ger Klein）也患有这种双相情感障碍。轻度躁狂阶段可以增强人的创造力。作曲家罗伯特·舒曼在他的轻度躁狂症阶段（1840—1849 年）共完成了 20 多部作品，而在抑郁阶段（1844—1854 年）却没有一部作品。1854 年的冬天，舒曼跳入寒冷刺骨的莱茵河，企图结束自己的生命，却被救了过来，在一家精神病医院度过了生命中的最后两年。约翰内斯·勃拉姆斯对他这位朋友的疾病和死亡感到极为震惊，谱写出合唱作品《德意志安魂曲》，献给他的挚友罗伯特·舒曼、勃拉姆斯的母亲以及整个人类。

苏联领袖尼基塔·赫鲁晓夫也经历过双相情感障碍。他在 1964 年被撤职以后，长期遭受着抑郁症的折磨。政府领导人这个群体对于他们患有双相情感障碍会进行极力否认，因为民众会怀疑一位处于躁狂状态下的人能对其所做的决定负多少责任。

温斯顿·丘吉尔也有过深度抑郁状态，他将其称为"黑狗时光"。根据他的私人秘书描述，他有时也会发疯似的神情激愤，具有"巨大的情绪变动，伴随着充沛精力的爆发"。

没有政治家会说自己有轻度躁狂的问题，但是根据目击者的描述，这样的情况的确在他们身上发生过。1963 年，在约翰·肯尼迪总统被刺杀后，林登·约翰逊接任。他在接受胆囊和肾结石手术后罹患了严重抑郁症，以至于想要辞职。人们将他的粗鲁和性急归因于躁狂症。因此，他也患有双相情感障碍，但没有人知道他是否服药治疗。

如果疾病只有抑郁阶段而没有轻度躁狂或躁狂阶段，就可被称为"单相抑郁症"或者"重型抑郁症"。忧伤型抑郁症是它的一种亚型，通常伴有严重的昼夜节律紊乱和食欲缺乏。由强的松或者类似药物引起的抑郁症被称为"非典型性抑郁症"，常伴随着睡眠和食欲的增加。

抑郁症与大脑的哪些区域有关

抑郁症病人下丘脑内的一些细胞组活性会增高。许多抑郁症患者的应激反应轴——下丘脑 – 垂体 – 肾上腺轴会被过度激活。我们在研究那些生前患有重型抑郁症的病人在死后捐献的脑组织标本时发现，即使患者并非死于抑郁阶段，他们的下丘脑中产生的 CRH（促肾上腺皮质激素释放激素）神经元数目也会显著增加，这是符合应激反应轴在发育阶段就被设定在高活性状态的观点的。CRH 神经元的激活促成了抑郁症的症状，一项以动物为对象的实验结果表明，向脑内注射 CRH 也可以导致出现这些症状：食欲丧失、行动改变、睡眠紊乱、焦虑、性欲减退。其他应激激素，例如下丘脑血管加压素或者肾上腺皮质激素也会分泌过多，促成出现抑郁症的症状。

脑干中还有三个应激反应系统，分别产生去甲肾上腺素、血清素和多巴胺这三种化学信使，调节包括下丘脑在内的许多大脑区域的功能。人们是在研究一种药物的副作用时偶然发现了它们可能会引发抑郁症的。被广泛应用于抗高血压的药物利血平，能减少脑干中去甲肾上腺素和血清素（即5 – 羟色胺），经常会造成抑郁症等副作用。目前，最常用的抗抑郁药——选择性血清素再摄取抑制剂（SSRI），可以再次增加血清素的含量。因此就产生了这样的假说：引发抑郁症的原因可能是脑内去甲肾上腺素和血清素水平异常降低。这种血清素含量降低导致抑郁症的假说无论是在外行的媒体还是在专业医生中都非常流行，但是只对少量的病人来说，脑中血清素含量降低是导致他们罹患抑郁症的真实原因。事实上，虽然 SSRI 几乎能立即使脑中血清素含量升高，但是数周以后才能起到缓解的效果，因此血清素和抑郁症之间的关系并不明确。那些特别容易焦虑的抑郁症患者的血清素代谢的确会很紊乱。采用暴力自杀行为，例如迎着火车头跳入轨道而自杀的病人，脑脊髓液中的血清素和去甲肾上腺素水平很低，但应激激素皮质醇水平则会升高。多巴胺是大脑奖赏系统中的化学信使，多巴胺活性低下可能是造成抑郁患者对任何事物都不感兴趣的原因。

我们在对死亡后的脑组织标本的研究中发现，抑郁症患者的生物钟（即视交叉上核）的活性会降低。这不仅解释了为什么这些病人会出现昼夜节律紊乱，也解释了为什么光线治疗很有效。功能性脑扫描研究还发现，抑郁症患者杏仁核、颞叶以及前额叶皮层活动有改变。杏仁核活性变化可能是患者焦虑的原因。这些脑区活性降低的一部分原因是皮质醇水平的提高。

总之，由不同的化学信使组成的大脑系统参与了抑郁症的发病机制。不同个体产生抑郁症是由于不同的大脑系统功能异常而引起的。不过对于所有病人来说，应激反应轴的活性在抑郁症病程中都占据着中心位置。

如何治疗抑郁症最有效

有很多方法都可以治疗抑郁症，这些方法看上去似乎毫无关联，但是它们最终都能使应激反应轴的活性降到正常水平。

SSRI 被广泛用于治疗抑郁症。在荷兰，大约有 90 万人服用抗抑郁药物。在大多数情况下，服用这些药物的人的确是忧郁的，但是并没有严重的抑郁症，因此这些药物并不能对治疗抑郁症有所帮助。SSRI 的效果并不理想，它往往要经过几周才能起作用，而在此期间，患者的确存在自杀的风险，这是一个不容小觑的问题。荷兰每年自杀死亡的人数约为 1 500 人，而试图自杀的人数是这个数字的 10 倍。此外，SSRI 的安慰剂效应差不多能达到 50%。

在抑郁症治疗中，安慰剂能起到强大的作用并不令人感到意外。抑郁症患者对于安慰剂效果的期待会伴随着前额叶皮层活动的增加而增加，从而抑制了下丘脑，并使应激反应轴的活性恢复到正常水平。刺激大脑皮层对应激反应轴的抑制作用也解释了经颅磁刺激（TMS）治疗的工作原理，而且它似乎还是认知疗法、通过互联网交流而成功治疗抑郁症的合理机制。电休克疗法能有效治疗严重抑郁症的原理尚未得到阐明，也许我们可以简单地把其中的机理和电脑死机时你的动作做个比较——硬关机、再次重启，这样电脑就能再次工作了。这种疗法的一个弊端就是，它会造成病人出现记忆障碍。

用于治疗双相情感障碍的锂会作用于生物钟，抑制过度激活的应激反应轴。

日光之所以能够改善抑郁症患者的情绪，主要是因为通过光线能对生物钟产生刺激作用，当生物钟被激活时，应激反应轴的 CRH 神经元会受到抑制。美国北部各州的季节性情感障碍发生率高于日照充足的南部各州。此外，身体活动也能刺激生物钟。可以说，户外散步遛狗是一举两得的活动，能让日光和运动共同作用。对于痴呆症患者而言，提高生活环境中的光照量可以改善情绪（见第 19 章第 3 节）。抗抑郁电灯的工作原理和日光是一样的，但是效果略为逊色。在多云的天气里，你从户外获得的光线也会比这种电灯提供的光多。值得注意的是，采用光线进行刺激有可能会出问题，有时会导致躁狂症或精神病，因此光照疗法也要在医生的指导下进行。老年人会由于缺乏维生素 D 而增加罹患抑郁症的风险。由于维生素 D 在暴露于日光的皮肤中产生，因此生活在城市中的人比生活在农村的人更容易缺乏维生素 D。这也是日照的第二个保护性作用。通过打破昼夜节律（例如进行夜间睡眠剥夺）而进行的治疗也可以改善情绪，但是治疗后效果持续的时间不长。

对于以上的这些治疗选择方案，我们必须意识到抑郁症的根源是早期的大脑发育紊乱，而这个原因是无法通过这些治疗手段去除的。因此，抑郁症的复发也非常频繁。

怎么吃都吃不饱

我是艾奥瓦州一家医疗机构的社区工作者。我在那里认识了一位被诊断为普瑞德－威利症候群的男子。他今年 42 岁。我们在过去的几年中发现，他的身体和精神状态在快速地衰退。我想问您的是，您在内布拉斯加州奥马哈市附近认识一些医生或者精神病学专家吗？您能推荐给我们，让我们和他取得联系以便帮助这位患者吗？他是一位和蔼可亲的人，看到他与他的精神问题搏斗令我们很难过。我感谢您的帮助。

日本的一家轿车零件厂的老板与一位生物学家结婚，养育了两个可爱的小女儿。不过，在日本要让女儿继承父业是不可思议的，因此这对夫妇决定生第三个孩子。

怀孕期间，妻子感觉到肚子里胎儿的生命迹象远比以前怀孕期间感觉到的要少。这个孩子早产了三周，而且分娩的过程比前两次要漫长和困难得多，但这是一个男孩！这个婴儿太虚弱了，不会吮吸，只能通过小管子进行喂养。18个月后，他开始吃东西了，而且似乎要弥补过去的损失似的，无论吃多少他也不会感觉到饱，总是哭着要吃更多的东西，而且非常肥胖。

他在4岁的时候被诊断为普瑞德－威利症候群。医生告诉他的父母，孩子的智力永远都会有缺陷，在今后的生活中需要一直努力让他避免因肥胖而患上糖尿病，更要小心因糖尿病而发生的许多危险。于是，孩子的母亲把厨房里的每一个食品柜都上了一把电子锁，并将自己所有的时间都用来给儿子上课，鼓励儿子，并不断地给他一些新的体验以防止他总是想着吃东西。结果，这个男孩的体型和其他年轻的普瑞德－威利症候群患者相比显得非常正常。然而，他母亲的所有努力都不能防止这个孩子时不时地暴怒发作。她加入了日本普瑞德－威利症候群协会，并带着孩子一起参加两年一次的国际普瑞德－威利症候群研讨会，在会上，她和研究人员互相交流经验。

父母们通常会带着自己患有普瑞德－威利症候群的孩子参加这种聚会，你仅凭外表就能在飞机上认出这些孩子。许多来自欧洲、日本、印度和北非的异常肥胖的米其林样的小胖墩，像是要从飞机座位上漫溢出来似的。他们有着不成比例的小手和小脚，还有一双典型的杏仁状的眼睛。你只需要跟着他们就可以抵达会场。就是在这样的大会上，那位日本男孩的母亲了解到一种新型的生长激素疗法，该疗法可以使患普瑞德－威利症候群的孩子的代谢恢复正常，甚至连那些最胖的孩子也能恢复正常的体型，终结与永无休止的饥饿感的斗争。幸运的是，这位母亲可以承担这种昂贵的新疗法的费用。

在美国，普瑞德－威利症候群被称为 HHHO 综合征 ①。这些症状大部分都源于下丘脑的功能紊乱。分娩时的困难可以看作是孩子下丘脑功能缺陷的第一个症状，因为下丘脑在启动分娩和加速分娩的不同阶段中起着积极作用（见第 2 章第 1 节和第 2 节）。

大多数普瑞德－威利症候群患者的第 15 号染色体都缺失了一小部分，而其他患者的这个部分的功能则是丧失了。15 号染色体是从父亲那里遗传获得的，与之相对应的从母亲那里获得的部分则在发育的最早期阶段就基因沉默了②，因此不能补偿来自父亲一方的那个部分的缺失或者功能缺陷。这种基因表达取决于其来自父亲或者母亲的现象叫铭记。当我们检查普瑞德－威利症候群患者的下丘脑时，我们发现他们的室旁核（paraventricular nucleus），即自主神经和激素分泌调节中枢比正常人小 1/3，而所含有的催产素能神经元只有正常人的一半。向大脑传递化学信使的催产素能神经元是"饱感神经元"。在动物实验中，一旦敲除这些神经元就会引起动物食欲增加和肥胖，因此，普瑞德－威利症候群病人催产素能神经元数量减少可能是他们无论吃多少食物也缺乏饱感的原因。目前，我们还在研究普瑞德－威利症候群患者第 15 号染色体基因与下丘脑功能紊乱之间的关联。

通过普瑞德－威利症候群患者父母和疾病研究者的联系网络，我们接到了一份来自一位新西兰的母亲的询问。她在一家疗养院里当护士，她发现她的 39 岁的患有普瑞德－威利症候群的儿子出现了一些阿尔茨海默病的症状。普瑞德－威利症候群患者有可能会提前衰老并患上阿尔茨海默病吗？这对于我们来说是一个崭新的课题，因为直到最近，普瑞德－威利症候群患者还都是在相当年轻时就去世了。在我们拥有的一些年龄大于 40 岁的普瑞德－威利症候群患者死亡后的脑标本中，我们的确发现了典型的阿尔茨海默病病理学改变（见第 19 章第 1 节）。从那以后，关于普瑞德－威利症候群患者会过早患上阿尔茨海默病的报道就通过普瑞德－威利症候群联系网络从世界各地传来（见本节的开篇引言）。有些人认为，阿尔茨海默

---

① 即 hypomentia（智力减退）、hypotonia（肌张力减退）、hypogonadism（性腺机能减退）以及 obesity（肥胖）。——译者注

② 基因沉默，指基因不表达或表达量极低的现象，是真核生物细胞基因表达调节的一种重要手段。——译者注

病的症状在患者 30 岁之前就出现了，也有些人认为，剧烈的智能衰退发生在 40 岁左右。目前，人们正在对此现象进行系统的研究。早发性阿尔茨海默病是普瑞德－威利症候群的症状之一，还是该症候群中病态肥胖的结果？毕竟我们已经知道，肥胖的某些伴随症状是阿尔茨海默病的风险因素，例如糖尿病、心血管疾病、高血压和高胆固醇。如果早发性阿尔茨海默病是普瑞德－威利症候群病态肥胖的结果，那么我们将面临一个早发衰老和阿尔茨海默病的爆炸期，因为肥胖症的浪潮目前正席卷着全球。

胖子越来越多

入口的不能污秽人，出口的乃能污秽人。

——《马太福音》

下丘脑能将人们的体重控制在一个较为严格的范围内，但是人们平均每天还是会增长大约一克的重量。这看上去没什么大不了的，可是肥胖症正以惊人的速度成为世界性的健康问题：全球大约有 3 亿人患有肥胖症，10 亿人体重超标，罹患糖尿病、心血管疾病、高血压、癌症以及痴呆的风险也由此而急剧上升。在西方国家，60% 的成年人体重超标，30% 的成年人患有肥胖症。尤为令人担心的是，儿童肥胖的情况正与日俱增。

人们热爱食物，这是具有巨大的进化优势的。人类在贫瘠的大草原中进化了几百万年，需要将所有的食物都保存在体内。由于长期缺乏食物，人类没能进化出一套应对食物过多的身体保护机制。因为食物过多的现象仅仅出现在较短的时间内，所以人类就以脂肪组织的形式将其储存在体内，以应付下一阶段的食物短缺——那是在几百万年前肯定会到来的阶段。通过自主神经系统的作用以及下丘脑的调控，脂肪会被储存在大腿根部、胸部，以及臀部，而对男性而言则常见于腹部。肥胖症是由持续的过量进食、体力劳动减少和缺乏运动而造成的。此外，与古时候相比，人们如今摄入了更多的碳水化合物和脂肪，而蛋白质的摄取量则大为减少。不过，目前有这么多的肥胖者不能仅仅怪罪于过量进食，也要考虑到个人背景。肥胖症具有很重要的遗传学基础。在对双胞胎、领养儿童以及家系的研究中发现，大约有 80% 的体重变化都具有遗传学基础。

有些人因过于肥胖而患上了心脏病，并因此而过早去世，还有些人由于过于肥胖，在需要去医院的时候都无法通过楼梯抬下去，人们只能从窗户用滑车工具把他们运到楼下。目前我们已经了解了一些导致极端肥胖症的罕见遗传因子，它们影响着下丘脑对食欲和新陈代谢的调节。普瑞德－威利症候群就是一种遗传性肥胖症。由于过于肥胖，人们都无法辨别他们的性别了，因为悬垂在腹部的脂肪像围裙一样遮住了他们的生殖器官。

在正常情况下，下丘脑是通过监视"瘦素"——一种由脂肪组织分泌的激素的水平来监视体内储存的脂肪含量的。如果瘦素或者瘦素受体基因发生突变，那么下丘脑记录到的信息就是脂肪组织缺失，进而不断刺激人进食，造成致命性肥胖症。还有一些基因突变使得大脑不再生产 α－促黑素（α- MSH）或它的受体，于是大脑无法再接收到 α－促黑素的信息。α－促黑素负责头发的色素沉着并抑制食欲，因此上述基因突变将导致出现极端肥胖的红头发的孩子，而且这些孩子无法进入青春期。4% ～ 6% 的极端肥胖的人对 α－促黑素的敏感性减低。此外，皮质类固醇受体基因变异也会导致肥胖症。由于激素分泌紊乱，因此诸如缺乏甲状腺激素、生长激素或性激素，或者过高水平的皮质类固醇激素都可以导致体重过高。

药物，例如抗精神分裂症药物，具有特别令人讨厌的副作用，即体重显著增加。一位服用这种药物的男孩在短时期内体重增加了 70 公斤，结果他再也不愿意服用任何药物了。

此外，精神疾病（例如抑郁症）、进食紊乱（例如神经性暴食症）以及一种仅仅在夜间才会具有进食冲动的综合征都可以导致肥胖。肥胖症很少是由于下丘脑的神经病变而造成的。当我还在儿科当实习医生的时候，我被安排照看一位极端肥胖的 8 岁女孩，她说她自己几乎不吃东西，但她其实一直都在不停地吃食物和糖果。她是由于下丘脑内长了一个肿瘤，因此她从来没有满足感，并总会觉得还没有吃够。

在"饥饿的冬天"正好处在怀孕前半期的母亲，其子宫内的胎儿今后会有罹患肥胖症的风险。胎儿的下丘脑一旦监测到食物短缺，就会将所有的系统功能设定为将所有的卡路里都保存在体内的状态。如果这个胎儿长大后生活在一个食物过量的环境中，就有罹患肥胖症的风险。目前，同样的问题依然会发生在那些胎盘功能不良或是由于母亲在怀孕期间抽烟而导致出生体重过轻的婴儿身上。此外，如果母亲在怀孕期间过度肥胖，或是为新生儿过度哺育，那么就会增加孩子在成年以后罹患肥胖症的风险。

社会、文化和环境因素（例如糖果广告、无处不在的快餐），以及因为应对"问题"或者生活中的事件而额外进食（被称为"悲情脂肪"）都会导致肥胖。此外，较低的社会地位也会增加罹患肥胖症的风险。一种新观点认为，进入环境中的工业化合物，即使浓度很低，也能导致肥胖，它们被称为"肥胖发生因子"（obesogens）。这些化合物包括雌激素、会扰乱雌激素在发育过程中的正常功能的化合物（内分泌破坏者，例如塑料制品），以及塑料和油漆中的有毒的有机锡等。

虽然暴食症在进化过程中具有优势，肥胖还曾一度被视为美，但是人们如今却歧视肥胖人群。人们的偏见包括，认为肥胖者又懒又笨，没有自律性，也缺乏积极主动性。除此之外，特别肥胖的人甚至会引起人们对其身体的强烈反感。肥胖症对于健康的危害是毋庸置疑的，人们有足够的理由认为肥胖的人应该减肥，但是针对肥胖症最有效的治疗方法——少吃多动，却非常难以在病人身上实现。

根据一项最近的研究，采用一种名为 Mandometer 的秤[①] 将所吃的所有食物称重，并作为反馈因素而重新训练进食习惯似乎是有效的。药物利莫那班（大麻素受体 -1 拮抗剂）被称为是一种奇迹性的化合物，既可以治疗尼古丁成瘾又可以治疗肥胖症。然而不幸的是，它不仅会导致体重下降，还会导致情绪低落。由于这种药提高了罹患抑郁症和自杀的风险，因此它在 FDA（美国食品药品监督管理局）的注册申请被暂时取消。欧洲的药物监管机构也对生产此药的厂家赛诺菲（Sanofi）提出要求，必须以书面形式明确告诫医生，不能将此药物开给抑郁症患者或者具有罹患抑郁症风险的病人。下丘脑深部电刺激治疗还处于试验阶段，但是该方法至今尚未显示效果（见第 12 章第 3 节）。此外，深部电极还会造成副作用。为了治疗帕

———————————
① 装有能反映进食速度的调节装置，是一种可以通过语音来指挥的电子秤。——译者注

金森氏病的运动障碍而将电极植入底丘脑核，常常会导致病人体重增加或超重。

总之，在我们这样一个充满过多食品的社会，能保持一个合理的体型简直可以称为奇迹！

头疼，就像一根又红又烫的拨火棍刺在我的眼睛里

功能性核磁共振成像是一种研究大脑的极为重要的工具。这种技术对于临床治疗的指导意义通常并不是很大，但是这种技术给丛集性头痛的诊断和处理带来了崭新的临床见解和治疗策略。幸运的是，丛集性头痛是一种罕见疾病，发生率只有不到千分之一。由于折磨人的头痛发作主要发生在几个月以内，因此被称为"丛集性"。头痛发作时间一般为 15 分钟到 3 小时，病人在发作期以外的时间不会感到头痛。不过，大约有 10% 的病人每天或者几乎每天都会头痛发作，年复一年，没有缓解期。那种在眼睛周围或者在眼睛后部发生的单侧性的头痛被一位病人形容为"就像一根又红又烫的拨火棍刺在我的眼睛里"。丛集性头痛由于让人感到难以忍受，因此通常又被称为"自杀性头痛"。饮酒、暴露于低氧及低压力环境（例如在海拔超过 2 000 米的高山地区或者坐飞机时处在低压舱环境），都可以引起丛集性头痛发作。男性的丛集性头痛比女性多见。

由许多理由可以得出这样的结论：丛集性头痛是一种下丘脑引发的疾病。首先，在头痛发生的头颅的同侧会出现面部神经系统的自主神经症状，例如流汗、流泪、流鼻涕（鼻塞）、眼白变红以及眼睑下垂及瞳孔缩小等。所有这些症状都表明，自主神经系统的中枢，即下丘脑的活性增加。

其次，下丘脑内的生物钟也对产生丛集性头痛起着重要作用。生物钟负责我们所有的昼夜和季节性节律（包括在得病期间）。丛集性头痛通常在白天或者夜晚的某一固定时间发作，而且还会表现出季节性的波动。此外，丛集性头痛患者的激素昼夜节律类型也发生了改变，这种改变说明了生物钟活动的变化，而且在头痛发作时还可以观察到生物钟区域的激活。

米歇尔·法拉利（Michel Ferrari）教授是莱顿大学医学中心的头痛病学专家，他发现丛集性头痛比其他头痛疾病更好治疗，药物通常被证实是很有效的。头痛发作时可以用氧气或者舒马曲坦片进行有效的治疗，钙拮抗剂和锂还可以预防头痛发作。然而，主要问题是丛集性头痛这种病通常不被人们认识，或者在发病很久以后才被确认，有时甚至要在几十年以后，而在这段时期内，人们为了预防头痛发作还要经常接受一些特别激烈的治疗，例如切断面部神经和大鼻窦的手术，或是把牙齿全部拔除。有 20% 的病人对治疗没有反应。

医生在病人头痛发作期间，通过脑扫描成像来确定头痛的源头。在下丘脑的后方和与丘脑相邻的地方观察到了灰质的增长，这表明患者头痛发作的一侧的脑细胞的数量大于正常情况。功能性磁共振成像显示，该部位在病人头痛发作时的活性显著增加。下丘脑的这种活性反应只在患者头痛发作时显现，而在恢复期则不会表现出来。接下来，医生在患者下丘脑后部测定到高活性的部位植入一个深部电极，并持续刺激该电极。迄今为止，该技术已经运用了 8 年，获得了对 40 多位患者进行治疗的经验。对这个产生头痛的脑区进行电刺激，使 60% 的病人头痛消失，而且这种治疗还能改善睡眠状况。这种疗效并不是立即就会产生的，它通常会出现在接受电极刺激治疗后的一个月内。

目前来看，长期电极刺激治疗似乎很安全，虽然我们并不了解它的工作原理究竟是什么。正电子发射计算机体层扫描术（PET）是一种可以观察脑活动变化的技术，它显示了电极治疗除了能刺激下丘脑，还刺激了脑中其他许多区域。事实上，电极治疗引起了参与处理疼痛的整个脑结构神经网络的功能性改变。

这种运作机制是饶有意味的，但是最重要的当然还是这种疗法十分有效。深部电刺激治疗丛集性头痛是否真的有效果，还必须在严格设立了对照组的临床研究后进行确认。为此，一个法国研究小组进行了一项研究，在病人不知道自己属于哪个组的情况下，选择了 11 位病人进行试验。神经外科医生在他们脑中植入电极后的第一个月将一半被试的电极激活，另一半不激活。休息一周之后，反过来再做一遍（即交叉研究）。两个月的实验过后，研究者并没有发现在有电流刺激的月份和无电流刺激的月份之间有什么差别。换句话说，这项实验并不能验证这种治疗方法的有效性。人们当然可以争辩说，被研究的样本数太少，刺激方法也不够理想。不管怎样，这 11 位病人的电极都在随后被激活了一年，对其中 6 位病人的治疗是有效的。

这个结果和预期结果是一致的，但是这种治疗方法的有效性还是没有被严格控制的对照研究证实。因此，在获得伦理委员会的同意之后，研究者们询问这些病人是否还愿意参加另外一项实验，在实验过程中将轮流开启或者关闭电极。病人拒绝了这项建议，因为他们害怕他们的丛集性头痛又会回到原先令人难以忍受的地步。因此，迄今为止还缺乏证据来证明这种疗法的可靠性。人们还发现，对于脑后部皮下神经的刺激也可能具有疗效，而这种电极刺激方法比深部脑刺激要温和得多。因此，人们并不能确定继续给更多的丛集性头痛患者植入深部电极到底是不是个好主意。临床研究远非一件简单的事情！

大喜过望使他们手脚无力，瘫倒在地

> 他一进门，所有那些猝睡症患者都开始大笑，接着倒在地上，完全笑瘫了。

发作性嗜睡症是一种睡眠紊乱疾病，亦称猝睡症。罹患此病的患者在白天极度嗜睡，机敏性较低，在夜晚则睡眠紊乱。而且，他们的体重还经常超重。

除了以上这些并不专属于猝睡症的症状外，猝睡症还有一些非常典型的症状。许多猝睡症患者都会在感情体验中突然失去手臂和腿部的肌肉张力，随之倒在地上（见图 6-2 上方的图片）。他们在大笑或者震惊时会完全软瘫，看上去似乎意识丧失，但是事后他们能够准确地告诉其他人当时发生了什么，这种典型症状被称为"猝倒"。

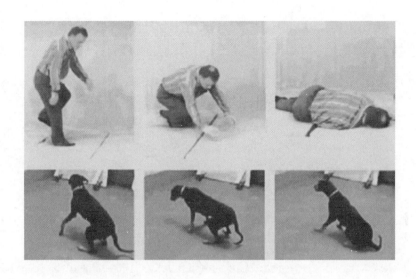

图 6-2　人的猝倒和巨大的杜宾犬的猝倒

　　发作性嗜睡症（猝睡症）是一种睡眠紊乱症，病人白天极度嗜睡，夜间睡眠紊乱。在经历特定的情感，例如大笑或者害怕时，猝睡症病人会突然失去手臂和腿部的肌肉张力而跌倒在地。他们并未失去意识，虽然看上去很像失去意识（见上方的照片），这被称为"猝倒"，是由于缺乏一种下丘脑化学信使而产生的。伴随猝倒的猝睡症也可以由大脑对于下丘脑泌素的信息缺乏之感受而造成。这种疾病并不仅限于人类。底部一排照片显示了一只大型的杜宾犬在得到一罐它喜爱的肉罐头时欣喜若狂，它的后腿随之软瘫，随后是前腿塌陷，然后由于肌肉张力消失而侧向摔倒在地半分钟（S. Overeem et al, Lancet Neurol. I: 437-444, 2002）。

　　我们的一位博士研究生是一个非常快乐也非常有趣的人，那些猝睡症患者一见到他进门就开始笑起来，然后突然倒在地板上。这种情形让我们把这位博士生当成我们研究的秘密武器。在对有猝倒症病史的病人进行功能性核磁共振成像研究时，我们让病人观看一些滑稽的漫画，此时他们的脑扫描图像显示大脑中控制情感的脑回路有过度激活现象，作为对此的反应，前额叶皮层活性会受到抑制。事实上，疾病的源头——下丘脑，在大笑之后的猝倒过程中活性会降低。

　　猝睡症患者还伴随着睡眠紊乱，但这并不是该病的典型症状。有些病人经常发现自己在睡醒后的几分钟内无法活动，即出现所谓的"睡眠瘫痪"，这是一种令人十分恐惧的症状。此外，猝睡症病人在从清醒状态到睡眠状态的过渡阶段还会做一些生动的梦，而且通常是噩梦，人们称之为"入睡幻觉"。入睡幻觉可以强大到使病人失去与现实的联系。

有一个妇女经常在睡醒时产生她的所有牙齿都被拔光了的幻觉，在她去医院看牙时，甚至无法意识到这是幻觉而不是真实发生的事。她从治疗椅上跳起来拼命逃跑，就像她在幻觉里做的那样，把迷惑不已的牙医远远地丢在身后。

还有的病人会幻想有一些小矮人在用刀刺他们，自己被吸进一具尸体中，或者是以非常可怕的、激烈的方式死去。

入睡幻觉类似于精神分裂症所伴随的幻觉，有时会激起类似濒临死亡的体验。的确，在功能性脑扫描中发现了颞叶活性的改变，就如同由于缺氧而导致的濒临死亡时的体验一样。

猝睡症的症状是由于下丘脑缺乏一种化学信使而产生的，这种化学信使被称为下丘脑泌素（又称食欲素）。伴随猝倒现象的猝睡症也可以是因为大脑对于下丘脑泌素的信号不敏感而造成的，这是由于 DNA 的一个微小变异而引起的。这种基因变异在人类中很罕见，但是在我担任美国斯坦福大学客座教授期间，遇见过一只具有这种变异基因的狗。

要想看望这只狗可真不容易，我们必须在多个检查站点填写一系列表格，还得遵守所有的安全条例和着装要求。斯坦福大学的动物房是如此昂贵，正如那位研究组组长所感叹的："供养一只狗比供养一个博士后要贵得多啊！"我们给这只狗带去了一听它最喜爱吃的肉罐头，这个肉罐头的效果的确不负众望。这只巨大的杜宾犬高兴地摇着尾巴，然后它的后腿突然瘫软（见图 6-2 下方的图片），接着是前腿瘫软，最后侧躺在地上像是睡着了。半分钟后它恢复了过来，开始心满意足地咀嚼自己最爱的肉食。我们悄悄地走开，并从它的身后关上了它的窝门，重新走回到检查站点。突然我听到身后有小步快跑的声音，我转过身来看到这只巨大的杜宾犬正直勾勾地盯着我的眼睛，它的头已经到了我肩膀的位置。它想再多要点儿那种美味的罐头肉，真不知道它到底是用了什么方法开了门，从里面溜出来的。很显然，那种基因变异并没有影响智力。

她突然大笑起来，完全没有原因

一位受人尊敬的绅士带着他的妻子来到这个城市，向拉格朗特先生和我咨询。他想确定为什么他的妻子会毫无原因地又哭又笑,但却没人能治好她。我们采用了许多方法来治疗她，但是收效甚微。最后，他把妻子带走了，她的状态和来的时候一样。

——安布鲁瓦兹·巴累[1]

1996 年，我受邀担任德国慕尼黑马克斯·普朗克精神病学研究所（简称"马普研究所"）客座教授，这是一家以能将研究和治疗极好地结合而闻名的研究所。精神病专业的实习医生和进修医生早上在综合性门诊为患者治病，下午在实验室工作。这家研究所以抑郁症作为研究焦点，这正好也是我的研究主线之一。我们对那些抑郁症患者死亡后的脑组织进行了大量的研究，发现应激反应轴明显过度激活，这可能是抑郁症症状的潜在基础。马普研究所对抑郁症患者所做的血液测试也显示出了应激反应轴的高活性。

这个邀请本应该是我最希望获得的，因为它能完善我的研究，而且它也是一项极大的荣誉。不过，我当时对此感到非常矛盾，因为这家研究所在纳粹时期在对精神病患者和智力障碍者实施安乐死的过程中扮演了很重要的角色。第二次世界大战期间，德国有超过 22 万精神分裂症患者被绝育或者被杀害。这个针对精神病患者的种族灭绝行动，几乎灭绝了当时生活

---

[1] Ambroise Paré，法国人，是 16 世纪外科领域最伟大的学者之一，被称为"军事医学之父"。——编者注

在德国的精神分裂症患者。

那天晚上，我去拜访我的父亲，向他解释了我的矛盾心理：一方面，这是特别吸引我的邀请，另一方面，这个研究所有着这样一段不光彩的纳粹历史。我父亲想了两秒钟后对我说："你一定要去，并告诉他们，我们还活着。"于是我就这么做了。后来证明，在所里谈论德国对荷兰的占领、大屠杀以及研究所的过去并没有我担心的那么困难。研究所所长弗洛里安·霍斯布（Florian Holsboer）是一位瑞士人，是所有研究组的领导。那些研究组中有来自不同国家的研究人员，通用语言为英语。此外，德国籍正式职员也对该研究所的过去十分关注。地下室里仍保存着所有被杀害的病人的记录，以很德国化的严谨方式存为档案，被整齐地陈列着。

授课之余，我在综合性门诊工作。我在这期间遇到过一位女性病人，她在一天之内会毫无缘故地爆发好几次尖声大笑，而且与大笑关联的情感完全丧失了。虽然我知道不能立刻断定某个现象是由于一种特别罕见的病因引起的，但我还是忍不住小心地问她："会不会是由于下丘脑长了错构瘤？"就在这之前不久，我碰巧在阿姆斯特丹遇到一个下丘脑长了错构瘤的病人，并将其病历加到我的病例收藏之中，同时我还研读了许多关于这个疾病的文献。阿姆斯特丹的那个病人并没有表现出任何症状，而我之前也从未在现实生活中遇到哪个病人由于在下丘脑长了一个罕见的小团块就开始突然大笑。不过，在这名女患者的脑扫描图上的确看到了这样一个团块，它正好位于下丘脑后部，靠近乳头体。这个团块不会生长，也不是肿瘤，而是一种发育缺陷。它由几丛在早期发育阶段没有找到它们在下丘脑中的正确位置的神经元组成。有 50% 的病人会因这种团块而出现癫痫活动，引起大笑的发作，因此这也被称为"痴笑性发作"。有些病人的症状是交替出现大笑和大哭。局部癫痫活动也会引起典型的癫痫发作，还会伴随抽搐和意识丧失。虽然错构瘤产生的症状可能会导致下丘脑后部有一个"笑的中枢"，但是更有可能的是，这个部位可以激活不同的脑部环路，引发异常的行为。

错构瘤可以产生任何类型的激素，甚至会使儿童过早进入青春期。此外，它还能引起儿童精神问题，例如注意缺陷多动障碍（ADHD）、反社会行为和智力下降。认知功能紊乱可能是由于乳头体受到了损伤，因为乳头体对于记忆功能起着至关重要的作用。错构瘤还会引发肥胖症和暴怒症。错构瘤所产生的激素分泌异常可以通过药物来治疗，如果出现癫痫症或异常行为就要通过手术摘除或者局部辐射来治疗。

不过，我们必须先排除其他可能导致出现这种突然大笑的原因，例如垂体腺扩大和其他肿瘤、多发性硬化症以及各种大脑发育障碍。

像我这样的一位研究者，能够在实践中正确地诊断一种罕见的疾病还是不常发生的事情。事后我发现，我在小心谨慎地微笑——一种伴随着所有恰当的情感的微笑。

骨瘦如柴的模特不是厌食症流行的罪魁祸首

> 引起这种疾病的准确原因还不清楚，但是病根肯定位于下丘脑中。

法国国会最近在考虑起草法案，将促进厌食症的行为定性为犯罪，最高可以判处监禁 3 年以及罚款 5 万欧元。这项正在讨论中的法案并不仅仅是针对时尚界瘦骨嶙峋的模特，还针对"支持厌食"的网站——那些被一位法国部长称为传播"死亡的信息"的网站。法国的时尚行业签订了一项营业执照公约，承诺推广健康身体形象，停止使用那些皮包骨头的模特。英国的医生联合会也认为，异常消瘦的模特们和进食紊乱之间存在着关联。据报道，一名 16 岁的患有厌食症的荷兰女孩因体重只有 21 公斤而被学校驱逐出校门。

人们似乎突然相信了一种神话，即厌食症是由于人们看到了这些瘦弱的人才患上的疾病。这和人们以前看待同性恋的方式相似，即把它当作一种传染性疾病，这当然是完全错误的（见第 4 章第 4 节）。对于同性恋和厌食症这两种现象，我们都没有找到任何证据说明它们是有传染性的。在英国，人们举办了一场耗资百万的运动，用来传播正确的信息以防止厌食症，但是这完全是在浪费钱。

你可以因为进食障碍症而长得像一个绝佳的衣服架，然后获得一份模特工作，但是反过来的情形并不成立，即患有厌食症的模特并不能导致进食障碍症在人群中流行。上述错误想法还可以由这样一个事实来阐明：一个出生后 9 个月就失明的女人在 18 岁时患上了典型的神经性厌食症。此外，和大众所推测的情况相反，并没有任何证据显示厌食症的患病率在升高，反而有越来越多的著名女性敢于承认她们患有厌食症，例如戴安娜王妃、瑞典皇太子妃维多利亚、简·方达等名人们。

没有人会否认厌食症是一种危险的疾病，大约有 5% 的人会因此去世，而且其中有 93% 的病人是女性。显然，向女性方向分化的大脑罹患此病的风险更高。瑞典的研究者发展了一种认知疗法，教厌食症患者重新获得进食技能。当然，这种疗法并不能回答疾病是如何产生的这个问题。

厌食症患者的所有症状都表明这是一种下丘脑疾病。除了进食紊乱和体重下降的症状外，病人还会出现停经、性激素水平降低、性欲减退、甲状腺功能受损、肾上腺功能亢进以及体内水平衡和昼夜节律紊乱等症状。体重急剧下降的女性会停经，其实这是一个具有巨大进化优势的保护性机制，因为连自身需要的食物量都无法获取的妇女自然不能怀孕。不过，有 20% 的患有进食障碍症的女性在体重下降之前就出现了停经，这表明原发性的病理过程存在于下丘脑。某些症状即使是在体重恢复之后也持续存在，例如甲状腺和肾上腺的功能紊乱。还有那些诸如对卡路里的斤斤计较、对食物选择的苛求以及其他关于进食过程所有方面的要求，都可以在体重恢复正常之后长久地保持下去。以一位女性患者为例，她从急性厌食症中恢复过来后就开始担任一份女性杂志的食谱作家。这些持久性的症状也说明，大脑中还是存在着一种病理性过程，因此厌食症的症状并非仅仅是由体重减轻所导致的。大量患过厌食症的女性即使恢复了正常的进食过程，但关于她们的疾病到底是否已经消失了也存在着争议。

最后一个将厌食症的病根定位于下丘脑的论据是，所有神经性厌食症的症状都可以由下丘脑内的一个囊肿、小肿瘤或者其他的疾病过程而引起。对因厌食症而死亡的患者进行尸检时，有时可能会发现其下丘脑有受到损伤的迹象。一位因神经性厌食症而长期接受抗精神病治疗的患者最终发展出了其他神经性疾病的症状，后来发现她的下丘脑中有一个肿瘤。这些相当罕见的发现当然并不能表明所有的神经性厌食症患者的下丘脑中都长有肿瘤，但是它们的确显示了原发于下丘脑的病理过程可以导致所有的厌食症的症状，也能完全解释这个疾病的症状。晚期神经性厌食症患者的大脑核磁共振成像显示出大脑萎缩，这可以解释这些病人的多种不同的行为和认知障碍。

我们还没有确定这种疾病的准确原因，但是能确定的是，除了女性患该疾病的风险增高以外，遗传因素也会提高患上此病的风险。人们已经识别出一些可能参与此病的基因。此外，伴随巨大压力的"生活事件"可能是导致厌食症的直接原因，但是对导致某些个体对于厌食症非常易感的因素的研究让人觉得，它们应该发生在更早的阶段，也许远在子宫内的大脑发育阶段就出现了。厌食症患者自愿挨饿的行为可能是因为患者对自己大脑释放的鸦片样物质成瘾而造成的，这种鸦片样物质在食物缺乏时释放，并激活纹状体底部的奖赏中心。

不过，疾病的起源仍然是一个谜团，我倾向于认同这是一种自身免疫过程的理论。在厌食症患者的血液中的确发现了抗体，它们是直接针对下丘脑中参与饮食和新陈代谢调节的化学信使的抗体。唯一可以更深入地发现厌食症病因的方法是，在显微镜下研究厌食症患者死亡后的脑标本。不过，这遭到了来自治疗此病的医生、厌食症病人以及先前的厌食症病人的极力抵制。

一位之前患有厌食症的患者坚持认为，厌食症不可能是一种脑部疾病，因为她现在已经被治愈了。必须承认的是，我从来没能完全跟上她的推理，有许多疾病都可以很幸运地不复存在。还有一个病人也想排除厌食症是一种脑部疾病的观点，因为她觉得这只不过是"你的生活态度"的问题。"你的生活态度"似乎和你的大脑无关。

第7章

成瘾物质与大脑

吸食大麻可能会患精神病

> 大麻失去了它的清白。

人类一直都使用着成瘾性化合物，但是每个社会都往往会偏好某些物质并强烈反对使用其他化合物。20 世纪 60 年代，我曾听说有人一只手端着一杯酒，另一只手夹着一支烟，猛烈抨击着那"长头发的、怕工作的年轻懒汉们"抽大麻的现象。

成瘾物质是通过它们和大脑自身产生的化学信使的类似性而对大脑造成影响的。脑细胞产生一整类的阿片样和大麻样物质。香烟中的尼古丁的作用与化学信使乙酰胆碱类似，而摇头丸①的作用与化学信使血清素、催产素和血管加压素的作用类似。此外，成瘾物质还可以改变天然化学信使的可获得性和作用。因此，当你停止摄入成瘾物质时，你的大脑已经无法再在理想状态下工作了：你感到悲苦，并有一种无法遏制的想要重新摄入这种物质的渴望。

所有的成瘾物质都是通过或者不通过阿片系统而直接或间接地作用于

---

① 安非他命类衍生物，是亚甲基二氧基甲基苯丙胺的片剂，属中枢神经兴奋剂。——译者注

大脑的多巴胺奖赏系统的。这两个系统对于许多正常刺激的奖赏效果，包括性行为的奖赏效果至关重要。鸦片注射后所产生的短暂欣快感被人们用性爱感受的词汇来加以描述，这不是没有道理的，因为鸦片同时激活了这两个奖赏系统。成瘾物质可以被视为自然奖赏的替代品，它们利用了自然存在的大脑系统。

从远古以来，大麻就一直被用于娱乐、宗教和医疗。大麻的医用价值首次被记载是在大约 5000 年以前的中国。在西方世界，大麻的药用价值也不是新闻。维多利亚女王可能使用过大麻来缓解痛经。最近，大麻又从对它的禁忌中走了出来，它的活性有效成分——Δ9- 四氢大麻酚（THC），可以通过医生的处方而从药房获得。人们研究了 THC 的可能疗效：治疗疼痛、焦虑、失眠，缓解接受化疗的癌症病人的恶心症状，还能治疗青光眼——因为它可以降低眼内压。大麻还可以减少多发性硬化症病人的痉挛状态，但是一项对照研究却显示 THC 不具有这种效果。大麻影响大脑，因为脑细胞能生产大麻样的物质。首先被命名的内源性大麻样物质是"极乐酰胺"（花生四烯酸乙醇胺，又称大麻素。此命名取自梵文的 ananda，意思为"乐而忘忧"）。传输脑细胞中极乐酰胺的信息的蛋白质就是它的受体，主要位于纹状体（因此才会有乐而忘忧的感受）、小脑（这解释了为什么服用大麻之后会身体摇摆）、大脑皮层（因此产生联想障碍、思维的破碎和意识模糊）和海马区（这就解释了为什么会出现记忆紊乱）。不过，在调节血压和呼吸的脑干区域没有其受体。这就是为什么吸食大麻不会因为剂量过度而致死。

目前，荷兰的大麻质量提高了很多，因此软毒品[①]和硬毒品[②]之间的分界似乎在慢慢消失。

19 岁的丹·布吕尔是一名顶级的划船运动员。在一次以失败告终的锦标赛结束之后，他出现了心悸症状。为了放松一下，他和女友一起吸食了一些混合大麻，接着他脸色突变，冲进厨房拿起一把刀刺进了自己的心脏。当天夜晚他就去世了。

20 岁的苏珊娜在吸食了大量大麻之后出现了精神病的症状。

---

① 对健康伤害较少的毒品。——译者注
② 能在生理和心理上致瘾的麻醉品，或称烈性毒品。——译者注

她产生了幻觉，并在一种极其焦虑的状态下被送往医院，并被诊断为精神分裂症。

精神分裂症是一种大脑发育紊乱疾病，该病在母亲子宫内就开始了（见第 11 章第 3 节），但其症状的首次出现一般在 16～20 岁，这是因为在青春期大量分泌的性激素给大脑造成了巨大的负担，因而精神分裂症的症状开始表现出来。同样，吸食大麻所产生的作用也是如此。那些在吸食大麻后出现精神分裂症首发症状而被送往医院的青少年，即使没有吸食大麻也极有可能会在几个月之后患上精神病。有研究显示，吸食大麻者罹患精神分裂症的风险是正常人的两倍。对于那些已经被诊断为精神分裂症但是处于疾病稳定期的患者，使用大麻也可以导致病情复发。服用大麻与罹患精神病之间的关联目前引起了人们极大的兴趣，因为最近的研究发现，精神分裂症患者大脑中内源性大麻系统被激活。目前，研究人员正在检查这个系统是否可以成为治疗精神分裂症的药物的新目标。

那些多年以来抽吸大麻的成年男子，相比常人来说，他们的海马体（对记忆很重要）、杏仁核（与焦虑性、攻击性和性行为的改变有关）都比较小，他们的胼胝体（左右半脑的连接）内纤维紊乱，而且他们比常人更容易罹患精神病。不过，目前我们仍不清楚这些特点是否在他们抽吸大麻之前就已经存在了。

并不是使用大麻之后的所有精神病症状都是精神分裂症的开端。荷兰学生杰拉德曾在美国新墨西哥州攀岩，他在不借助绳索的条件下攀爬 5 米高的岩石。在篝火晚会上，他的攀岩同伴给了他一支混合大麻烟。杰拉德吸了 4 次之后产生了闪光的幻觉，他突然感觉很热，很干燥，心脏部位有一个过热点，他出现了心律失常，腿部力量严重丧失并昏厥了两次。他被他的攀岩朋友带到了医院。医生说他仅仅经历了一次"恶性迷幻旅行"，而且没什么大不了的。后来他得知，一天前另外一位攀岩朋友也在吸食了那种混合大麻后出现了相同的症状，因此他们把剩余的大麻都扔掉了。过了一天，就连很普通的刺激也能使他产生奇怪的感觉，世界似乎失真了。他的现实感丧失了，并且他还感觉非常疲劳。几天之后他感觉自己好多了，于是离开那个地方向下一个攀爬地点出发。在经历"恶性迷幻旅行"后的一个月，有一次，在劳累的攀岩活动结束三天之后，他突然又出现了和上次一样的症状，即现实感丧失，并感到自己好像是一个被操控的机器人，在远处观察着自己（他的人格出现了解体），感到自己要晕倒，完全无法集中注意力。最后这一点让他非常焦虑，因为人格解体症状有时可以持续好多年。

在杰拉德返回荷兰之后，针对他对大麻的强烈反应出现了许多种解释。幸运的是，他没有出现典型的、精神分裂症样的精神病症状，但是可能患有由高剂量 THC 所引起的中毒症。在墨西哥边境附近获得的大麻所起的作用要比其他地方的大麻强烈得多。有人认为 THC 可以在脂肪组织中被长久保存，而在运动之后能被释放出来。此外，美国人的问题似乎还在于他们抽吸"纯品"大麻，而不是将大麻和烟草混合，因此会导致大麻剂量过高。美国人在一支烟里塞进了太多的 THC，他们在阿姆斯特丹时也这么做。另一种可能是，杰拉德接触的大麻被喷洒或者被混入了一些诸如有毒的除草剂或者天使粉①之类的物质。对所有这些可能性都不可能进行回顾性证实研究了。所幸，杰拉德已经完全康复了，他又重返大学校园，而且在考试中取得了优异的成绩。

大麻失去了它的清白。它变得更为强烈，已经不再像人们在 20 世纪 60 年代对它认识的那样，对身体没有危害了。对于某些人来说，吸食大麻会造成灾难性的后果。然而，与人们吸烟和酗酒所造成的破坏相比，大麻还是一个相对较小的问题。

---

① 一种强烈迷幻药，苯环己哌啶。——译者注

摇头丸：娱乐后的大脑损伤

带上我，我是毒品。带上我，我能带给你幻觉。

——萨尔瓦多·达利

摇头丸如今又被称为"春药"或者"快乐丸"，但在 1914 年它刚进入市场的时候是作为食欲抑制剂而申请专利的。尽管许多人都会用一粒这种药丸来招待家里的客人，许多歌舞厅的客人也会服用一粒这种药丸，但服用这种药物其实是非常危险的。

　　大约一年以前，一个护理专业的实习生想撰写一篇关于摇头丸的毕业论文。她觉得要想写好这篇论文，她应该至少亲身体验一次这种药丸。于是她吃了一次，为了确保对身体不造成太多的伤害，她同时喝了 4 升水。接下来她只记得她持续昏迷了几天，而一年之后她还受着大脑皮层损伤后遗症的影响。

正如这一研究领域的先锋，阿姆斯特丹大学医学研究中心放射科医生丽丝贝特·雷诺曼（Liesbeth Reneman）博士所得到的结论那样：服用摇头丸会对大脑造成巨大的负担，同时也会引发大脑疾病。服用摇头丸 20 分钟之后，大脑会释放额外量的化学信使（血清素、催产素和血管加压素）。疲劳感消失，你觉得很幸福，而且想拥抱每一个人。这种充满爱的快乐感受以及非常棒的社会互动感觉大约能持续一小时。然而，每个周末都大量服用摇头丸意味着会对产生血清素的脑细胞造成损伤，当这种化学信使减少时，你的表现就会受影响。你需要不断提高摇头丸的剂量来获得同样的愉悦效应。服用摇头丸的人罹患精神病和神经性疾病的风险增加，包括情绪波动，攻击性、冲动性增强和记忆缺陷。最近一项随访研究显示，即使是服用少量的摇头丸，例如在一年半的时间内服用过几粒药丸，也会导致记忆力降低，丘脑和大脑皮层内的血流量下降。脑扫描研究还显示，摇头丸可以依不同脑区而导致血管长期收缩或者扩张，从而造成脑梗死或者脑出血等严重而持久的神经病学损害。

如果在天热时服用摇头丸而且不及时补充饮水，就会造成脱水以及器官功能的突然停止，有时还会出现心律不齐和突发性心脏衰竭。阿姆斯特丹耶利内克（Jelinek）成瘾预防诊所的从属机构提出了如下建议："每小时喝一杯水或者一杯等渗饮料①，防止脱水和过热。"然而，在服用摇头丸时大量饮水的危险性的明确警告也应该同时被清楚地加入到这种建议中去。摇头丸在连续几小时内可以引起脑垂体的血管加压素（即抗利尿激素，见第6章第1节）的大量释放，使得肾脏重新吸收你喝进去的水分。这会导致水中毒，并随之造成严重的脑损伤。

这正是发生在那个希望撰写有关摇头丸论文的护理专业实习生身上的结果：出现脑水肿、血管问题以及严重的脑损伤。三天之后，她逐渐从昏迷中苏醒过来，经历了几次癫痫发作。脑扫描图显示，她的左侧大脑水肿严重。最初一周她无法说话（左侧额叶的布洛卡区受损）、不能行走（运动皮层受损），一侧视力受限（大脑后方视皮层受损）。目前她仍然处于渐渐康复和治疗中，这种康复治疗一开始是每天进行一次，现在是每周两次。她仍然无法阅读，而且需要通过挣扎和努力才能书写。说话期间，她经常需要搜索词汇，她的言语能力提高速度十分缓慢。这一切都消耗了她大量的能量，因此她总是感觉疲劳。目前还不清楚她的这场摇头丸冒险究竟会造成什么样的永久性脑功能丧失，但是核磁共振成像清楚地显示了她的大脑皮层出现了损伤。她不想再撰写那篇有关摇头丸的论文了，她正计划启动一项活动来警告学校的孩子们摇头丸的危险性，并向孩子们解释在服用摇头丸时喝大量的水是多么危险。然而，她自己的"摇头丸派对"已经真正而永远地结束了。

---

① 在严格地按照一定比例兑水后，饮料就变成适合在体内吸收和行走的等渗溶液，能自由地在肠道和血管之间游动，更容易被人体吸收。——编者注

世界领导人也有物质滥用

> 醉酒不过是自愿的疯狂。
>
> ——塞涅卡[1]

看到"成瘾"一词，人们首先想到的是那些被忽视的、无家可归的精神分裂症患者。要是看到"物质滥用"，人们就会想到诸如边缘型人格障碍症患者。然而，神经病学家、前英国外交大臣和上议院议员大卫·欧文（David Owen）在他那本令人吃惊的书《疾病与权力》（*In Sickness and in Power*）中向人们阐明，政府的最高阶层中也存在这些问题，历史的进程或许会受到他们物质滥用的无意而巨大的影响。

青少年经常会体验药丸、大麻以及其他的一些潜在的危险物质，这似乎是青春期行为的一个"正常"组成部分（见第5章第2节）。因此，一些世界级领导人也必须承认他们在年轻时做过类似的事，这种坦白在诸如美国这样的有着清教徒传统的国家并不容易。

1992年，比尔·克林顿在总统竞选阶段不得不在强大的压力之下承认自己在上学期间抽过大麻，但是"不是猛吸"，他含糊地补充道。不过，美国对于青少年犯罪往往比较宽容。奥巴马尝试在党内获得总统竞选提名时，在他的书《我父亲的梦想》中提到，他在"困惑"的十几岁时曾经用过一些可卡因，也吸过一些大麻。"我猛吸过，因此我的确吸过。"他补充道。这分明是在向比尔·克林顿暗示什么！在这次公开坦白之后，他没有遇到过其他麻烦。

小布什在当总统以前曾经是一位酗酒者，而且这段经历远非

---

[1] 古罗马政治家、哲学家、悲剧作家、雄辩家。——编者注

仅仅局限于青春期。他在 30 岁时曾经由于酒驾而被拘捕，并被没收驾照两年。他在 2000 年竞选总统期间告诉人们，在 1986 年庆祝自己 40 岁生日时，他从一场宿醉中醒来，之后就再也没喝过酒了。这种说法很值得怀疑。2002 年，小布什在观看一场足球比赛时突然从沙发上摔倒在地，随后被送往巴尔的摩的约翰·霍普金斯医院。通过在那里工作的一位英国医生，我们了解到，当时小布什血液中的酒精含量极高。此外，小布什还拒绝回答人们对于他使用可卡因的怀疑。

没有人会怀疑尼克松在担任美国总统期间的酗酒状况。在 1969 年的朝鲜事件（一架美国侦察机被朝鲜击落）中，尼克松醉醺醺地边跑边胡言乱语地咒骂，还打电话给当时的国务卿基辛格说："亨利，我们扔颗原子弹吧！"后期披露的尼克松的录音带显示，尼克松在 1973 年的阿拉伯与以色列冲突中喝得烂醉，以至于无法与他的英国伙伴们讨论当时的局势。

俄罗斯前总统叶利钦在一次飞机降落在西班牙的过程中经历了一场险些坠机的事故，这给他遗留了大腿和下背部疼痛。从 1994 年开始，他使用越来越多的镇痛剂并饮酒。在柏林官方纪念最后一批俄国军队撤离的仪式上，人们很明显地看出他醉得不轻。有一年他从美国返回，中途停靠爱尔兰香农机场。整个爱尔兰内阁的成员都站在飞机舷梯附近准备好迎接他，但是他没有出现——他正躺在机舱里睡醒酒觉呢！

酗酒行为当然并不仅限于世界领导人。美国的参议员约瑟夫·麦卡锡（Joseph McCarthy）曾经残害了许多生命，他有着十分严重的酗酒行为，这一点由他于 1957 年死于肝硬化而获得证实。而且，酒精也绝不是世界领导人在掌权阶段滥用的唯一物质。在 1956 年苏伊士运河危机期间，英国首相安东尼·艾登（Anthony Eden）在主持一次内阁会议时曾经服用哌替啶（一种鸦片衍生剂）来对抗剧烈疼痛。他还服用巴比妥类药物来入睡，并借助安非他命来叫醒自己。在他退休前的最后一周，他完全依赖安非他命生活，这对他的内阁来说已经不是秘密。

有的领导人尽管有一些精神问题并有物质滥用，但还算是成功者。丘吉尔不但患有严重的抑郁症，还有轻度躁狂（见第6章第3节），他在这期间饮用了大量香槟、白兰地和威士忌。

约翰·肯尼迪有许多健康问题。他患有阿狄森氏病（Addison's disease，又译艾迪生病），这是一种肾上腺皮质功能减退症，为此他必须使用肾上腺皮质激素——皮质醇。在一次竞选活动中，他忘了带皮质醇药片，随后就摔倒并陷入昏迷。1938年，他遭遇了一场车祸，从那以后就患上了背部疾病，于是他一日注射三次甚至更多次的普鲁卡因。普鲁卡因是一种合成的可卡因代用品，它可以渗入大脑并产生中枢效应。肯尼迪很享受服用安非他命这类药物，并将其效果形容为"愉快"和"狂喜"。此外，他还在担任总统之前以及总统任期内使用可卡因。据说，由于他有肾上腺皮质功能减退症，他还使用着睾酮素。人们可以考虑这些药物如何影响了他在1961年古巴猪湾事件时所表现出的不负责任的大男子主义行为。肯尼迪和情人们在白宫一起体验了大麻和LSD（即麦角酸二乙酰胺，半人工致幻剂）。他还使用安眠药、镇痛剂和苯巴比妥（一种镇静剂）。此外，他还得到了一位医生自己配制的皮质类固醇（即肾上腺皮质激素）和安非他命的混合剂。互不相识的医生们给他用了不同的药物。难怪人们都说肯尼迪与这些医生们的私通次数甚至超过他和女人私通的次数！

难道我们不应该要求那些掌管着国家命运的人至少像汽车驾驶员或者像飞行员一样约束自己的行为吗？我们什么时候才能检查这些政府官员，这些我们信赖的人的酒精、毒品和药物的使用情况呢？

第 8 章

大脑与意识

忽略症：生活在半个世界里

如果那里有什么，我肯定是不会忽略的啊！

要想意识到周围的事物和自身的存在，有些大脑结构对意识的产生是必需的，例如大脑皮层、丘脑（丘脑收集来自感官的信息）以及白质（连接脑结构的神经纤维）（见图 8-1）。右半脑中风之后，人们对于自身存在和周围事物的意识会遭到偏侧性损害。患者可能意识不到左侧的瘫痪，也可能忽略左侧的所有东西，包括左侧周围的事物以及自己左侧的身体。这种状况被称为"忽略症"。

如果你从这种病人的病床左边走向他，那么他就无法看到你，除非他转动头部并看你。如果这位病人读报，那么他只会阅读报纸右半边的文章，他画画时也只会画出物体的右半边，例如钟表、一只猫或者一朵花的右半边。吃饭时，他只吃掉盘子右半边的食物，只有当你将他的盘子旋转 180° 时，他才会吃掉另一半食物。忽略症也可以导致病人忽略自己左半边的身体。病人感到自己的左手臂和左腿不再属于自己。他不再给左侧身体穿衣或洗澡，而且只梳自己右边的头发。

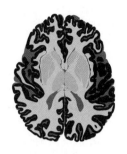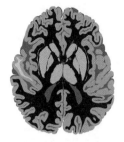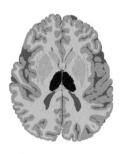

图 8-1　意识的存在依靠三个完整的、功能正常的大脑结构

我们用黑色来表示。左边：完好的大脑皮层；右边：丘脑；中间：白质，其中含有大脑皮层和丘脑的连接纤维。

忽略症病人经常无意识地说出一些虚幻的但在他们自己看来是较为合理的解释，以掩饰自己发现的奇怪状况。一些脑中风患者声称医院是自己的家，里面的家具都是自己买的。一个女病人一直确信自己的左半边身体功能良好，完全不用依赖其他人的帮助。她所画的物体的左半边完全缺失，对此她解释说："如果那里有什么，我肯定是不会忽略的啊！"当人们让她动一动她的左手臂时，她回答说："这个我可以做到，但是最好还是让我的左手臂休息休息吧！"当别人要她走几步路时,她就说："这个完全没有问题，但是医生告诉我说最好还是待在床上静养。"

我的一个好朋友的母亲已经 85 岁了，她的右侧脑中风，导致左侧瘫痪，但她还是神智清楚、反应敏捷而富有智慧。她能很得体地与家属、朋友以及医护人员聊天，但是有一件事情很古怪。有一天，她告诉我说她做了一个奇怪的梦：她梦见自己长了第三只手臂。我小心翼翼地提起她瘫痪的左手臂问她：这是那第三只手臂吗？""不，"她说，"当然不是，那是凯斯啊。"凯斯是她 55 岁的儿子。"凯斯？"我问她，"他在这儿干什么？"她告诉我："他通常都睡在我身边啊！但是昨天晚上我需要他的时候我怎么都弄不醒他，前天晚上也发生了这种情况。姬蒂（她女儿的女朋友，基本上每天都会来探望她，与她关系很好）睡在这里，我也叫不醒她。"我知道她这些都是瞎说，我很了解她家的情况。说完这些话后，她向我要了点儿饮料喝，然后就很自然地转向那些她关心的日常事物话题上去了。

忽略症中的幻想遵循着一条总体原则：如果大脑接收不到通常的信息，它就会通过制造信息来填补空白。如果受损的大脑接收到奇怪的信息，它就会编出一些奇怪的故事。在来自耳朵、眼睛、记忆或者肢体的信息缺乏的时候，大脑本身也会激活并填补信息（见第11章第5节）。即使大脑没有受损，它每天也在无意识地做着这些事。我们都确信过去发生的事情与我们能记得的经历是一样的。在法庭上，我们愿意对这些"经历"起誓，承诺所说的一切都是真实的，但是我们的大脑其实只是按照我们所观察到的那些片段而臆造了那个事件并创作出一个完整的故事，这些故事继而会引发诸多相关后果。

昏迷和相关状况

> 这就如同他被抛弃了两次，第一次是被自己的大脑，第二次是被那些认识他的人——因为没有人来探望他。
>
> ——伯特·凯瑟[1]，《令人费解的存在》

围绕着死亡存在着许多的问题，涉及神经病学中的许多需要进一步做出解释的概念和术语。"昏迷状态"是指，病人无法被唤醒，也不会对外部世界刺激有反应。昏迷可以是由于大脑皮层、丘脑和这两个脑结构之间连接的损伤，也可以是由于具有激活皮层和丘脑功能的脑干的损伤，或者是由大脑新陈代谢紊乱或者毒品、酒精（俗称的"拼酒型昏迷"）而引起的。有的人可以从昏迷中苏醒过来。

有一个男孩晚上和朋友开车出去玩，车子以极快的速度撞到

---

[1] Bert Keizer，荷兰作家、医生。——编者注

天桥的水泥柱上，他昏迷了 6 个星期。当时医生已经在和他的家人谈论器官捐献事宜了，他们打算将他的肾脏移植给需要的人。然而，家长认为他们看到了这个男孩和他们交流的征兆，于是就停止了和医生讨论那些议题。他们的决定是正确的，因为这个男孩从昏迷中苏醒过来，还顺利地从高等技术学校毕业。虽然他的数学表现没有像车祸以前那么优秀了，但是在其他方面没什么问题。他获得了一份很好的工作，生了孩子，现在已经当上爷爷了。

不过，昏迷并不总是可以顺利恢复的，从昏迷中恢复的人往往会遗留下严重的、永久的大脑损伤，而且有些人还会永久处于昏迷中。

植物人状态：像植物一样生存

脑干（见图 8-2）调节着对生存至关重要的功能，例如呼吸、心跳、体温以及睡眠和觉醒之间的转换。这部分大脑还包含了控制咳嗽、喷嚏、呕吐等反射的中枢。如果脑干完好无损而大脑的其他部分停止工作，那么人还可以继续呼吸。受到严重的脑损伤并从深度昏迷中恢复的病人会出现这种状况，他们可以睁开眼睛，但病情长期得不到好转，于是"像一种植物"那样继续生存下去。阿尔茨海默病晚期的患者也会出现这种状况，他们以胎儿般的姿势躺在床上，大脑皮层不再工作，对外部世界也不再有任何反应。大脑皮层是思考、说话、听声音、感受情感以及运动四肢所必需的。在"醒状昏迷"或者"植物人状态"下，脑干功能仍然完好，大脑的其余部分——尤其是大脑皮层，将停止工作。大多数病人可以在几周之后从这种植物人状态中缓慢地恢复过来，但是如果大脑皮层受到了不可修复的损伤，病人就会进入"持续性植物状态"。这些病人不必依靠呼吸机，他们可以呼吸，具有正常的心率。因此，根据经典的定义，他们没有"死亡"，而是"活着"。这些病人的眼睛可以睁得很大，可以发出似乎在哭或者在笑但并不附带任何合适的情感的声音。因此，他们看上去似乎能够"意识到"外部世界，但是他们不会做出任何身体上的反应来清楚地显示他们对环境或者是对自身存在具有任何意识。由于他们看上去是"醒着的"，还时不时地做一个鬼脸或者发出一些声音，因此家属非常难以接受这样的病人是处于一种持续性植物状态，没有意识，而且已经是"脑死亡"的事实。患有脑出血的新生儿的父母也面临同样的难题，他们的孩子看上去很正常，但大脑的大部分功能其实已经丧失了。

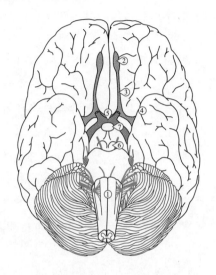

图 8-2　大脑底部观

脑干①控制呼吸、心跳、体温和睡眠—觉醒的转换。嗅觉系统由嗅球②、嗅觉神经（嗅神经）③和嗅觉皮层（沟回）④组成。同时还能看见视神经的交叉——视神经交叉⑤、乳头体⑥和它们之间的脑垂体⑦。

处于植物人状态的病人可以通过人工给予营养液的方法而常年维持生命，正如美国的特丽·夏沃（Terry Schiavo）女士所经历的那样。夏沃于 1998 年成了植物人，她的丈夫同时也是她的法定监护人并不想让她以这种方式继续生存下去，但是她的父母多年以来一直不允许对她实施安乐死。这个案子从一个法院到另一个法院，引起了大量的法律纷争，那些"支持生命的抗议者"称她的丈夫是杀手。你必须严肃对待这一指控，因为大多数"支持生命运动"的拥护者仍然赞同死刑，即他们是有觉悟的杀手！直到 7 年之后，一位法官才下令可以拔除夏沃的饲养管道，这位监护人才得以让妻子去世。夏沃去世之后的尸检证实，她的大脑皮层结构所剩无几。

1992 年，意大利的一个名叫艾鲁安娜·艾鲁安娜（Eluana

Englaro）的姑娘陷入昏迷状态。17 年前她遭遇了一场车祸，导致大脑皮层遭到了不可修复的损伤。7 年之后，她的父亲开始了一场法律拉锯战，要求停止对女儿的人工饲养，因为女儿曾经对他说过，她永远都不想像植物那样活着。2008 年 7 月 8 日，最高法院允许拔除艾鲁安娜的饲养管道。这是一项非同凡响的决定，因为意大利是一个禁止执行安乐死的国家。艾鲁安娜被送到一家愿意安排其死亡的诊所，但是梵蒂冈和意大利政府仍然试图阻止这事——"阻止杀人犯的手"。梵蒂冈卫生部长、红衣主教的反应是意料之中的。贝卢斯科尼政府关于阻止艾鲁安娜"死亡"的法令未获得总统签字通过，于是该政府就试图通过一项紧急针对性的法案。幸运的是，对于那些直接涉及此事的人来说，贝卢斯科尼的动作还不够快，因为在拔除艾鲁安娜的饲养管几天之后她就去世了。

在荷兰，人们并未将以永久性植物人的状态而生存看作是具有尊严的人类生存方式。因此，继续维持这样的生命被看作是无意义的医疗手段，在与家属商议之后，医生通常会做出停止治疗的决定。由于这涉及终止一项无意义的治疗，因此它还不是正式意义上的安乐死。在荷兰，仍然有许多人处于常年昏迷状态之中，而绝望的家属却遭到了互联网网民们的辱骂，网民们认为这是可耻的。CWUBS（荷兰的"昏迷苏醒脑刺激"机构）提供了一种能使人从持久的植物性昏迷中苏醒过来的治疗手段，要花费一万欧元以上。不过，即使是花费十万欧元你也无法使那些大脑皮层受到不可修复性损伤的病人从植物昏迷状态中苏醒过来，唯一能从中获益的就是CWUBS 自己。

闭锁综合征：有意识的木头人

神经纤维通过脑干向下控制身体的肌肉，感觉和疼痛通路则通过脑干向上抵达大脑。与植物人状态相反的是闭锁综合征，它是由于脑干受损而导致大脑和脊髓的完全性分离。病人的大脑功能可以保持完好，病人也可以具有完整的意识，但是他无法向外界显示这一点，因为他已经完全瘫痪了。他能够听见、看见并理解所有的事物，但是无法移动自己的身体，也不能说话，患者只能关闭眼睑并转动眼球。

巴黎记者让–多米尼克·鲍比（Jean-Dominique Bauby）在 1995 年患上了脑中风，之后 20 天内处于昏迷状态。在此之后，为了进行交流，别人给他读字母表，如果读到了正确的字母，他就眨眨眼。通过这样的方式，他一字一字地"撰写"了一本书——《潜水钟与蝴蝶》，清楚地表明他对于周围环境，对于自身和自己所遭受的悲惨情境具有完全的意识。2007 年，同名电影上映。该电影还刻画了大仲马在其著作《基度山伯爵》中对于诺瓦蒂埃·维尔福先生中风后患上闭锁综合征的场景。维尔福先生不能说话也不能移动手臂和腿脚，但是通过眼睛和眼睑的活动可知，他要阻止一场施毒的谋杀以及一场不被人看好的婚姻。

2000 年，新西兰小伙子尼克·奇瑟姆（Nick Chisholm）在一场英式橄榄球比赛中昏倒在场上。看上去那是一次简单的脑震荡，但是他之后出现了一系列癫痫发作和脑干梗死。人们一直认为他处在昏迷之中，直到他的母亲和女朋友一再地说他能够意识到周遭发生的一切。他患的的确是闭锁综合征，而在后来恢复了。

家属们往往能比医生更早地发现可以与患者交流，但是家属们也很容易错误地宣称能与昏迷中的病人交流。

脑死亡：我思，故我在

在器官移植时代到来之前，人们对死亡的诊断十分简单：心跳和呼吸都停止了，而且不会再恢复。医生对此会有几分钟的怀疑，但是接下来的这个过程是不可逆转的。有的从雪崩后的积雪中挖出来的冻僵的滑雪者心跳和呼吸都消失了，但是他们随后却能完全恢复过来。仅有的一些假死的案例实在是特别罕见，因此也变得十分出名。

1244 年，法国国王路易九世在为他举办的安魂弥撒仪式中突然在棺材里动起来，葬礼的日期被推迟，后来他还完全从疾病中恢复过来了。随后，他带领十字军东征至埃及，杀戮无数。

在法国，为了避免假死问题设置了一种名为"殡仪人员"的职业。这种人会在死者的大脚趾上狠狠地咬一口以确保死者真的死了。荷兰在几年前有过一次对死亡的误判。一位家庭医生宣布了一位 83 岁老太太的死亡，但是当殡葬服务人员将尸体从浴室地板上抬起时，她突然轻轻地说了声"哎哟"。接下来，老太太的身体渐渐地好起来了，但那位医生的日子可不大好过了。

自从可以采用呼吸机来协助那些大脑受到严重损伤的病人的治疗后，对于"死亡"的经典诊断就变得不再可行，因为"失去意识"或者"脑死亡"的病人的心跳和呼吸可以通过机器而得到人工维持，而且这种状况可以无止境地持续下去。因此，以色列前总理阿里埃勒·沙龙在 2006 年出现一次严重的脑出血后一直离不开呼吸机。他的儿子们确保了他的通气不被终止。在这种情况下，医生做出的诊断不是"死亡"，而是"脑死亡"。

"脑死亡"的诊断起初是根据这样的定义："大脑所有的功能都不可逆地消失了。"然而，25% 的脑死亡患者仍然能产生抗利尿激素（ADH，即血管升压素）。这种激素可以使肾脏每天从尿液中重新吸收许多水分（见第 6 章第 1 节）。当产生抗利尿激素的脑细胞死亡时，人们可以立即从挂在病人床边的与导尿管相连接的储尿袋上看出来——储尿袋每天可以接 10～15 升的水样尿液。对于脑死亡但产生抗利尿激素的脑细胞仍然保持完好的患者而言，每天进入储尿袋中的尿液只有 1.5 升。脑死亡患者脑内还可能存在着其他具有活性的脑细胞，但是这些细胞无法使大脑恢复意识。

如今，人们根据由哈佛大学设定的"哈佛标准"对脑死亡下了定义：在光照条件下，瞳孔的不可逆性僵直、脑干反射消失以及诸如认知和意识等"高级大脑功能"的永久性缺失。最后一项实际上是对笛卡儿的"我思，故我在"的逻辑性反换表述——**如果一个人不能再进行思考（因为他的大脑不再起作用了），那么他就不再以人的形式而存在了。**

脑死亡，才能做器官移植手术

对脑死亡的判定对器官移植手术也非常重要。荷兰健康委员会建议，除了对上述提到的脑死亡标准进行广泛调查之外，还要确保大脑不再有脑电活动和血流。最后，还要将呼吸机暂时关闭，以确认患者是否还存在自主呼吸，从而使人们更加确定这个潜在的器官捐献者的确是脑死亡。如果这些条件都达到了，而且患者生前还签署了器官捐献的相关文件，那么就可以进行器官移植手术了。

由于脑死亡患者在这些情况下对自己的身体不再具有意识，因此他们在医生切除其器官时所出现的脊髓反射不应当被解释为患者感觉到了疼痛。这个说起来很容易，但是对于在用手术刀切除器官的同时看到脑死亡的患者对此做出反应的医生来说，心情还是非常不一样的。英国的医生们热衷于使用麻醉剂来完成这个过程，荷兰麻醉医生协会则认为这是荒谬的——从科学角度来说，他们也是正确的。麻醉并不是用来防止脑死亡患者的不适感觉，而是用来防止移植手术外科医生产生那种感觉的。

大脑皮层和丘脑对意识至关重要

大脑皮层、丘脑以及这些大脑区域之间的功能性偶联对于意识而言至关重要。

我们体验着意识的两个方面。一方面，我们可以意识到我们的环境。每一种生命有机体内都可以找到这种意识的构建模块。一个单细胞有机体已经能够爬向食物并躲开有毒化合物，因此它知道周围环境中发生的事情。不过，它们不太可能已经达到我们所知道的意识的程度。为了达到那种意识程度，你还得在进化的阶梯上前进相当一段距离。另一方面，我们可以意识到自我存在（即自我意识），这肯定不是人类所独有的，"镜子测试"表明，动物和幼儿一样存在着自我意识。自我意识在其他一些动物中也得到了较高的发展，并成为复杂社会关系的基础。连黑猩猩、红毛猩猩和大猩猩都可以在镜中认出自己，海豚也可以在镜中看到自己身上被标注了一个记号，类人猿也可以看着镜子将自己脸上的一点儿涂料擦去，就如同一个一两岁的小孩可以从镜子中认出自己一样。同样，亚洲象也可以在一面巨大的镜子里认出自己——正如弗朗斯·德·瓦尔在其实验中所发现的那样，大象在镜子前面检查自己的耳朵，并发现自己头上被人标注了一个记号。此外，自我意识并不局限于哺乳类动物。喜鹊也可以在镜中认出自己——科学家在实验中将一张黏纸贴到喜鹊的喙下，因此喜鹊只能通过镜子来知道那个记号贴在哪里了。

有一些大脑结构对于意识至关重要，例如大脑皮层、丘脑以及这些脑区之间的功能性偶联。如果大脑皮层或者连接皮层的结构受损，那么即使脑干功能还保持完好（病人可以自己调节呼吸、血压和体温），意识也不再存在，病人将处于植物性昏迷状态。这些病人无须借助呼吸机呼吸，他们还具有正常的心跳。他们可以闭上或者大大地睁开眼睛、呻吟、强迫性哭泣，有时还会出现强迫性大笑。同样，脑干仍然保持着睡眠与清醒节律。因此，他们有时看上去好像是"清醒的"，但是他们不会清楚地显示出自己还能对环境或者自身意识存在身体反应。

大脑皮层对意识至关重要，但是当外界刺激通过感官和身体经过丘脑抵达大脑皮层时，大脑皮层还不足以使人们对这些刺激产生意识。在麻醉状态下，光线刺激会在 100 毫秒之后抵达视觉皮层，但是人们并不能意识到它。还有一些研究显示，即使是在良好的全身麻醉状态下，语言提示、音乐或者大海的声音也可以对病人产生影响，但病人是处于无意识状态之中的。如果想要完整的意识，那么这些抵达大脑皮层的刺激必须积极地与其他脑区交流，但是这在全身麻醉的状态下无法实现。

产生正常的意识还需要一个完好的丘脑。丘脑位于大脑中央，对意识具有至关重要的作用，因为来自我们感官（除了鼻子）的所有信息都将到达丘脑，在这里通过突触转换路径并继续传递到大脑皮层。丘脑损伤引起意识紊乱。反过来，电刺激丘脑能使某些人重新获得意识。

> 一名 38 岁的男子在一场车祸之后的 6 年内都处于一种微意识状态，即一种介于昏迷和清醒之间的状态。他可以时不时地通过眼睛和手指的运动来与人交流，但是始终都不能说话。后来，医生在他的双侧丘脑部位植入了电极，电刺激开始后的 48 小时他就清醒过来了。接下来的 6 个月，电极治疗改善了他的注意力、对于命令的反应以及对于肢体和语言的控制能力。

从科学的角度来看，这是一个能让人们产生浓厚兴趣的实验。不过，这位由于车祸而遗留了严重脑损伤的病人能否在这种史诗性的手术之后生活得很好，人们仍然存有疑问。对丘脑进行电刺激的治疗存在这样的伦理学困境：病人在接受治疗后不仅对周围环境恢复了意识，也对自身、对自己由于车祸而造成的大脑损伤所产生的可怕状况恢复了意识。

大脑结构之间的功能性联系对意识的重要性

处于植物人状态中的患者的反应表明，他们至少还残留着一些高级大脑功能，例如认知能力。

某些大脑区域（例如大脑皮层和丘脑）对于完整的意识至关重要。要想产生意识，不仅需要这些脑区与它们之间的连接保持完好，还需要它们之间进行良好的交流。因此，分析处于植物性昏迷状态的病人的功能性磁共振成像（fMRI）可以发现，他们大脑皮层的许多部分仍然具有功能。一个强烈的疼痛刺激仍然可以激活植物人病人的脑干、丘脑和初级视觉皮层（见图8-3），但是这些脑区和那些功能更高位的、对疼痛刺激进行感受的大脑皮层区域出现功能分离。同样，声音刺激也可以激活一位处于植物人状态的病人的初级听觉皮层，但是由于和更高位脑区功能脱偶联，刺激无法到达那些感受声音的区域。因此，初级感觉和听觉皮层的神经元活性对于意识过程是必要的，但并不是充分的条件，还需要前额大脑皮层和大脑侧面的大脑皮层网络的功能性连接（额–顶叶网络）。这样看来，病人要想从植物人状态中恢复意识就必须同时恢复这个网络成分的功能性偶联。

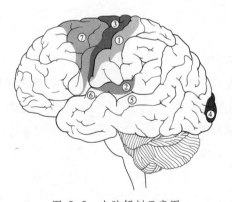

图 8-3　大脑解剖示意图

①主要感觉皮层；②听觉皮层；③运动皮层；④视觉皮层；⑤颞中回；⑥颞上回；⑦前运动皮层。

英国剑桥和比利时列日省的研究者们通过功能性磁共振成像技术完成了一系列出色的观察。首先是对一个在一场车祸后的 5 个月以来一直处于植物人状态的 23 岁的女人的观察。她的大脑所受到的损伤与其他处于植物人状态的病人相比要轻微许多。当人们对她说话时，她的颞叶皮层（颞中回和颞上回）会像正常人一样被激活。

当听到一些带有歧义的词语时，她的位于左前额叶下方的布洛卡语言区被激活。在研究者给出去参观她家的每一个房间的命令时，她的控制空间定向和运动的脑区（海马旁回）、顶叶和外侧前运动皮层等被激活。在研究者给出"打网球"的命令时，她的运动协调脑区（辅助运动区）被激活。

接下来，这些研究者又观察了 54 个由于严重的脑损伤而处于昏迷状态的病人（其中 31 个人处于微意识状态）。有 5 个人的大脑对于命令显示出正确的活动改变模式，这其中有 4 个人处于植物人状态。虽然这种活动改变表明他们对自身和周围环境都具有意识，但人们仍然质疑这些"意识"的程度究竟是多少。

在后续实验中，研究者询问一位 29 岁的处于植物人状态的男性患者这种简单的问题："你爸爸名叫托马斯吗？"或是"你有兄弟吗？"。病人完全可以在回答"是"或者"不是"的同时想着打网球。从脑活动判断，他对于 6 个问题中的 5 个都给出了正确的回答。从这点来推断，他至少保留了一些高级大脑功能，例如认知功能（思考能力）。在这两组"植物人状态"或者"微意识状态"的典型病例中，可以预期他们具有脑电活性和脑血流活动，也就是说，那些被隔离的脑区还在工作着。这就与脑死亡的状况截然不同了，因为在脑死亡状态下是不存在这种脑活动的。我们还不清楚是否存在着一种可以意识到自己的处境的意识——这种意识的产生完全需要完好脑区之间的交流。此外，人们是否愿意在这种境况之下生存也自然是值得怀疑的。

在癫痫失神发作的病例中，病人在 5～10 秒钟期间出现凝视、无反应、经常眨眼和咂巴嘴唇的状况。病人的意识改变，不再对请求做出反应，而且对意识极为重要的额 – 顶皮层区域的活性也显著降低。病人在复杂部分性癫痫发作状态下也是清醒的，但是意识会发生改变——不再对他人做出反应。处于颞叶癫痫状态中的病人也可以在几分钟内丧失反应，其双手和嘴巴可以做出自发性动作，而额 – 顶叶的活性显著降低。这种大脑皮层的活性改变在患者意识仍旧完好的颞叶癫痫发作中没有被发现（见第 16 章第 8 节）。

额－顶叶复合体是否存在着功能性偶联也是植物人状态和微意识状态的区别。这种功能性偶联在处于植物人状态的病人身上消失。在最小意识状态，正如 fMRI 和 PET 研究显示的那样，声音和复杂的听觉刺激将激活对意识起重要作用的神经网络，这也意味着从原则上讲这些病人还可以组建一个完整的网络，这正如那位拥有微意识状态并通过接受丘脑区电极刺激后苏醒过来的男子所显示的情况一样。还有人宣称，通过音乐或者通过对患者手臂神经（正中神经）进行电刺激也可以使人更快地从最小意识状态中恢复过来。不过，目前还缺少针对这些可能性而设立了良好对照组的研究，迄今为止还没有出现令人惊异的结果。

自觉意识的"欺骗"和丢失

> "自我"是身体的一个相当不忠实的伴侣，一有机会它就
> 会闹出一场婚外恋。
>
> ——维克多·拉姆[1]，《自由意志不存在》

右侧大脑中风后，自我意识以及对环境的意识都会受到影响。病人不会再意识到他们左侧瘫痪，也不再注意到左侧身体和环境的存在，因此会忽视该侧，这种状况被称为"忽略症"（见第 8 章第 1 节）。

要想获得自我意识，需要感官知觉与完好的大脑皮层相结合。大脑前运动皮层对于人们感觉身体的一个部分是否属于自己具有非常重要的作用。来自不同感官的信息将进行整合，例如来自眼睛、耳朵、前庭系统和肌肉、肌腱、关节（本体感受）以及触觉的信息。你可以通过以下的游戏"欺骗"你的前运动皮层：

> 将一个橡胶制成的手模型代替你的手放在桌上，将你的手放在桌子下方你看不到的地方。如果别人用一把刷子或是一根棉签在这只假手以及你放在桌下的真手上反复同步地拂拭，你的大脑就将

---

[1]　Victor Lamme，阿姆斯特丹大学认知神经学教授。——编者注

你看到的被拂拭的假手和你感觉到的被拂拭的真手相结合。大约
10 秒之后，你开始认为你看到的那只假手就是你自己的真手。如
果别人突然在那只假手上轻敲一下，你就会感到明显的惊吓。显然，
要产生你所看到的"那只假手是你的真手"的错觉，你隐藏在桌子
下方的真手和你看到的假手的结合十分重要。

功能性磁共振成像检查还发现，前运动皮层和小脑的激活与这个错觉
相伴发生。看来对于身体的一部分是否属于自己的感知，仅仅取决于几个
具有特异性的脑区内的几组神经元的活动。

自我意识在不同的条件下可以全部或者部分丧失。大约 10% 的阿尔茨
海默病患者在开始患病时意识不到自己的衰退，而且这个比例在病情发展
的过程中逐渐上升。这种症状被称为"病感失认症"（anosognosia）①。因此，
通常都是病人的伴侣发现病人情况不对劲并带他去看医生。疾病失认症伴
随着颞叶后上方角回区域活性降低。来自身体和环境的感官信息在角回整
合，因此这个区域对自我意识至关重要，而且这部分皮层在阿尔茨海默病
的病程中受到的影响越来越严重。

这个皮层区域的损伤也见于濒死体验中的离体感受（见第 17 章第 3
节）。在那种情形下，整个身体的自我意识遭受的角回区缺氧的伤害阻碍了
来自身体包括来自感觉和平衡器官的感觉信息的整合。

作为上述假手实验的延伸，英国科学家埃尔森（Ehrsson）又通过摄像
机以及虚拟 – 现实眼镜进一步以实验性的方式引导离体感受。

埃尔森给被试者一副眼镜，眼镜上的两个小型的显示屏可以
接收位于被试者身后的两台摄像机拍摄的图像，于是被试者看到
自己的背影，并觉得自己站在自己身体的后方。埃尔森还在位于
虚拟身体之前的摄像机前用一根小棍子在被试者的胸部和背部同
时做了触碰动作。这给被试者一种错觉，即认为自己位于那个虚
拟的身体里，并看见自己的身体在别人的身体里。当研究者用一
个锤子做出对那个虚拟的身体产生威胁的动作时，被试者的反应

---

① 这个词来自希腊语。——译者注

就好像那是他自己的身体似的。这种对于自己虚拟身体遭受袭击所产生的害怕和防御反应伴随着自己真实身体皮肤感觉传导性的改变，显示了属于这种反应的情感。

欧拉夫·博朗克斯（Olaf Blankes）在瑞士采用全息电脑刺激做了类似实验。他在播放录像后蒙上被试者的眼睛，并让他们走回他们原先站着的位置。那些在实验中有过离体体验的被试者都走到了他们虚拟的身体的位置。

意识的这种欺骗性也可以用来治疗截肢患者的慢性幻肢痛感。印度神经病学家拉玛钱德兰首次发现这种疼痛源于这些患者脑中的冲突：每当他们试图移动那只被截肢的手时就会有一个信号传回脑中，显示这是不可能的事情。于是，大脑迫使这只"幻肢手"摆在一个特别痛苦而扭曲的位置。对此，拉玛钱德兰的处理方法既简单又具有独创性。他在病人前方放置了一面和其身体垂直的镜子，这样病人就可以从镜子里看到自己正常的手出现在他曾经被截肢的肢体位置上。那些病人显然是知道那不是他真正被截肢的手的，但是他仍然一边盯着自己的"幻肢手"，一边用自己的那只好手在镜子前面慢慢地进行张开和握紧的训练。虽然他知道这是假的，但是这种放松、镇定的手部运动的视觉输入使得病人的"幻肢手"放松，夹压感消失，幻肢痛感也消失了。有一位男子曾把他的假腿扔在柜子里 8 年，他无法忍受假肢装在躯体残余肢体上的感觉，因为他会产生幻肢痛感。这种疼痛在经过这种镜子疗法 3 ～ 4 个小时之后就消失了，他首次装着假肢行走了一个小时。当然，他知道他在镜子里看到的那条移动的腿已经不再存在了。

缺失信息的"填补"

> 如果信息通过一条异常的路径到达大脑皮层，那么病人就会意识不到它们。

异手综合征这种疾病显示，自我意识的形成还需要左 – 右大脑皮层的良好的交流。胼胝体受损的患者会患上这种综合征。胼胝体是连接左 - 右大脑半球的巨大的纤维带。切断胼胝体的手术对于波及全脑的癫痫症病人是最后的手术方案，目的是使患者在术后获得一种得体的生活。这些病人在术后其实拥有了两种分离的意识。

诺贝尔奖得主罗杰·斯佩里通过实验发现，患有异手综合征的病人的一侧大脑半球对于另一侧大脑半球所看见的事物没有意识。在实验中，病人可以描述出仅仅到达他左侧人脑半球的图像（因为掌管言语的脑区正位于左半脑），但是他们似乎对那些仅仅抵达右半脑的图像毫无知觉。如果要求病人用左手（由右半脑控制）挑选那张仅仅呈现在他右半脑的图片，病人也可以完成这个动作。因此，没有被意识到的信息是可以被病人利用的。接下来，左半脑会编造一个"符合逻辑的"故事将来自左半脑和右半脑的信息结合起来，这样就产生了那种对于病人来说合乎逻辑，但是对于周围的人来说无法理解的故事。当给予病人的右半脑"起立和离开"这样一条文字指令时，病人能够去做这些动作。然而，当询问病人为什么要这么做的时候，他却不会说"你刚才给我布置了这个任务"，因为他没有意识到这点。因此，他会编造一个理由来解释他的行为："我想去拿一块巧克力。"

患有忽略症的病人对于他们所处的奇怪的环境也经常会制造出一些独创而富有想象力的貌似可信的借口。例如一位瘫痪的病人会说："我倒是很愿意站起来，但是医生不让我这么做。"（见第 8 章第 1 节）事实上，忽略症的幻想都基于这样一条总体原则：如果大脑没有接收到其正常部位应该接收到的正确信息，那么大脑皮层将自己激活以填补这个空白，让病人感觉他接收到了真实的信息（见第 9 章第 5 节）。听觉有缺陷的病人将持续听到一些歌曲；视力有缺陷的病人会看到一些不存在的图像，尤其是在微弱光线下；因酗酒而导致记忆力受到损伤的病人会不断地且认真地编造出一些故事；截肢后的病人会产生幻肢疼痛（见第 11 章第 5 节）。每一个大脑功能都有自己的区域性系统通过这种方式产生意识。大脑皮层不同区域的活性增加导致人们在视觉输入缺失的情况下"看见"不存在的事物，在听觉输入缺失的情况下"听见"歌曲。

信息沿着正确的路径抵达大脑皮层的适当部位从而使人们意识到它，其重要性也可以由"盲视"现象体现出来。人们总是认为，如果初级视觉皮层发生缺陷就会导致对侧视野变成完全盲区，但如果将一束光打在具有这种损伤的病人的视野盲区并让病人猜测光的位置，他却能指向正确的位置。能看见物体但对其缺乏意识的症状被称为"盲视 I 型"或者"注意力盲视"。人们推测，是抵达皮层下区域的视觉信息使患者产生这种无意识的视力的。一种新型的脑扫描技术（弥散张量纤维来成像）可以显示大脑中的神经，人们通过它发现，的确有信息抵达患有盲视的患者的处理视觉信息的一部分大脑皮层，但信息不是通过正常的路径被输送到大脑的。因此，虽然有信息在正常情况下可以抵达被意识到的那部分大脑皮层，但是盲视症患者却无法对其产生意识，这显然是因信息的传输路径错误而造成的。这种机制解释了患有忽略症的病人为什么可以看到东西，但是却意识不到其存在的现象——因为患者的中风导致信息从不同的路径抵达大脑皮层。

有关意识机制的观点

> 意识可以被看作是大脑庞大的神经细胞网络中的一些特
> 定的区域联合运作而产生的一种新的属性。

有史以来，人们用多种比喻形容人们对环境的意识，例如"笛卡儿剧院""脑海中的电影"以及"电视屏幕"。不过，这些比喻都是基于二元论的观点，即一个人在观看你所表现出来的意识。面对这个古怪的定义，你也许会产生这样的疑问：那个人的脑袋里装着什么？需要别人观看吗？

1963 年，约翰·埃克尔斯（John Eccles）因为对神经细胞传递冲动的研究而获得诺贝尔奖，但他没有提出是神经元网络负责了人类的意识。他从哲学的角度出发，抛开了所有的神经生物学基础，提出"心灵粒子"（psychon，即精神粒子）是人们心理功能的要素。一组精神粒子通过它们的联合行动产生了综合的心理过程，从而创造了意识。不过，没有人知道精神粒子到底是什么。因此，这是一个无法被验证的概念，就其本身而言，这是一项无法被科学接受的假说。此外，我们也不需要这样一个概念。所有的近期研究已经表明，脑区的大量神经元的共同作用是意识形成的基础，纯理论性的精神粒子是一个彻头彻尾的无用概念。

意识可以被看作是大脑庞大的神经细胞网络中的一些特定的区域联合运作而产生的一种新的属性。不同的脑细胞和脑区都有自己的功能，但是由于它们之间相互连接、共同作用，因此它们就获得了新的、"自然发生的"功能。我们可以举出许多自然发生的属性的例子。例如，氢气和氧气都是气体，而一旦这些分子相结合就产生了一种具有新属性的物质——水。神经生物学需要解释的是，这种新属性，即意识，是如何从神经细胞的活动中产生的。许多脑科学家都在忙着研究这个问题。

维克多·拉姆教授希望根据神经元的功能寻求对于"意识"概念的解释。他的假说是，意识的自然发生需要前额叶皮层与顶叶皮层的神经元将信息传回到大脑皮层，方法之一是通过丘脑。这种重现（加工）的过程从纯粹的感觉区扩展到运动区。意识形成的关键在于，通过选择性的注意，使一幅场景中仅有几件事物经历这种重现（加工）的过程。这就让我们能够意识到那些能引起我们注意的刺激，而对其余的就没有意识。可以肯定的是，这种重现（加工）过程和注意力的基本机制在所有动物身上都存在，只不过是程度不同而已。

哲学家丹尼尔·丹尼特（Daniel Dennett）把意识解释为一种纯粹的物理、化学现象。我很欣赏这种观点。然而，他还认为人类由于受到语言发展的巨大影响，具有与其他动物"不同种类的"意识。关于这一点，我认为，更有可能的是动物具有"不同程度的"意识。与那些能够成功通过镜子测试（指具有"自我意识"）的动物相比，不能从镜子中认识自己的狗能嗅出自己的尿和别的狗的尿不同，应该说狗具有另一种层次的"意识"，但是这种行为不也显示出它存在着一定程度的"自我意识"吗？此外，值得注意的是，人类的意识并不依赖于语言，那些因为中风而导致脑内语言区域受损的病人对于"环境"和"自我"具有完整的意识。他们可以通过点头和摇头来表示肯定和否定，做出与自己和周围环境有关的决策。

拥有环境意识和自我意识的重要性在社会交往中表现得尤为明显，即通过与别人的处境进行比较而不断地意识到自己的处境。这让我联想到达尔文和弗朗斯·德·瓦尔的观点：个体在与整个群体的复杂社会交往的过程中，其正常表现具有重大的进化意义（详见第 21 章第 1 节）。

第 9 章

攻击性

在娘胎里，他就是个好战分子

来自显赫家族的人也会有偷窃的冲动和撒谎的倾向。

——达尔文

人类和黑猩猩一样，都是一种具有攻击性的动物。20 世纪 60 — 80 年代曾存在着一种遍及全球的信仰，认为优质的生活环境可以消除所有的攻击性和犯罪行为。要是谁不赞同这一点，谁就会成为众矢之的。

如今我们又重新被允许从生物学背景的角度来考虑我们的行为，可以再次探究为什么有些人比其他人更具攻击性，以及为什么有些人比其他人更容易被牵扯到司法事件中去。男孩比女孩更具攻击性，这早在子宫内就已经被决定了，而且在一生中都将保持不变。在怀孕中期，男宝宝自身分泌的雄性激素睾酮达到一个高峰，确保他们在今后的生命中比女性更具有攻击性。先天性肾上腺皮质增生症的女孩在出生前就会产生过多的睾酮，将来在生命中也会比其他女孩更具有攻击性。此外，如果母亲在怀孕期间服用含激素成分的药物，就会提高孩子的攻击性。

然而，有很多孩子明显比其他孩子更具攻击性，也更容易产生犯罪行为，在所有的青少年犯罪案例中，有 72% 的少年犯都是因攻击性犯罪而被监禁的。值得注意的是，这些少年犯通常被诊断为患有精神疾病，在被监禁的男性少年犯中，这个比例高达90%。他们除了具有反社会行为外，还常常有物质滥用、精神病和注意缺陷多动障碍（ADHD）。一项针对双胞胎的研究结果表明，遗传因素在这些案例中仍扮演着重要角色。负责编码降解脑内化学信使的蛋白质的基因哪怕只有微小差异，都会导致更大的攻击性、酗酒和暴力性自杀行为。因此可以说，我们的遗传背景在很大程度上决定了我们的攻击性和犯罪行为。

胎儿所处的环境同样也会影响他们未来的攻击性程度。1944—1945年，荷兰处于"饥饿的冬天"。当时在母亲子宫里处于严重营养不良状态的男性胎儿，在长大后服兵役期间的体格检查中被发现其产生反社会人格障碍的风险增加了2.5倍。即使在如今的富裕社会，子宫内营养不良的情况依然存在，而且通常是因为胎盘功能缺陷而导致的。如果受到胎儿的遗传背景和母亲孕期吸烟的双重影响，孩子将来罹患ADHD的概率将提高8倍。此外，多动症也与攻击性行为以及触犯法律的风险增加相关。

正如我们的攻击性的程度在子宫内就已经为余生确定好了一样，我们的一些其他个性也是如此。这并不是一个新的观点，达尔文早就在他的自传里写过："我非常赞同弗朗西斯·高尔顿的观点，教育和环境对人类行为的影响非常小，我们的大部分的特质都是天生的。"这可以让人们正确看待父母以及许多教育机构可能对孩子造成的影响。

25岁以下的男孩你惹不起

司法部目前已经开始对除了社会因素以外的其他决定攻击性程度和犯罪风险的因素感兴趣了。

我们离开母亲子宫的时候都携带着不同的攻击性行为的倾向，它们取决于我们的性别、遗传背景、从胎盘获取的营养量，以及母亲在怀孕期间是否吸烟、饮酒和服用药物。我们在青春期出现的去抑制、反社会、攻击性和犯罪行为风险的增加又是由于睾酮水平在青春期的升高。人们在这些行为方面存在着很大的性别差异。男性谋杀案的数量是女性的 5 倍。此外，男性在这些案件中杀害家庭成员或者熟人的比例仅为 20%，而女性谋杀的人群中有 60% 是和她有关系的人。男性谋杀时的年龄总是遵循古老的规律：青春期睾酮的水平随着谋杀罪数量的上升而升高。谋杀数量在 20 ～ 24 岁达到高峰，之后开始下降，并在 50 ～ 54 岁下降到较低的数值。此外，世界上不同国家的谋杀犯的年龄分布模式都相同。

25 岁以后的犯罪发生率之所以会降低，并不是因为睾酮浓度降低，而是由于大脑皮层额叶部分——前额叶皮层的后期发育，前额叶皮层抑制人们的冲动行为并促进道德行为。前额叶皮层的后期发育也意味着，接受成人刑罚的年龄不应该早于这个大脑结构成熟的时间，也就是在 23 ～ 25 岁之间。酒精能抑制前额叶皮层功能，因此人们会在畅饮之后突然出现毫无意识的暴力行为。生命初期，如果前额叶皮层受到损伤就可能引起成年后反常的社会和道德行为。

雄性激素睾酮对攻击性行为有刺激作用。有的男性的睾酮水平高于其他人，因此出现攻击性行为的风险较大。因实施暴力犯罪和强奸而被监禁的男性，其睾酮水平要高于那些犯了其他罪行的男性。就此而言，女性囚犯中也同样存在高睾酮水平和更严重攻击性之间的关联。男性囚犯和表现出反社会行为的新兵的睾酮水平更高，同样情况在曲棍球运动员身上也存在，这些运动员的攻击性倾向可以通过他们在一场比赛中拿着球棍击打其他队员的次数而反映出来。在他们身上，研究者们也发现了攻击性行为的次数和血液中睾酮水平之间的关联。因此，人们对于目前体坛中习惯性使用大量同化类固醇以增加肌肉团块的做法感到担忧，因为它们是增加攻击性行为的激素。

攻击性行为也受到了环境因素的影响。近年来的研究已经显示，电影和电脑游戏中的暴力可以增加攻击性行为。然而，我们不应该把注意力仅仅集中在这些影响上，读一篇关于上帝制裁性杀戮的《圣经》经文也会增加攻击性行为，不过这仅仅发生在信教的人群身上。诸如气温和光线等物理因素也会对我们的行为有很大影响。大家都听说过酷暑能引发攻击性情绪的爆发。结果是，是否发动一场战争并不是由军事战略决定的，而是由日光量的多少和气温的高低决定的。施赖伯（Schreiber）对于在过去 3 500 年间爆发的 2 131 场战争的研究显示了其中的季节性节律。几个世纪以来，在北半球做出的发动战争的决定大多数发生在夏季，在南半球的人们更喜欢在（荷兰的）冬季发起战争，而在赤道附近发动战争与季节无关。

当然，不利的社会环境以及缺乏教育也会导致攻击性行为和犯罪的行为，这些是多年以来仅有的被人们重视的因素。当人们指责意大利犯罪学家切萨雷·龙勃罗梭（Cesare Lombroso）对这些可能引发犯罪的社会因素关注得太少时，他回答道："确实是这样，但这是因为已经有那么多人把注意力放在那些因素上了。正如现在再去证明太阳在发光一样，已经没什么意义了吧！"直到不久前在荷兰的情况也还是这样，但是司法部目前已经开始对除了社会因素以外的其他决定攻击性程度和犯罪风险的因素感兴趣了。

很多杀人犯都是精神病

有多少次，刑法系统违背了"不应将刑法施加给患有脑部疾病的人"的规则呢？

1843 年，一个名叫麦克诺顿的人杀了人，让维多利亚时期的英国非常兴奋的是，他没有被送到监狱而是被送往一家精神病医院！从那以后，人们认可了刑法不适用于患有脑部疾病的患者，但是监狱里还是关满了患有精神或神经疾病的人。根据法医精神病学和青少年精神病学教授西奥·多勒雷尔斯（Theo Doreleijers）的研究，被预防性拘留的青少年中有 90% 患有精神障碍，30% 有注意缺陷多动障碍。他称荷兰是关押青少年的欧洲冠军，其实法医的日常治疗帮助比监禁的效果要好得多。对于伴随攻击性行为的脑部疾病来说，脑内两个相互作用的区域尤为重要，即前额叶皮层和杏仁核。

大脑最前端部分的前额叶皮层抑制着人们的攻击性行为，对人们的道德判断起着至关重要的作用。前额叶皮层受到损伤的儿童很难学习道德和社会规则，前额叶皮层受到损伤的越南老兵行为会变得更加具有攻击性和暴力性，而冲动性杀人者的前额叶皮层活性也会降低。

　　曾有一位外科医生在对病人实施手术后把自己的名字刻在病人的肚子上，结果发现该医生已经处于皮克氏病的早期阶段，这种病是一种始于前额叶皮层的痴呆症。

　　精神分裂症是一种前额叶皮层活性降低的疾病，有时还会伴随攻击性行为。

　　欣克利（Hinckley）因为对里根总统的暗杀失败而被世人所知。他射出的子弹穿过里根左腋下，打穿了左肺，但是离心脏还有两厘米。欣克利的大脑扫描图已经在全世界范围内流传，它们清楚地显示了他的大脑萎缩，这是精神分裂症的典型表现。他目前仍然被关在监狱里。

　　还有一个例子是米亚伊洛·米亚伊洛维奇（Mijailo Mijailovic），一位没有服药的精神分裂症患者，在 2003 年杀害了瑞典外交部部长安娜·林德（Anna Lindh）。他声称自己是"被耶稣选中的"，是听到了耶稣的命令才去实施这次谋杀的。反过来看，攻击性行为可以是精神分裂症的首发症状。

　　大脑颞叶的前方是杏仁核，因其形状类似杏仁而得名，位于颞叶顶端。根据刺激杏仁核的具体位置和方式，可以抑制或者引起攻击性行为。西班牙研究人员德尔加多（Delgado）用实验证实了这种抑制效应，他通过远程控制电刺激器刺激一头正在进攻的公牛的杏仁核，使得公牛在他面前停住冲刺的步伐。如果抑制双侧杏仁核，那么即使是疯狂的阴沟鼠也会乖乖听话。一些精神病患者由于杏仁核的功能出现了紊乱，使得他们无法读懂受害者的面部表情，也无法对其产生同情。

　　1966 年，查尔斯·惠特曼（Charles Whitman）在杀害了他的妻子和母亲后，又在得克萨斯州大学杀害了 14 人，伤了 31 人。后来的诊断发现，他的大脑颞叶中有一个肿瘤压迫了杏仁核。人们不禁会想，那些在公共场所里突然开枪扫射的人当中，有多少是患有脑部疾病的呢？

　　乌尔丽克·迈因霍夫（Ulrike Meinhof）是一位措辞激烈的记

者，后来成为德国红军派（German Red Army Fraction）的创始人之一。这个组织杀害了34个人。迈因霍夫于1976年在被关押的监狱牢房中自杀。这个恐怖分子的脑血管中曾经长有一个动脉瘤，这根血管向外突起的薄弱处压迫了杏仁核，导致了永久性的损伤。脑外科医生在处理她的动脉瘤时，又损害了她的前额叶皮层。因此她有两个理由可以解释她的攻击性行为和犯罪行为。

其他伴随攻击性行为的脑部疾病还包括情绪障碍、边缘性人格障碍、精神发育迟滞、多发性硬化症、帕金森氏病和亨廷顿氏病等，有的痴呆症患者也可能具有攻击性。

2003年，荷兰发生了一宗一名80岁的女性痴呆症患者杀害了她81岁的也患有痴呆症的室友的案件。人们在厕所发现了这个完全糊涂的凶手，当一位护士护送她回到她自己的床位时才发现了受害者的尸体。幸运的是，检察官决定不对她进行起诉。

刑罚是为大脑健全的人设立的

正义女神应该向医学学习如何以设立良好对照组的实验为基础进行"循证性"的工作。

刑法是为大脑健全的人设立的，这条原则也具有生物学基础。正如荷兰灵长类动物学家和生态学家弗朗斯·德·瓦尔所记叙的那样，猕猴们会惩罚群体中任何一只不遵守规矩的成员，但是一只患有唐氏综合征的弱智猕猴却被允许去随心所欲地做任何其他猴子不被允许做的事。

尽管我们应该只惩罚那些大脑健全的人，但是根据法医精神病学和青少年精神病学教授西奥·多勒雷尔斯在1997年就得出的结论，被拘留的少年犯中有65%都患有精神疾病，而其中要求做诊断性检查的人还不到一半。我们能相信这样的孩子可以对他们的行动负责吗？对儿童进行性虐待的人往往以前就是性虐待的受害者。在他们走上同样的道路后，他们应该承担什么样的责任呢？一个大脑在突然间性激素泛滥，使得脑的每个部分的功能都发生了改变的青少年，又应该如何承担责任呢？青春期的孩子必须学会适应他的全新的大脑，而那时负责控制他们冲动行为和促进他们道德行为的前额叶皮层还很不成熟。此外，那些因为 DNA 出现微小变异或是因为在子宫内营养不良而导致的药物成瘾者，他们又应该怎样去承担责任呢？

因此，基于个体的自我责任感的道德审判和刑罚是站不住脚的。然而，道德感已经深深扎根于我们进化发展的过程中了，因为它对一个群体的生存具有至关重要的作用。虽然认为"道德审判和刑罚可以使人们对自己的行动负责"的这个概念只是一种错觉，但是与惯常的想法相反的是，人们大脑中的程序已经被编好了，而且也并不能作为反对刑罚的论据。大脑在下一次遇到类似情形时，会将从前所有有效的惩罚收录到无意识的决策过程中考虑，以决定是否要重复那些特别的行动。此外，刑罚也具有与个人责任无关的方面。社会要求司法体系令人满意，刑罚的目的是保护民众不受到罪犯的侵害，还能对潜在的罪犯起警告的作用。

人们对关于攻击性或犯罪行为的神经生物学风险因素的认知，通常都是基于一组具有特定特征的个体。这就意味着人们无法肯定地告诉法庭，是某个特别的因素导致了某个特别的个体实施犯罪行为。有人认为，这会降低采用神经生物学知识协助定罪或是实施预防性拘留的实际可操作性。

荷兰著名的刑事律师约博·布鲁马（Ybo Buruma）教授在《新鹿特丹商报》中给出了相当公正的评论："法官和医生一样，都在处理个体。"不过接下来，他又得出了完全错误的结论："我觉得这些知识很了不起，但是如果它们对于我们在法庭上审判个案没有什么帮助，那么它们对我们来说就没什么用处。"他是把法律作为一门科学的水平降回到 100 年前医生们所处的水平，那时的医生们也是全心全意地根据病人的个体情况来实施治疗，但是并不能看出治疗产生了什么样的效果。医学界从中吸取了教训。目前的循证医学总是基于一组定义明确的病人的疗效而对病人进行治疗。你永远都不会知道你为其开药的那个病人是属于 95% 的会被治愈的人，还是属于那 5% 的会产生严重副作用甚至还可能丢掉性命的人，但你还是会采用基于对一组病人研究和治疗结果的数据而形成的治疗方法去治疗一个特别的个体。

我们应该以相同的方式寻找那些在一个特别的组群内决定攻击性和犯罪行为的因素，以及这一群体对于人们的预防性措施和不同类型惩罚的反应性。只有在这样的组群数据的基础上，我们才能对个体做出理由充分的预测。虽然这种预测对于该个体不能具有 100% 的确定性，但是至少可以正确判断该个体属于哪个群体。遗憾的是，正义女神还没有认识到这一点，她总是不断地进行着新的惩罚方式的实验，从社区服务到严苛的劳教所，但由于在实验中没有设置良好的对照组，因此这些惩罚方法的效果一直饱受争议。

在睡梦中，平时温和的人也会杀人

我们所有人——即使是好人，在睡觉时都会表现出无法无天的野兽本性。

——柏拉图，《理想国》

在睡眠的过程中，做梦时会伴随着眼球的快速运动，因此这段睡眠也被称为快动眼睡眠。由于这个睡眠阶段具有清醒时的脑电图表现，因此也被称为“异相睡眠”。这种典型的脑电图和快速眼球运动的结合是阿瑟林斯基（Aserinsky）在 1952 年发现的，当时他在监测他的小儿子的快动眼睡眠。不过，人在快动眼睡眠以外的其他睡眠阶段也会做梦。

在做梦睡眠阶段，人们会表现出很多精神疾病和神经疾病的特征。高级视觉中枢被激活，人们会像精神分裂症病人那样出现幻觉，还会经历世界上最稀奇古怪的事情，那些物理规律和日常生活规则在梦里不再适用。梦常常会携带着富有情感的或是攻击性的内容，因此，攻击性行为的中枢杏仁核在这些过程中被激活是毫不奇怪的。在做梦的过程中，人们会创造出不同的故事，就像一个患有酒精性痴呆的病人用从未发生过的故事来填补自己记忆中的空白一样。几分钟之后，人们就会忘记自己在梦中经历过的一切，就像患有严重痴呆症的病人那样。做梦时，肌肉张力消失，如同猝睡症患者在白天清醒状态下猝倒发作，所有的肌张力都会消失。

睡眠时肌张力会消失不是没有原因的，保持肌张力会导致睡眠时的运动。例如，梦游者是处于深度睡眠中的，但是他们保持着正常的肌肉张力，他们会进行一些自动的，具有半目的性的活动（例如走路）。他们对于做过什么是毫无意识的，事后也丝毫回忆不起来曾经做过什么。对于梦游症病人进行的脑扫描研究显示，在睡眠过程中他们大部分的大脑皮层的确没有被激活。法国科学家米歇尔·朱维特（Michel Jouvet）在动物实验中通过对脑干制造小型损伤而破坏负责睡眠期间肌肉放松的神经元，这样一来，动物即使在做梦期间也会进行活动。在实验过程中，一只猫在做梦时睁着双眼跳起来去抓它假想的猎物，但是对周围环境缺乏任何意识。在做梦期间，这只猫对摆在它面前的美味的猫食一点儿都不感兴趣，也不会有意识地把放在它皮毛上的残渣弄走，而它在醒着的时候就会自动地梳理自己的皮毛。经过这种脑干损伤处理的老鼠在梦中会和一些不存在的老鼠一起玩耍，而松鼠则会把假想的坚果挖出来。

这种对动物进行实验性脑干损伤而观察到的在做梦期间所进行的复杂的活动，在人类身上也存在着，有时还可能会出现攻击性行为。

> 一位妇女告诉我："3 年前我丈夫的压力过大，晚上我们睡觉的时候，我会被他发出的奇怪的响声弄醒。听上去他像是处于危险之中，但是我发现他只是睡得很沉而已。我想让他平静下来，就轻轻地拍他的头。哦，那可不得了了——他竟然一下子抓住我的喉咙，想要掐我。因为我那时已经完全醒过来了，我把我丈夫喊醒。在我告诉他发生的事情后他害怕极了，不敢再睡觉。他告诉我他感到自己被袭击了，因此必须自卫。在这次做梦事件之后，他又有过几次类似的做梦经历，每一次我都会被他发出的响声弄醒。我得和他保持一定的距离，然后非常温柔地拍他的头，这样他就可以平静下来。眼下，他感觉好多了，那些梦也再没有出现。我们和孩子以及朋友都谈论过这些经历，想知道如果当时我无法从他的手中挣脱出来将会发生什么情况。他会被关进监狱吗？这是个问题。"

法官会根据被告的犯罪活动是在熟睡期间进行的而将其判为无罪。有些人的确可以在熟睡期间做出非常复杂的活动而自己却一点儿意识都没有，在这些人中有90%都是男性。这样的活动通常发生在从快动眼睡眠期过渡到其他睡眠阶段的时候，而且完全是自动进行的。在熟睡期间被指控犯过的罪行包括盗窃、强奸、企图杀人以及自杀。出现了这些情况的人有的患有神经疾病（如猝睡症）或是帕金森综合征，几乎没有精神疾病。高烧、酒精、睡眠不足、压力或者药物也可能诱发这样的情况。有些梦游者会在梦游期间表现出极端暴力的行为，但在清醒时却是很温和的。

> 1987年，肯尼斯·帕克在熟睡中开车23公里，并重击了岳母的头部导致其死亡。当他以同样的方式马上要杀死自己的岳父时醒了过来，于是到警察局投案自首，后来被宣判为无罪。
>
> 朱利叶斯·洛韦是一个经常梦游的人，在一次梦游时杀死了自己非常敬爱的82岁的父亲。
>
> 梦游者巴特勒在睡眠迷糊的状态下开枪杀死了他的妻子，但是后来被判为有罪。
>
> 59岁的英国人布莱恩·托马斯在2008年度假时，掐死了与自己结婚已有40年的妻子。他在法庭上说他梦见自己抓住了一个闯入旅行队的强盗，并和他厮打。托马斯从幼年起就饱受睡眠问题的困扰，还经常梦游和失眠。为此他服用了一些药物，但是这些药物的副作用是使他阳痿。由于他想在度假时与妻子共度良宵，因此他暂时停止了服药。在法官判定他由于睡眠紊乱无法对这场悲剧负责后，检察机关撤回了对托马斯的起诉。

迄今为止，一共有68起梦游者杀人案件被记载了下来。任何想证明自己是在熟睡期间犯罪的人，都需要经受一系列由非常有资历的专家主持的睡眠实验，还需要一位出色的律师。不过，由于显然不大可能去毫无疑义地证明一件罪行的确是在犯罪者熟睡状态下实施的，因此法官在大多数情况下都很不情愿判定罪犯是无罪的，而人们又是无法因此而谴责这些法官的。

第10章

自闭症

天才和精神病之间有什么区别

"你在画什么呢?"我充满好奇地问。"数字 π。"他回答说。

丹尼尔·塔米特(Daniel Tammet)患有亚斯伯格症候群[1],这是一种与高智商相结合的自闭症类型。丹尼尔不但是学者症候群[2]患者,而且他的数字和语言天赋都超乎寻常。2004 年,他创下了一项世界纪录:在 5 小时 9 分钟内准确无误地背出了 π 的小数点后 22 514 位数字。他仅仅花了 3 个月的时间就记住了这一系列的数字。

自闭症患者通常通过图像思考,这一能力被称为联觉[3],丹尼尔也具有这一能力,他将他出生的那个星期三视为蓝色的,因此他将他的书命名为

---

[1] 亚斯伯格症候群可归类为自闭症,被普遍认为是"没有智力障碍的自闭症"。这类患者视觉和背诵方面的表现普遍良好,但兴趣范围狭窄,有社交困难。——编者注

[2] 学者症候群,指有认知障碍,但在某一方面,如对某种艺术有超乎常人的能力。自闭症患者中有10%患有学者症候群(故又称自闭学者)。——编者注

[3] 联觉,指各种感觉相互作用的心理现象,即对一种感官的刺激触发另一种感觉。最常见的是"色-听"联觉,即对色彩的感觉能引起相应的听觉。——编者注

《星期三是蓝色的》(*Born on a Blue Day*)①。对他来说,字母和数字都有颜色,而且他在看数字的时候不仅有颜色,还有不同的形状和大小,他可以认出直到 9 973 的每一位素数的晶体结构。

在他的书被翻译为荷兰语并在荷兰出版之前,我和他共处了几天。丹尼尔骄傲地告诉我,他现在还能绘画了。"你在画什么呢?"我充满好奇地问。"数字 π。"他回答说。他将 π 的小数点之后的一系列数字视为山峦一样的风景。

联觉涉及不同大脑皮层之间强化的纤维联系,使通常负责视觉的大脑皮层接受计算的信息。困难的计算被翻译为图像时会变得非常简单易解。丹尼尔还可以在一星期内学会一门新语言,哪怕是非常难学的冰岛语都可以。极好的社交才能使得丹尼尔成为一名独特的"学者",而这种技巧几乎在每个患有这种疾病的病人身上都是不具备的。

在他的书中,他生动地描述了他童年时的孤独,他是多么想拥有朋友,但是由于自己的与众不同而被他人排斥在外,以及他在孩提时代通过思索数字来对付大量的恐惧的感觉,因为他觉得数字是他唯一真诚的朋友。他还叙述了他对于秩序和整齐的强迫性的需求,他说他一直未从这种状态中解脱出来。每天他都必须在完全相同的时间称出 45 克重的粥吃,还要饮一杯茶,否则他就会感到焦虑。这些都是亚斯伯格症候群的典型症状,而在从前,它们从来没有被如此富有同情心和共情地描述过。丹尼尔的书之所以引人入胜,在于书中描述的都是他亲身经历的、感人的故事——一个具有这些天赋的孩子失去了什么,他的成长阶段是多么艰难,他是如何一步一步地克服自己社交技巧的缺陷并最终成长为一位完全独立的男子汉的。丹尼尔如今在互联网上开设了各种语言教程来养活自己。自闭症患者通过互联网交流要比与人面对面地交往容易得多。

几年前,演员达斯汀·霍夫曼在电影《雨人》中非常出色地扮演了一位自闭症患者,其角色的原型为金·皮克(Kim Peek)。和皮克的会面是丹尼尔·塔米特人生中的一段美好而难忘的时光。这次会面是 BBC(英国广播公司)的一部纪录片摄制的一部分,丹尼尔在片中要在拉斯维加斯的赌场通过算牌而设法赢钱——就像《雨人》中的那个自闭症者所做的那样。

---

① 此书由万卷出版公司于 2011 年出版。——编者注

一开始他输掉了大笔的钱，但是接下来他开始相信自己的直觉。之后，他做出了正确的选择，赢了一次又一次。完成这部纪录片之后，丹尼尔被人们称为"脑人"，这当然是对他杰出的认知能力的赞誉，但是这个昵称并没有触及丹尼尔最非同寻常的方面，即他以巨大的洞察力和勇气克服了那么多的障碍，并成为一位具有良好社会交往能力的，而且格外具有同情心的"学者"。

阅读丹尼尔的这本书时，你经常会出现这样的感觉：大脑的正常功能和精神病之间的界限其实是很朦胧的，那些从来没有被贴上亚斯伯格症候群或学者症候群标签的天才与这些"学者"的关联是多么紧密。毕加索对于阅读、写字和算术感到有极大的困难。爱因斯坦的语言发育过程十分缓慢，而且他还使用精神意象来解决困难的物理问题。**精神病人和具有超乎寻常天赋的人之间仅仅只有一条极细的分界线，而且还要取决于环境给他们做什么样的标记。**

不是孩子带得不好才自闭

> 自闭症还是在最近才被认为是大脑的发育性疾病的，其基础在母亲子宫内就已经出现了。

自闭症的特征是社会交往出现严重障碍以及活动和兴趣的全面严重性减少。自闭症最早是在 1943 年由巴尔的摩的里奥·康纳（Leo Kanner）提出的。1944 年，维也纳的汉斯·亚斯伯格（Hans Asperger）也独立描述了此病。虽然他们两人都称这一疾病为自闭症，但是他俩的描述之间还是存在着很大的差异。康纳所描述的自闭症孩子很少说话，有智力缺陷，而且还经常伴有一些神经病学的症状。亚斯伯格所描绘的孩子却像是"智能机器"，语言能力早熟，能描述自己的经历和感情，而且不存在智力迟钝。亚斯伯格的论文在一开始没有受到任何关注，直到 1981 年才有人提出，具有正常智力的自闭症患者应该被称为"亚斯伯格症候群患者"。

自闭症患者的大脑发育过程是不正常的。在 2 ~ 4 岁的时候，患者的脑体积一开始会变得过大，接下来一些脑区的生长速度将过慢，其他的脑区则会过早停止生长。自闭症的最重要病因是遗传因素。丹尼尔·塔米特，这位具有天赋的"脑人"有一位名叫史蒂文的弟弟也患有亚斯伯格症候群，他对红辣椒乐队①有着如百科全书般的了解。丹尼尔的爸爸多次在精神病院住院，其祖父患有癫痫，而且还很严重，一位精神病医生甚至建议丹尼尔的祖母和他祖父离婚。除了遗传因素以外，罹患自闭症的风险还会因胎儿在母亲子宫内出现代谢性或感染性疾病、父母一方或双方在生育该婴儿时的年龄过大以及婴儿出生时缺氧等因素而增高。

自闭症的症状出现在三岁左右。患儿无法同其他人交流，还会由于小脑发育出现障碍而存在运动问题。他们笨拙地表现出一些刻板的行为，例如拍手或者踮着脚尖走路。丹尼尔·塔米特描述了他是多么想拥有朋友，而实现这个梦想又是多么的不可能，因为他是位"另类"。他和美国的一位患有自闭症的女教授天宝·葛兰汀（Temple Grandin）一样，都虚构过一些朋友来做伴。团体性的体育活动会为自闭症患者带来巨大的问题。丹尼尔痛恨足球和英式橄榄球活动，他总是最后一位被选入队伍的人。不过，他很擅长蹦床运动和国际象棋。他在 13 岁时跟他父亲学会了下国际象棋，并在第一次交手时就战胜了父亲。

自闭症患者不善于体验感情和共情。当看到对方哭泣时，他们很难理解究竟发生了什么事。根据天宝·葛兰汀的描述，她的情感"回路"简直就是断电了。的确，科学家们如今已经发现所有的自闭症患者的掌管社会交往的脑区都出现了紊乱，在这些区域中，化学信使抗利尿激素和催产素都起到了很重要的作用。另外，自闭症患者还难以应对身体上的接触，尽管他们很需要这些接触。天宝·葛兰汀，这个设计动物医学仪器的人，为此找到了一种专业的解决之道。她制作了一个"拥抱机器"，她可以躺在这个机器里面，让机器的侧面以一种可控的方式挤压她。自闭症患者也可能对某些声音极为敏感。丹尼尔说在他童年时，刷牙的声音几乎可以把他逼疯，因此他在刷牙的时候就用棉花塞住耳朵。他还告诉我，现在他用电动牙刷刷牙，这样问题就小多了。此外，自闭症患者的注意力有时可以高度集中，以至于听不见任何声音。丹尼尔说，有一次他获奖时，市长问他叫什么名字，

---

① 1983 年成立于加州洛杉矶的美国另类摇滚乐团。——编者注

但是他一点儿都没有听见，因为他正集中精力数着市长身上佩戴的荣誉项链上的环扣数目。

自闭症还是在最近才被认为是大脑的发育性疾病的，当胎儿还在母亲子宫中时就已经出现自闭症的先兆了。仅仅在 30 年以前，我听说在一次漫长的由精神科医生和心理学家共同主持的研究之后，一对父母被告知他们的孩子被诊断为自闭症。这个孩子从出生时就显得与众不同。同时，这些研究者还告诉这对父母，疾病产生是由于父母养育孩子的方式不当。这是康纳的过错，因为他辩称自闭症是孩子对缺乏和母亲温暖接触的一种反应。直到 1960 年，他仍然声称那些自闭症儿童的"冰柜母亲"仅仅是为了怀个孩子而短暂地解冻过一次。他的这种荒谬的概念使多少自闭症患儿的父母遭受到双重的打击啊！

自闭天才可能只是个传说

> 患有自闭症的人有时会表现出某种天赋，但是只有像丹尼尔·塔米特那样的特例，才会出现多层面的天赋。

10% 的患有自闭症的儿童都会表现出学者症候群的特征，他们如同一群特殊的天才，有着不同的天赋。这种天赋通常都是高度专门化的技能，一旦有合适的刺激出现就可以被自动开启。然而，很少有孩子在成年后仍然具有创造性，因为他们拥有的天赋类型和他们的个性都不适合创造性的活动。约有一半的学者症候群患者都具有一种自闭症系列的障碍，而其余的患者则具有脑损伤或者脑疾病。

一位"学者"的天赋可能呈现着很大的局限性。乔治和查尔斯都是日历专家，但是他们却不会正常地数数，只能简单地"看见"在一个特定的年份的某一个特殊的日子是星期几。"学者"能够在无意识的状态下应用算法，但并非所有关于他们天赋的故事都具有可信度。

奥利弗·萨克斯（Oliver Sacks）曾描述过一对双胞胎自闭症

患者,他们能够"看见"从火柴盒里掉出来的火柴的精确数字——111 根。他们还能注意到数字 111 等于质数 37 的三倍。在电影《雨人》中牙签的数量更大,达到 246,还有 4 根躺在盒子里。

丹尼尔·塔米特并不相信萨克斯的故事①。任何人都不可能完成这个任务,就连金·皮克也不可能。丹尼尔说,这么多的火柴相互叠加在一起,你根本没法"看见"正确的数字。

萨克斯在同一本书中还描述了那对双胞胎的智商只有60,无法做简单的算术,但是他们能向对方说出越来越大的质数。当萨克斯拿了一本关于质数的书加入他们时,这对双胞胎非常高兴。当他们已经说到了 12 位数的质数时发现,萨克斯的那本书里的质数最高只有 10 位数。

丹尼尔再次对此表示怀疑,他认为并没有这么一本写有一系列质数的书。最近,当有人询问萨克斯那本书的书名时,萨克斯说那本书已经消失了!

当一个人具有某种独特的天赋但智商比常人低时(IQ 为 30 ~ 70),人们就会称他为"学者"。这是朗顿·唐(Langdon Down)在 1887 年发明的术语,他还附加说,他从未见过一例女性的白痴专家。事实上,女性"学者"的确是存在的(例如本章最后的那个名为娜迪亚的女孩),但是男孩占了绝大多数。雷斯利·莱姆克(Leslie Lemke)就是一个例子。

雷斯利是一个早产男婴,失明,患有脑瘫,左前额叶异常。7 岁时,他的母亲让他摸了一会儿钢琴键,一年之内他就可以演奏 6 种乐器。14 岁时,他在一部电影中听到了柴可夫斯基的《第一钢琴协奏曲》,第二天早上他就能将整个曲目完美地弹奏出来。他以极好的即兴演奏天赋而闻名。一段音乐只要他听过一遍,就能毫无困难地即兴创作出一段具有那位作曲家风格的音乐。他

---

① 关于丹尼尔对萨克斯的质疑,可参看由万卷出版公司于 2011 年出版的《我的 IQ150》,丹尼尔·塔米特著。——编者注

举办过很多场古典音乐会，但是他有很严重的智力缺陷——智商仅为 58。

有的患有自闭症的人会具有天赋，但是只有像丹尼尔·塔米特那样的例外才能具有多层面的天赋。非凡的天赋通常在男孩身上出现，主要表现在艺术、音乐、日历计算或者闪电般快速的心算方面，而且还常常伴有惊人的记忆力。一位日本的"学者"旅行了几个月后，极为具体地画出了他在旅途中所看见的事物。"学者"似乎能够将所有进入短时记忆的信息储存到长时记忆中去。他们可以记住大量的琐碎的事实，例如车牌号、铁路时刻表，而且似乎无法忘记信息。不过，丹尼尔说他如今无法再背出成千上万的 π 的数位了，他必须再花工夫背诵才行。超常的记忆能力并不足以让我们称一个人为"学者"，这个人还必须同时具有实际的天赋。

斯蒂芬·威尔夏（Stephen Wiltshire）是一位语言智商只有 52 的自闭症患者。他以他的绘画"伦敦字母表"而闻名于世，这是他在 10 岁时创作的有关伦敦建筑的 26 幅卓越的绘画作品。后来他又画了纽约、威尼斯、阿姆斯特丹、莫斯科和列宁格勒（圣彼得堡）。有一次，他乘着直升机在罗马城市上空停留了 45 分钟，之后他就画出一幅两米长的巨幅画作，其中描绘了这座城市里的每一座房子、每一扇窗户和每一根柱子，就像拍照记录的那样精准。由于他作画的这种自动机械式的方式，他被人们比喻为"一台印刷机"。

艺术家类型的"学者"总是对一种特殊的主题和专门的技术具有强烈的偏爱。令人惊奇的是，他们几乎从来不画人物，负责社会交往的大脑是他们的弱点。

每个人的大脑中都有一个"小雨人"

幼年时，大脑受损似乎能有助于发展为"学者"，因为那
时大脑还有能力与其他脑结构建立联系。

有不少理论试图解释学者症候群症状的神经生物学背景。如果没有大
脑损伤，尤其是左侧大脑没有出现损伤，那么他们的这些超常的天赋就几
乎永远都不会发展出来。大脑损伤可以强化与其他脑结构之间的联系，导
致负责视觉的大脑视皮层功能超乎寻常。

的确有证据支持这一假说，例如金·皮克的左半脑就受过损伤。金·
皮克的脑中没有左右脑的连接。他可以同时快速读完两页毫不相关的内容，
每只眼睛分管一页。就是凭借这样的本领，他读完了 9 000 多本关于美国
历史的图书，而且还能过目不忘。不过他在生活中却不能自理，完全依赖
父亲每天照料他。

自闭症患者经常出现癫痫。"脑人"丹尼尔·塔米特在 4 岁时首次出现
严重的癫痫发作，之后通过服用药物"安定"得到了有效治疗。他罹患的
是左半脑颞叶癫痫，这可以解释为什么他会在 7 岁左右出现强迫性书写以
及之后出现宗教信念。左半脑的损伤可以导致右半脑功能的代偿性提升，
因此激活数学天赋，但是丹尼尔在癫痫后并没有出现左半脑永久性损伤的
体征，而且更让人意外的是，他还是一位语言天才。

有一种理论认为，每个人都可能拥有"学者"的天赋，它们位于大脑
皮层下方"较低"的脑区，但是会受到"较高"脑区活动的抑制。研究者
达罗德·特里弗特（Darold Treffert）将其称作"小雨人"，并认为每个人的
大脑中都有一个"小雨人"。这些隐藏着的天赋将在这些参与较高级功能的
大脑活动"断电"时被释放出来。有些人患有一种始于左侧额叶的痴呆症，
他们在病程中会发展出类似于学者症候群的特征，例如强迫性绘画。随着
他们的创造力的爆发，语言和社会交往能力将会丧失。他们最为活跃的大
脑区域是位于右侧大脑后部的视觉皮层。在对健康被试采用磁刺激来"关闭"

左侧额颞叶脑区功能后，一部分人会出现诸如绘画、数学和日历计算等大脑功能的改善。然而，这些大脑功能的改善是非常适度的，也不会做出特别的艺术业绩。因此，这种"每个人的大脑中都有一个小雨人"的观点并不能解释出现学者症候群的原因，而且它还忽略了学者症候群的遗传背景。

幼年时受到脑损伤似乎比在长大后受到脑损伤能更有效地发展出"学者"的天赋，这可能是由于大脑在幼年的时候仍然可以有效地与大脑的其他结构建立新的联系的缘故。一位日本的"学者"在 4 岁时患了百日咳和麻疹，之后他的语言和说话能力都延迟发育，但是在 11 岁时他能画出美丽的昆虫。

有些假说认为，"学者"的天赋完全建立在训练的基础上。丹尼尔开玩笑说，他数数数得这么好是因为他出生在一个有着 9 个孩子的家庭中。的确，自闭症专家的天赋能发展到那么高的专业水平是因为他们能够高度集中注意力并痴迷于训练。不过，他们首先需要具备这些天赋。天赋也可以在一些非常幼小的儿童身上展现，他们既可以是"学者"，也可以是像莫扎特一样的神童，而这一事实恰好反驳了训练假说。当年幼的莫扎特在罗马圣彼得教堂听到作曲家格雷戈里奥·阿列格里所写的合唱曲《求主怜悯》时，他做了一些记录，然后在旅店里凭记忆写下了这部乐曲，因此忽视了教皇的禁令。斯蒂芬·威尔夏 7 岁时就能画出美丽的图画，但是之后他的这一天赋并没有得到更进一步的发展。有的日历计算家在 6 岁时就展露出了天赋。

这些天赋经常会在成长的过程中消失。自闭症患者娜迪亚在 3 ～ 7 岁时具有超常的绘画天才。最初她画的是马和其他动物，后来开始画人。9 岁以后，她的这个天赋消失了。显然，左半脑语言功能的发展提高是以绘画天赋的消失为代价的。在这一方面，丹尼尔·塔米特再次是一个例外。在他的社交能力提高的同时，他的数字和语言天赋仍得以保持。丹尼尔的确拥有一个从各方面来说都极为非凡的大脑。

第11章

精神分裂与幻觉

> 我和疯子的唯一的区别就在于，疯子们总认为自己是正
> 常人，而我认为自己是一个疯子。
>
> ——萨尔瓦多·达利

精神分裂，任何时代和文化都存在的疾病

> 耶稣来到湖对岸的加大拉地区，遇见一个被鬼附体的人。
> 这个人极其凶恶，因此没有人敢走这条路。他见了耶稣，立
> 刻喊着说："上帝的儿子，你为什么要让我受苦？时辰还没到，
> 你就来折磨我吗？"当时，有一大群猪在附近吃东西。鬼知道
> 将来有一天它会被扔进地狱，受到上帝的刑罚，于是就央求耶
> 稣说："如果你要赶我们出去，就打发我们进猪群里去吧。"耶
> 稣说："去吧！"鬼进了猪群，猪群冲下山崖，窜到湖里，全都
> 淹死了。
>
> ——缩略自《马太福音》

从古至今，人们用来"治疗"精神分裂症的手段可谓五花八门。在中国，
人们曾挖出过一批距今 4 000 多年的头盖骨化石，这些头骨上遗留着些许
钻孔。经考证，钻这些孔是为了让邪魔从精神分裂症患者的头部逃离出去。
在某些头骨上可以看到，被钻孔的地方又长了一些骨头，这表明患者在术
后仍然存活了相当长的一段时间。耶稣是驱魔先驱者之一（见本节的引言）。

直到 1970 年左右，天主教会仍然保留着驱魔师这一神职。在那之后，这个位置渐渐消失，但是依然会有祝圣司铎发挥着驱魔师的作用，而且他们通常是由天主教会的主教任命的。在新教教会里，这一职务则常常是由非神职管理人员担当。在伊斯兰教中也有类似的职务。荷兰原议员阿扬·阿里（Ayaan Ali）的妹妹在荷兰时曾接受过抗精神病药物治疗，但是回到索马里之后，她落到伊斯兰教士手中，他们把她关进一个只有一张床垫的空房间里。他们把她的药拿走，并对她做了一种仪式，在仪式期间，他们击打她，试图将她体内的恶魔驱赶出去，这使她不幸丧命。

在马德里的普拉多博物馆，我们能看到中世纪画家耶伦·波什（Jeroen Bosch）的一幅油画，这幅画描绘了一个专家小组做开颅手术时的情况。画中的医生假装从一位精神分裂症患者的头中取出了一块石头，但这仅仅是"安慰剂手术"。波什在这名医生的头顶画了一个倒置的漏斗，这表示他是一个骗子，医生的身旁站着一位头顶《圣经》的修女，说明教会是这种骗局的同谋。从荷兰登博斯的一家建于 1422 年的精神病院门前的牌匾上可以看出，当时的荷兰精神分裂症患者要被关进监狱。家人只有在周日花点儿钱给守卫才能进去探望一下"疯子"。

20 世纪二三十年代，我母亲在 17 岁时学习过精神病护理学，她目睹了身着紧身衣的患者被绑在浴盆里，医生用忽冷忽热的水交替地冲他们身体的疗法。母亲对我说，她永远都忘不了病人无休止地用头撞击浴盆边缘的声音，那是那些病人唯一能做的动作。直到 20 世纪 50 年代末期，精神分裂症患者还在接受额叶切除术的"治疗"。这种手术在门诊就可以做，医生切断患者前额叶皮质与大脑其他部分的连接。患者在术后只会乖乖地坐在椅子里，完全失去了主动性，因此这种手术被描述为"部分性安乐死"。这当然能使护理工作更容易一些，因此这种手术在当时相当盛行（见第 14 章第 1 节）。随后，新开发的抗精神分裂症药物取代了这种恐怖的手术。

在中国的医院里，家属都坐在患者的病床边，这既能协助护理工作又能确保患者在任何时候都不会缺少想要的东西。如果家属无法在场，就会安排一位护工来做这种工作。这是中国医院之所以有一种温馨的但又有点儿乱糟糟的感觉的原因。然而在封闭的精神病病区中，情况就完全不同了。我在那种病区里行走时，会想起电影《飞越疯人院》。在一间巨大的病房里，面对面地摆放着两排似乎望不到尽头的病床，床上的被单被褥都是统一的。每张床边都挂着统一的毛巾，床头柜上摆放着统一模样的杯子。除此之外，病人们没有任何其他个人物品。男病人身着统一的条纹病号服。没有家属来探望他们，有一种像是被家人抛弃的感觉。我可能是这么多年来第一个到这个精神病病区的来访者，而且还是位外国人。有一位病人曾是船员，他的英语十分流利。他去过世界上很多地方，包括荷兰的鹿特丹。于是，他充当了我与那些激动的、推挤并拉扯着我的胳膊、试图吸引我注意的病人之间的翻译。那些病人的经历令人印象深刻，也让人倍感忧伤，但是总体来说，和荷兰精神病人的经历并没有差别。与他们离别，将他们留在身后的孤寂中对我来说真是一种极其艰难的经历。

随后我去了雅加达，计划在那里进行一系列演讲。来机场接我的是一位年轻的司机，车里大声地播放着电子摇滚乐。当我小心翼翼地询问他是否可以调低一点音量时，他善解人意地笑着去做了，并问我喜欢什么类型的音乐。"莫扎特的《安魂曲》。"我回答，我觉得这个回答可能会让他安静下来。第二天早晨，他来接我去做第一场演讲。在拥堵的路上，司机竟然放起了莫扎特的《安魂曲》！我必须承认，我被他的举动深深地感动了。第二天，我们又遇上堵车，他开始询问我有关精神分裂症的治疗方法和建议。他哥哥患有精神分裂症并待在家里。当哥哥的情况变得很糟糕时，他们就会喂几滴氟哌啶醇给他吃，这种药物的价格十分昂贵，因此这一瓶药持续用了好几年。我问他是如何存放那瓶药的，他回答说："就搁在房间里。"由于雅加达的室温不是那么宜人，因此我告诉他这种存放方式可能不妥，存放了那么长时间的药可能会失效，甚至产生毒性。他踌躇了一下，回答说："哦！怪不得呢！"最近，他哥哥吃完药后一点儿效果都没有，于是他给一只鹦鹉喂了一滴药，结果鹦鹉当场摔倒在地，死了。

还有比这更糟的。2005年，荷兰阿姆斯特丹世界新闻摄影比赛的获奖作品展示了一名18岁的孟加拉国男孩被独自关在精神病院的一间空荡荡的房间里的情形。他躺在石头地板上，全身上下只有一条短裤。他的双腿被牢牢地固定在木块之间，就像在中世纪受刑一样。他的双臂绝望地抬起，拳头紧握，他的脸扭曲成极度痛苦的怪相。这家"医院"可能还有 24 间这样的病房，据医院负责人介绍，自 1880 年建院以来，他们用这种方法"治愈"了数千名患者。

相比较而言，荷兰精神病患者所受的痛苦比世界上很多地方的病人都小得多。不过，荷兰政府不应因此而立法削减精神病院的预算，否则只会使医生更多地使用隔离病房①，而这种隔离只会使病人的病情更加恶化。

精神分裂症的症状

> 我们对未来抱有希望……采用有机化学或者内分泌学的
> 方法研究精神病。尽管这还是一幅理想的蓝图，但是我们现在
> 就需要开始分析研究每一种类型的精神病，因为从中所获得的
> 知识可以指导我们开发出抗精神病的化学药物。
>
> ——弗洛伊德写给玛丽·波拿巴的信，1930 年

人群中的精神分裂症患病率为 1%，但是由于其病程漫长，这些病人几乎占据了所有精神病院的一半床位。精神分裂症患者常常伴随着抑郁、无望，10% 的患者企图自杀，而患者的自杀对于家庭来说无疑是额外的灾难。依然健在的家庭成员们试图在这种可怕的境况中相互支持，他们团结起来聚集在一个名叫"伊希龙协会"（Devereniging Ypsilon）的组织中，编写了一本关于这个主题的书，名为《他们通向死亡的路》，由维拉·考希尔（Vellah Colcher）担任主编。

精神分裂症的症状有两种，其一是阳性症状，正常人不会出现这些症状，例如妄想和幻觉。精神病患者可以看到并不存在的事物，或者听到有

---

① 荷兰处理急性精神病患者的方法。——译者注

人和他说话（例如："后来，在我失业之后，我就感到房间里产生了好几种声音……我还能听到脑袋里有不同的声音，有时非常激烈、撕心裂肺。"）。脑扫描检查发现，在病人出现幻觉期间，正常处理声音和图像信息的脑区被过度激活，这就是他们无法区分幻觉和现实的原因，因为幻觉产生于正常情况下接受外部世界刺激的相同的脑区。还有一些病人会产生妄想，觉得有人在监视他，或是某种神秘的力量在控制他（例如："在工作的最后一周及之后的两周内，我不自觉地被一个高度发达的系统处理着……此外，我的大脑受到一种设备的控制，使我可以通过发送的脑电波来与街上的行人交流。"）。有一位精神分裂症患者在精神错乱的状态下认为自己能够飞翔，她猛地从窗口"飞"出去，坠地身亡。在出现幻听时，病人会听到一些命令，使得病人有时不得不抵抗它。有的病人甚至被"召唤"去杀人，瑞典前外交部长安娜·林德遇袭身亡的案件就是如此。凶手是一名精神分裂症患者，他没有服药，而且接收到了"来自耶稣的命令（杀死林德）"。要是在所谓的文明国家（例如美国和日本），这样的病人可能会被判处死刑。

精神分裂症还可以表现出阴性症状，指患者失去了一些正常人的特征，例如主动性、安排生活、清理房间以及照料自己。病人还会表现出感情淡漠、认知能力衰退等症状。很多患者最终会成为城市中无家可归、到处流浪、被社会遗忘、风餐露宿的人。他们经常使用成瘾物质，在疾病早期，这些物质可能被他们用来对抗阴性症状，但是这些物质同时也会加重阳性症状并产生长期有害的效应。前额叶皮层活性的降低引发了阴性症状，因此目前才会采用刺激前额叶皮层的方法来治疗该病。这种疗法通过刺激相关的大脑皮层，使其活性不断增加而降低幻觉出现的频率。

女性患精神分裂症的概率低于男性，而且发病表现也比较温和。在精神错乱发生之前约两年的时间里，这些年轻人常常会做一些古怪而可疑的行为，例如，开始是吸毒、学习成绩下降，最后是极其孤僻。这种孤僻行为会导致病情的恶化。如果有家人患上精神分裂症，其他家庭成员就应该予以高度重视，因为精神分裂症在很大程度上是一种遗传性疾病。20 岁左右是首发精神病症状的高峰，对于女性来说，更年期是精神病发病的第二个高峰期。尽管精神分裂症的风险形成于胎儿在母亲子宫内发育阶段，但是青春期和更年期的激素水平改变也可以引发疾病。在给予正规抗精神病药物的同时给予雌激素治疗，可以减少精神分裂症的阴性症状。在患了精神分裂症之后，会出现大脑收缩、脑室扩大以及脑回之间产生过大的空隙的症状，这与许多老年人的大脑的情况相同。大脑的收缩（或萎缩）绝不是药物治疗的结果，因为人们早在 1920 年就已经发现这种萎缩现象了，这比使用抗精神病药物要早得多。这种大脑萎缩现象也不是精神分裂症特有的体征，在衰老和患上其他各种痴呆症后也会出现。由于在精神分裂症患者身上无法识别特定的大脑改变，因此只能依靠精神病学评估来诊断疾病。首先，要排除一些罕见的、能产生类似精神分裂症症状的其他脑部疾病。一旦诊断为精神分裂症，早期治疗就显得尤为重要，因为它可以预防精神病对大脑的进一步损害。

精神分裂症是一种大脑发育障碍

精神分裂症是一种由多因素联合造成的大脑早期发育障碍。精神分裂症的基础早在怀孕过程中就已经建立起来了。对家系和双胞胎所做的研究表明，精神分裂症的遗传因素占 80% 左右。这其中包含了许多不同因素，但是共同之处在于，基因的微小变异参与了大脑的发育，或是参与了大脑中化学信使的产生和破坏。此外，大量不同的非遗传学因素也会导致母亲子宫内胎儿的大脑发育不良。**如果母亲在早期妊娠阶段食物量不足，孩子患上精神分裂症的概率就会翻倍**，这是由对在 1944—1945 年"饥饿的冬天"（见第 3 章第 3 节）中出生的孩子的研究而首次得出的结论。因胎盘功能不良而导致营养不良的胎儿也会出现这种情况。

孩子的大脑发育会受到环境中有毒物质的干扰（例如铅），从而提高患精神分裂症的风险。出生于 11 ～ 12 月的婴儿比出生于 7 ～ 8 月的婴儿患精神分裂症的风险要高，这不是由于星象之类的原因，而是由于前者的母亲在怀孕的前 6 个月期间很可能患过流感或者遭到其他病毒感染。此外，弓形体感染和博纳病（Borna Disease）病毒也会提高精神分裂症的患病率。母亲怀孕期间的心理性因素（例如应激）也会起作用。此外，生活事件（例如家人去世或者战争）也会提高孩子患上精神分裂症的风险。

将来会患上精神分裂症的孩子往往在其出生过程中就会出现问题，

例如，需要产钳分娩、出生体重过轻、需要被放入育儿箱以及早产。传统上人们认为，这些婴儿出生时的问题可能对孩子的大脑产生严重的冲击，因此提高了精神分裂症的发病风险。然而，一个正常的分娩过程是需要母亲大脑和胎儿大脑之间的精妙合作的。在这个方面，分娩过程可以被看作是对胎儿大脑功能的第一次测试，因此，**紊乱的分娩过程可以被视为大脑发育不良的首发症状**（见第 2 章第 1 节），**而这种发育障碍是精神分裂症的病因。**

出生之后，环境中的多重刺激会诱发精神分裂症。城市的患病率高于乡村，移居到城市的人们也有同样的发病高风险。这些城市移民所处的艰难的社会环境必然是该病高风险的原因之一。许多青少年的精神分裂症的症状是在吸食大麻后首次出现的。到底是吸食大麻引起了精神分裂症还是吸食大麻仅仅使得精神分裂症的发病提前，这在学术界还存在着巨大的争议。

大脑早期发育障碍也可以体现在精神分裂症患者的大脑中。海马体中有大量的脑细胞交错在一起，这只可能在怀孕的前半期内形成。此外，病人脑部还出现了异常的脑回模式，成组的脑细胞群在发育早期的迁移过程中停留在大脑皮层的错误位置。

虽然大多数精神分裂症患者发病、住院就医是在成年早期，但是该病的基础在大脑发育的早期阶段就已经形成了。令人痛心的是，甚至在 20 世纪 70 年代末还有一些心理治疗师鼓吹着一种骇人听闻的观念，即精神分裂症的原因是冷酷的母亲无法爱自己的孩子，而且在对孩子说话时语意不明，一步步地将自己的孩子逼疯。因此，家庭治疗师要教会这些母亲避免使用可能会产生歧义的话，或者甚至会把孩子从病态环境的"魔爪"中拯救出来。这样的观念引发了这些治疗师与那些已经尽自己最大努力的父母之间令人痛苦的对抗。精神病学家卡拉·罗斯（Carla Rus）因为做不到这些而结束了自己的家庭治疗教育生涯。我的母亲对精神分裂症的成因有着她自己的见解，她佩戴着一枚圆形小徽章，上面写着："精神错乱是遗传的——你的孩子从你那里获得此病。"

由刺激缺乏而产生的幻觉

> 我怀疑，在这个世界上，所有人都患过这样或者那样的
> 精神病，只是程度不同而已。一个把葫芦当作自己妻子的人
> 会被人们公认为疯子，因为那种情况仅仅发生在极少数的人
> 身上。
>
> ——德西德里乌斯·伊拉斯谟

当大脑的结构接收不到正常信息时，它们就开始自己制造信息。这一基本原则适用于来自耳朵、眼睛、记忆和肢体的信息缺乏时。

一名57岁的男子患有内耳疾病，听力受损20年，最近一年听力严重衰退。他戴了两个助听器。在这一年里，他的头脑中就没有片刻的安宁——荷兰国歌、圣诞颂歌、圣经赞美诗等在他脑海里日夜播放。虽然这些歌曲听上去有些走调，但是依然可以分辨出来，有时他发现自己都在跟着哼唱。这是一种特殊类型的耳鸣（"音乐式耳鸣"）。这位患者的妻子对我说，关于这种耳鸣，他们"耳鸣患者协会"了解的情况比医生都要多。他们认为那些"当场创作的"信息来源于大脑以外的信息，它们按照正常的通路传递到脑内。

当听觉皮层接受不到来自耳朵的正常声音信息时，就会被过度激活，产生这个部位的大脑皮层通常会处理的信息——音乐。因此你可以预计，只有在这一处皮层重新受到刺激时，他脑海中的那些令他抓狂的音乐才会消失。

要找到一位愿意帮助他进行这种尝试的医生可真不容易，但是后来他终于找到了比利时的李德（Ridder）教授，他愿意试一

试。这位患者在接受完短暂的听觉皮层电磁试验性刺激之后，耳鸣立即消失，而且直到几天之后耳鸣才重新出现。接着，他花了4 000欧元买了一副"Varible助听眼镜"[1]，这是荷兰代尔夫特理工大学开发的产品。这个装备提高了他的听力，也明显减少了耳鸣的症状。

　　显然，大脑一旦获得新输入（刺激），就不再产生旧信息。这与这些输入是真实的信息（来自助听眼镜的声音）还是不带有信息（来自电磁刺激）无关。

　　一种类似的现象，即因大脑缺乏信息输入从而自己生产信息的情况也发生在邦纳综合征患者的身上。患有诸如白内障、青光眼或者视网膜下出血等视力障碍的老年人常会患有这种综合征。这些病人可以在周围变得昏暗而宁静时突然看见色彩绚丽的画面。他们经常能看见穿着美丽衣服的熟人。病人知道这些画面并不真实，只要自己闭上眼睛它们就会消失。当大脑皮层不能通过眼睛而获取充足的信息时，它就会自己创作画面。记忆力缺损的患者也会出现这种情况，例如，由于酗酒而导致痴呆的科萨科夫综合征患者会产生错误的记忆，诉说一些从来没有发生过的事件，这被称为虚构症。截肢手术后的"幻肢感"可能也是基于这个原理。由于缺少了来自那条肢体的常规信息，大脑会"创作出"那条失去的胳膊或者大腿仍然存在的概念。神经退行性疾病也会出现幻觉，例如常伴有视觉受损的路易体痴呆症、阿尔茨海默病以及帕金森氏病等都是如此。

　　大脑皮层区域的输入减低也是精神分裂症的一个特征。因此，精神分裂症患者的幻觉可能也是通过相同的机制产生的。根据大脑皮层被激活的部位的不同，精神分裂症患者会出现幻听或幻视。的确，荷兰乌特勒支大学的精神病学专家蕾妮·卡恩（René Kahn）教授所领导的研究组在预实验中发现，电磁刺激精神分裂症患者的大脑能够减少病人的幻觉。相反，如果把这些病人隔离在单独的病房里，就像对急性期病人常做的

---

[1]　一种看上去像一副眼镜的助听器，由荷兰Varible公司推出，可以捕捉声音并将之传入耳内。麦克风、信号处理和微型喇叭等都被放置在眼镜腿内。眼镜腿内的多个扬声器系统可以提高听力并降低背景噪声。——译者注

那样，那么大脑所获得的外界信息的输入将减少，病人的病情也会因此而严重恶化。

登山者，尤其是在孤独的环境中，有时会出现一些强烈的体验（例如感到出现了一个人），或是出现幻觉（例如听见声音、看见人或是看到自己的身体，就像濒死体验中那样），抑或是感到极度焦虑。有趣的是，你可以发现世界三大宗教的领袖们在"获得启示"之前都有过一段孤独地在山中生活的经历。

> 摩西是在西奈山上先后两次接受上帝授予的《十诫》的。在第二次时，根据《圣经》的记载，摩西在山中"孤独地待了40天40夜，滴水未沾，滴食未进"。
>
> 当耶稣与他的门徒彼得、约翰和詹姆斯爬上他泊山祈祷时，他们的眼前出现了摩西和以利亚[①]。
>
> 穆罕默德在希拉山上独自思考时看见了天使加布里埃尔。

他们都感受到了光、声音和恐惧，这与登山者所描述的体验是一致的。在极度孤独之中，大脑会产生其先前已经储存好的思考，思考所得的结果可以成为一部新的宗教方针。

其他幻觉

> 如果我们记住我们都是疯子，那么神秘感就会完全消失了，生活也可以理喻了。
>
> ——马克·吐温

谵妄

精神分裂症绝不是出现幻觉症状的唯一疾病。事实上，谵妄患者最常

[①] 希伯来先知。——译者注

出现幻觉。荷兰每年大约有 10 万的谵妄病例。谵妄通常发生在老年人的手术麻醉之后。这没什么值得奇怪的，因为麻醉剂对于老年人的大脑来说几乎就是毒药。在重症监护病房的病人中，谵妄的发生率达到 80%。看来，"每个人都可以精神错乱"的说法不是没有道理的。肺炎、脱水、某些药物、毒品或者营养不良造成的脑功能损伤都可以导致出现谵妄。对于老年人来说，连膀胱炎都可以引发谵妄。震颤性谵妄不仅可以由酒精中毒引起，也可以因突然戒酒所致。此外，缺氧、低血糖和脑梗死所引起的脑损伤也会引发谵妄。

患有谵妄的患者处于急性精神混乱状态，会出现诸如焦躁不安、记忆紊乱、愤怒、喧闹、极度活跃等情况。极度活跃的患者可能会从床上滚跌在地，造成骨折而使生活更为痛苦。不过，谵妄也有一种安静的阶段或者类型，病人平静地躺在床上，凝视前方。病人的意识受损，定向力出现障碍，有时甚至都不知道自己是谁。他们无法进行清晰的思考，也无法集中注意力。因此，谵妄看上去很像痴呆症，但是谵妄是突发的、短期的，而痴呆症则是渐进性发展的。

谵妄患者经常会产生幻觉，例如看见很多小生物出现在眼前。有时，谵妄患者拒绝进食和饮水，因为他们感觉那些食品上面布满了蚂蚁。有一位病人看到天花板上冒出许多甲虫。发烧的小孩可能会看到床底下有妖怪。这些幻觉和妄想经常带有可怕的记忆色彩。有一位谵妄病人确信自己又要被送回到纳粹集中营去，而眼前的医生和护士就是来接他去集中营的人，于是，他试图逃离医院，他把输液管从手臂上拔出，把胃管也拔出来了，结果食物进入肺部，他差点儿因为肺炎而痛苦地死去。一名女患者确信，自己被绑在病床上并被人强奸了。

我的一位患了谵妄的老朋友不相信自己已经动过手术了，当他半夜看到一位外科医生进行夜查房时，他要求这位医生给他一个解释。后来，当他再见到这位医生时，他责备医生说，那天晚上他向医生询问自己的血象如何时，医生没有给他一个满意的答复。我的朋友相信，当晚他曾下床亲自去化验室拿过结果。后来他又发现，那位进行夜查房的医生仅仅是他的幻觉，而且，我的朋友那天夜里其实并没有下床去化验室拿结果。

> 一位患谵妄的老太太与护士大吵一架，后来她说那是因为她将病床当成坟墓了。当她试图爬出坟墓时，护士总是把她推回去，因此她要和护士大吵一顿。

人们越来越能理解为什么有些人比其他人更容易患上谵妄。患上谵妄的最根本原因是脑内化学信使多巴胺过剩。神经元的多巴胺受体的DNA中有很多微小变异（也叫基因多态性），这些微小的变异使患者倾向于患上谵妄。谵妄发病时会造成脑部损伤，而患上谵妄之后，将来可能发展成痴呆症的概率则更大。谵妄的影响可以持续很长时间。许多患者都会持续出现阅读、书写、行走以及记忆障碍，许多谵妄患者从来没有完全恢复过。大约有 1/3 的 65 岁以上的谵妄患者在几个月内就会死亡。因此，谵妄是一种严重的疾病，**一个人罹患谵妄的风险在其母亲怀孕的那一刹那间就已经形成了。**

声音幻觉

> 孩子们通常是在很久之后才发现别人并没有听见那些声音，结果他们也不敢谈论它了。

的确，有些人并没有精神错乱但仍会出现幻听。大约有 7% ～ 15% 的人有过这样的体验，但是只有很少一部分人有精神问题。幻听这种现象很普遍，从正常人到精神分裂症患者都可能存在幻听。处于这两者之间的幻听者可能是曾经有过精神错乱，目前已经恢复，但是还有一些残留效应的人，也可能是即将发生精神错乱，而幻听是其首发症状的人。

健康人的幻听可以在很年轻时产生。孩子们通常是在很久之后才发现别人并没有听见那些声音，结果他们也不敢谈论它了。有些人非常喜欢听那些和蔼的声音，例如，有一位女性从 11 岁起就一直能听到告诉她不要害怕的声音。

不过，精神病患者听到的声音往往是具有威胁性的、令人沮丧的，例如，"为什么你今天没有卧轨"或者"你应该去死！你是一个坏人，坏人就应该死"。毫无疑问的是，经常听到这种声音的人自然会变成偏执狂或者精神错乱。与精神错乱者所听到的声音不同的是，健康人的幻听内容往往是在提供帮助和建议，而且健康人可以控制自己的幻听。他们能够对那种声音说"现在别出声"，也可以召唤这些声音出来。大脑功能性扫描检查显示，健康幻听者与精神错乱幻听者的脑区的激活并没有很大差别。在两种情况下，负责语言产生的布洛卡区以及负责收听、处理和理解语言的威尔尼克区都处在被激活的状态。在这两种情况下，初级听觉皮层也处于被激活的状态。有迹象表明，在幻听现象中这些脑区之间的连接出现了紊乱。这很符合这样一种概念，即当脑区缺乏外部信息输入时，它就会自己产生一些信息（见第 11 章第 5 节）。经常听到那些恼人的声音的人，其右侧大脑半球被激活的程度比没有幻听的人更高。通过经颅磁刺激这些过度被激活的脑区，可以消除幻听。

嗅觉幻觉

乔治·格什温于 38 岁时去世，就在其大脑沟回肿瘤被部分切除后不久。

大脑沟回位于杏仁核上方以及颞叶前端，参与嗅觉的形成。"沟回发作"是指癫痫发作过程中产生的嗅觉幻觉。乔治·格什温是一位著名的作曲家，代表作有《蓝色狂想曲》以及歌剧《波吉与贝丝》。1937 年，38 岁的他在一次指挥时突然闻到一股烧焦的橡胶气味，然后他不省人事长达 10 ～ 20秒。之后，尽管他咨询了很多医生，但是直到半年后才查出真正的病因——他的颞叶内的沟回内部长了一个肿瘤。同年，格什温接受了部分切除该肿瘤的手术，不久就去世了。

第12章

修复大脑和电刺激

> 我坚信许多脑部疾病与神经胞质内的特殊化学变化有联系。在化学的帮助下，目前还很晦涩难懂的脑部疾病、精神错乱可能都将得到准确的定义并获得精确的治疗，现阶段令人焦虑的经验主义的工作也会变为严密科学体系中一门令人骄傲的实践。
>
> ——约翰·杜迪生[1]

老年性失明：黄斑变性

> 1011，不，我不是在想写书的问题，而是在想关于读书的问题。哦，知识分子无止境的努力就是通过虹膜上的那个直径只有三毫米的小孔而将知识灌输到大脑中的啊！
>
> ——欧文·雅洛姆[2]

我父亲在 89 岁时失明了。13 年前，我每周都会陪父亲前往莱顿接受激光治疗，以防止他的视网膜进一步退化。在发育过程中，视网膜发展成为脑中的一个结点，光线在视网膜上转化为电信号并通过视神经传输到大脑后部，从而使我们能看见物体。

---

[1]　Johann L.W. Thudichum，医生、学者。——编者注

[2]　Irvin D. Yalom，斯坦福大学医学院精神病学系终身教授。——编者注

当我第一次带着失明的父亲走进莱顿大学附属医院的时候，我说："我们在这儿往右转。""你是怎么知道的？你以前来过这里吗？"父亲问道。我回答说："没来过，但是那里有一块巨大的指示牌，上面画着一只眼睛还有一个向右的箭头。""哦？那么我倒是很好奇他们是如何指示妇产科的。"父亲机智地回答。

经诊断，父亲患的是老年人最常见的失明症——黄斑变性。黄斑是视网膜中决定最佳视觉的一个黄色的点状部位，黄斑变性意味着在黄斑的下方长出了新的血管。这些新生血管破坏了视网膜，使得视力从视野中央开始逐渐消失。最初的症状是看到的景物扭曲变形，然后是视野中央出现一个黑点并逐渐扩大。渗出性（湿性）黄斑变性的情况更糟糕，新生血管会出现渗漏改变。病人的读写能力会很快丧失，渐渐地，连大的物体都很难分辨。

在带着父亲接受完第一次激光治疗后，我走到自动停车付费机前缴停车费。付费机里传来格外亲切的录音女声："请别忘记取走零钱。"显然，这声音具有某种特别的味道，因为我父亲问我"你认识那位女士吗？"。

在开车回阿姆斯特丹的路上，父亲又问我："现在是几月了？""1月。"我回答。"那太奇怪了，"父亲说，"怎么这么早花就结苞了呢？"原来，医生给父亲注射了荧光物质以便在激光手术中看清楚视网膜上疯狂地生长的血管，这些荧光物质将父亲的视野染成了黄色。事实上，他几乎什么都看不见了，而且激光治疗没能阻止他病情的恶化，同年他就去世了。直到父亲去世以后，才出现了一种疗效更好的激光疗法，而最近也发展出了针对渗出性黄斑变性新发病例的治疗方法。

在2008年的国际暑期学校里，阿姆斯特丹医学中心的眼科医生雷尼尔·施灵曼（Reinier Schilingmann）对该病的治疗方法做了一场精彩的综述性报告。那些毁坏视网膜的新生血管是在一种被称为"血管内皮生长因子"

（VEGF）的分子作用下生长的。目前，抑制 VEGF 的抗体已经被研发出来并有助于阻止新生血管的形成。其中一个抗体名叫阿瓦斯汀（Avastin），可以通过每月采用一种极细的针而注射到眼部，以阻止病情恶化。最近，科研人员又研发出了一种类似的新药——兰尼单抗注射剂（Lucentis），专门用于眼部治疗。这种药物可以使 90% 的病人的病情稳定，并使 1/3 的病人的视力有切实的改善。兰尼单抗是一种较小的分子，因此它对眼睛的副作用比阿瓦斯汀小，但是它比阿瓦斯汀贵 30 倍。不过，阿瓦斯汀也是有效的，而且比较研究还从未能证明兰尼单抗的疗效更好。眼科难以承担更高的花费，因此还一直使用着阿瓦斯汀。

2007 年，一名律师代表一位病人要求医学纪律委员会同意让这位病人接受兰尼单抗治疗。接着，最高法院进行了一项催告，强制去做关于这两种药物的疗效和副作用的独立对比实验。该研究由施灵曼博士牵头在荷兰进行。在研究期限的一年时间里，300 名黄斑变性患者接受了每月一次阿瓦斯汀或者是兰尼单抗注射。同时，关于黄斑变性的其他治疗方法的研发工作也在进行中。在很短的时间内渗出性黄斑变性已经由不治之症变为有药可医了。阿瓦斯汀，这个原来被用于治疗结肠癌的药物，是治疗这种特殊眼部疾病的突破。这在医学界是经常发生的事情。无论你多么集中精力地开发针对某个疾病的治疗方法，突破也往往是以一种令人惊讶的方式出现的，而且来自一个完全没能预料到的源头。

有些治疗方法来自医疗事故

> 在医学领域，通常都是在不经意间就有了一个重大发现，
> 但你必须有开放的心态和扎实的专业知识。

在帕金森氏病的许多病例中，如果药物治疗已经没有效果了，医生就会采用深部植入脑电极的方法进行治疗。这些电极是通过电流来刺激大脑

的，因此可以让一小部分脑区的功能暂时丧失。在开启刺激器后，帕金森氏病患者剧烈的身体震颤立即就消失了。深部电极的应用是一次意外的发现。在医学研究领域中，人们在探索某个事物的过程中歪打正着地有了完全不同的新发现也是屡见不鲜的。

> 1952 年，为了消除一位帕金森氏病患者异常剧烈的震颤，医生要对他进行一场彻底的手术以损毁其脑内运动通路，这很可能会导致病人瘫痪。然而在手术期间，一位名叫库博的医生不小心弄破了病人的一根血管，随后他围绕着这根血管做了一个结扎以止血，并为了稳妥而暂时停止了手术。让所有人惊讶的是，这场"失败"的手术让病人的身体震颤消失了，而且也没有发生预期的瘫痪。这次手术让库博医生意识到，可以通过烧灼相关的血管并损毁一个特定的脑区来治疗帕金森氏病。结果，这种方法减轻了 65% 的帕金森氏病患者的震颤症状，也缓解了 75% 的病人的肌肉僵硬症状。

在这之后的一段时间内，医生们根据这一理论基础发展出损毁不同脑区的方法。结果显示，在这个方面，损毁位于丘脑下方的底丘脑核最为有效，这也是如今植入大多数帕金森氏病患者脑部的电极所摆放的位置。这种颅内电极治疗的好处是，它对于脑区活性的灭活作用是可逆的，可以确定对哪个位置的刺激最有效，而且刺激方式也可以调整。因此，它改善了帕金森氏病患者的迟钝、肌肉僵硬、四肢震颤和行走困难等症状，但是却并没有减慢他们的疾病发展速度。

目前，全世界大约有 35 000 名帕金森氏病患者接受了颅内深部电极治疗。像其他所有的主动疗法一样，接下来的副作用也会逐渐显现：接受过深部电极治疗的病人与自己的伴侣相处以及与同事交往方面会出现问题。虽然大多数病人对自己现在的生活质量表示满意，但是他们的家属有时还是会报告说，这些病人的脾气会变得很暴躁，情绪波动也比较大。有 9% 的患者会产生精神病的并发症，例如极易做出鲁莽的决定或是大哭。电极的刺激可以使抑郁症的病情加重，甚至会导致病人自杀。我们就见过这样的患者，电极被正确地植入底丘脑核，但是病人却自杀了。

2000 年，神经病学对于这种关联研究还不感兴趣。放置电极有时还会由于脑损伤或者脑出血而造成痴呆症的症状。不过，如果在某些病例中放置刺激器，就会让痴呆症的症状消失。此外，放置电极还会造成精神异常、性错乱以及赌博成瘾等症状。曾经有一位病人在手术之前是一个很节俭的人，但在接受完颅内电极植入手术之后却变成了看到老虎机要是不去赌一把就迈不开步子的人。许多年后，直到严重的债务逼迫他卖掉房子，他的伴侣提出离婚而他也试图自杀时，这个问题才引起了医生们的关注。不过，赌博成瘾也可以出现在经典的抗帕金森氏病疗法——服用左旋多巴期间。

多巴胺系统在成瘾问题中起了很关键的作用。有一位接受深部电极疗法的患者出现了非常离奇的副作用，表现为躁狂行为，他在没有足够经济实力的条件下，在西班牙和土耳其都买了房子。他还直截了当地拒绝了医生关于关闭电极的建议。颅内深部电极刺激还可以引起思维紊乱、记忆模糊以及口齿不清的症状，但是大多数的精神疾病的副作用都是可以治疗的，有时甚至是完全可以预防的。颅内深部电极刺激治疗还让我们认识到精神疾病症状中的脑结构和神经回路的功能，例如多巴胺系统在成瘾问题中的作用。因此，深部电极治疗在帕金森氏病中获得的成功使它被运用于许多其他神经和精神疾病的治疗中（见图 12-1），例如对疼痛、丛集性头痛、抑郁症、焦虑症、肌肉痉挛、自残以及强迫症的治疗。此外，深部电极刺激还被用于治疗肥胖症和成瘾。就目前来看，其可能性似乎是无限的。我愿意打个赌：这种结果是库博医生在 1952 年不小心弄破一根血管造成脑出血时一点儿都没有想到的！

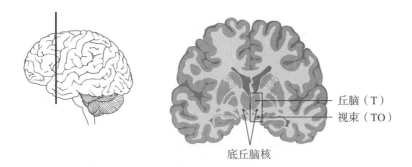

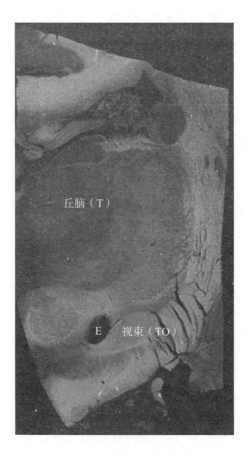

图 12-1 位于帕金森氏病患者底丘脑核的深部电极（E）。

大脑电刺激，就像打开了"惊喜盒"

对大脑进行深层次电流刺激不仅在临床中是一种有效的疗法，而且也向我们提供了大脑工作的基本信息。

一名 39 岁的男性患者在 6 年前因为一场事故而陷入微意识状态，对他进行的脑深部电极刺激治疗获得了惊人的效果。他在过去的 6 年中所有能做的，但也仅仅是偶尔做的，就是通过眼球或者手指的运动和别人接触。一般来说，发生这种情况后，即使是过了 12 个月，病人也难以恢复。然而，在这位患者的脑部中央双侧的丘脑位置（这里是人感觉信息到达的脑区）植入电极之后，奇迹发生了。在经过为期两天的深部电刺激之后，他苏醒了过来，睁开了眼睛。当有人呼喊他的时候，他还能转过头来表示回应。又经过了 4 个月的持续电刺激治疗，他开始说话、进食、饮水，还能自己梳头了。

对强迫症病人的治疗是颅内深部电刺激手术的新应用。强迫症病人会每天洗手几百遍，或是一根一根地拔自己的头发，以致变秃。如果他们不这么做就会感觉害怕，而这样的行为又使他们将自己排除在社会生活之外。由于完成这些强迫性的举动显然能让患者感觉良好，因此人们认为向这些"需求"屈服是因为在脑内伏隔核中释放了奖赏性化学信使多巴胺。

达米安·丹尼斯（Damiaan Denys）教授的研究发现，如果强迫症病人在接受传统治疗后未见好转，那么可以使用在双侧伏隔核植入电极的方法为其进行治疗。这一治疗方法的构想是，通过颅内电极刺激伏隔核内多巴胺释放，产生和完成强迫性行为所引起的相同的快感。这种治疗的结果使病人的强迫性洗手习惯从每天 10 小时减少为每天 15 分钟，让病人重新过上了正常的生活。使用了深部电极疗法后，一位患者不再受强迫症的折磨，但是他在治疗后总是有性需求。研究者发现，其颅内电极植入的位置非常靠近终纹床核，这是否就是病人接受治疗后有性需求的原因还需做进一步的研究。

在深部电极刺激的新疗效被不断报道的同时，也有很多关于它的新的副作用的报道。例如，有听力障碍的病人在治疗后会出现耳鸣，当大脑无法从耳朵接收到正常的听觉信息时就会自己产生声音的感觉，导致患者总是听到音乐。因此，一个似乎符合逻辑的步骤就是，通过刺激大脑中的一个不再接收到声音信息的特别区域，从而去除那些幻听到的音乐。然而，在对一位耳鸣的病人采用深部电极刺激其颞叶皮层后，他不但仍会听到恼人的噪声，而且还出现了离体感觉的副作用了，即他感觉自己站在距离自己身体半米以外的地方。由于颞叶对缺氧也十分敏感，因此，这就可以解释为什么心跳骤停的病人的这个特殊的脑区会被激活，并引发离体的感觉，这种感觉被视为濒死感觉的一部分。

还有一种意想不到的效应出现在一位想要通过下丘脑的深部电极刺激而抑制食欲的病人身上。

> 这位患者的身体过于肥胖，以至于人们都无法将他送进扫描仪内进行检查。在他这个特殊的病例中，电极并没有起到降低体重的作用，因为他在夜晚会关闭自己的电极并进食。不过，当电极启动的时候，一件发生在30年前的事情却闪回在他的眼前，他看到自己和朋友在森林中漫步。接着，越来越多的关于那件事的细节浮现在他眼前。

这种副作用似乎也是以大脑颞叶的激活为基础的。这种情景记忆也发生在濒死体验中，人们会看见自己过去的生活闪回在自己眼前。大脑颞叶对于记忆功能起着非常重要的作用，由于电极刺激颞叶看上去是改善了记忆力，因此研究者们目前正在研究该技术对于记忆问题的可能疗效。

颅内深部电极刺激不仅具有良好的临床应用价值，而且如果电极没有植入到预期的位置，那么随之产生的意想不到的效果也会极大地帮助研究者们了解大脑的工作机制。

人造幸福感还是不靠谱

幸福不仅仅只是身体健康，有时记性不好也不失为一种
另类的幸福。

——阿尔伯特 · 史怀哲[①]

阿里扬 · 哈林（Arjan Haring）曾经提出过一个很有意思的问题：在哪里以及如何我们才会感受到幸福？他还专门为此组织了一场研讨会。根据来自鹿特丹的幸福学教授鲁德 · 范侯文的观点，人能感到幸福并不取决于在生活中是否拥有一个目标。我对他的说法并不感到惊奇，因为在我看来，生命始于一个随机的机会，然后发生演变，没有目的性。然而，享受生活则是有用的，因为它与食物以及繁衍密切相关，对于生存至关重要。这种"享乐主义"的感觉甚至会导致人口膨胀和肥胖症。恋爱、母爱以及社会交往中的快乐也是正面的情感，有利于我们种群的生存。

人类认知能力的发展使得快乐的感觉被提升到艺术和科学、助人为乐、金融等更高的级别的活动上，并上升为"幸福感"。幸福感是可以传染的。在一个人感到幸福的时候，他的朋友、伴侣和家人也会感到幸福。我们从精神病学中了解到这些情感的紊乱会导致什么样的结果。躁狂症可以伴随着强烈的幸福感，而所有快乐感情的消失，也叫"快感缺乏"，可见于抑郁症、精神分裂症、自闭症和成瘾中。腹侧苍白球／伏隔核对于解释快感缺乏症状有着极为重要的作用。帕金森氏病患者这个脑区的损伤有时会伴随情感贫乏或者快感缺乏，而刺激这个脑区则可以缓解病人的抑郁症状，可能是由于抑郁症病人的肾上腺皮质激素水平的升高抑制了多巴胺的释放，才消除了快乐的感受。

喜悦和幸福感都伴随着大量脑区的活性改变。当人们体验来自食物或者物质报酬的快感时，大脑前额叶皮层的活性会增加。这一脑区决定着你

---

① Albert Schweitzer，德国哲学家、医学博士。——编者注

是否会向潜在的快感屈服或者是抵制其诱惑。不过，前额叶皮层并不是人们幸福感产生的中枢。接受过额叶白质切除术的病人依然可以体验来自食物和性爱的快感，因为快感起源于位置较低的大脑奖赏系统。

成瘾物质正是利用了这一大脑系统才使人们产生了快感的。精神病学家弗洛伊德也曾长期使用可卡因，并在1895年描述说，由可卡因引起的快感和通过正常方式获取的良好感觉并没有明显的差别。给实验动物的"快感敏感区"注射小剂量的鸦片类物质就能激发其快感。然而，要想确定一个脑区对于产生快乐的感觉是否必不可少，就要看破坏这些脑区之后快感是否会消失。

大脑底部有一个"快感敏感区"，它对于人们享受甜品是至关重要的，这个脑区的损毁会导致人们对甜食从享受转变成厌恶。下丘脑对于浪漫爱情、母爱和配对行为是必不可少的。还有一些脑区虽然在产生幸福感或是快感时会发生活性改变，但是对于这些情感的产生却并非必不可少，它们参与了诸如学习、记忆、决定和行为的关联过程。

许多化学信使都参与了不同快感的形成过程。多巴胺奖赏系统参与了与快乐相关的希望、激励和注意的过程，应激激素皮质醇则在抑郁症中抑制这个系统，导致病人无法感受到任何快乐。可卡因使得脑细胞获得更多的多巴胺化学信使。大脑自身产生的鸦片类化学信使也参与了幸福感的生成。催产素和抗利尿激素则参与了恋爱、性高潮及母爱中的快乐感受。自闭症患者缺乏后两种化学信使。有些人能自行引发幸福感。在对痴迷和热爱上帝的修女们进行的脑扫描检查中发现，其大脑的奖赏结构出现了活性改变。大脑颞叶的肿瘤也可以引起这种奇妙的幸福感，就如同与耶稣进行了直接接触。在肿瘤被切除之后，这样的幸福感就完全消失了。

目前还不能够将刺激电极植入某个脑区而产生强烈的幸福感，但是脑中还是存在着"自我刺激快感区"的。在将刺激电极植入大鼠的某些脑区后，大鼠会在一分钟内自我刺激好几次，而且还能激发进食、饮水和性行为。不过，这到底是不是令人享受的感觉就是另外一个问题了，正如在对人类进行的研究中所观察到的那样。用电极刺激一名年轻男子的伏隔核/中膈，则会导致其进行强烈的自我刺激。当把这些刺激器从他脑部移除时，他还大声表示抗议。这些电极使他产生了快感、机敏、温暖、性兴奋、强迫性手淫，但是没有性高潮。一位持续性自我刺激的年轻女性在电极刺激阶段会产生性爱的感受，但是同样没有达到过性高潮。持续性的电刺激使她忽略了自我，她似乎并没有体验到真正的快乐。就目前来说，我们还是应该坚持采用老式的方法来体验快乐和幸福。这样肯定没有错。

你的大脑修好了

车间打来电话，你的大脑修好了。

——图特洛特[1]

外部世界的信息通过我们的感觉到达大脑，大脑对这些信息做出反应的方式是激发运动系统采取行动。

2008 年，在由荷兰神经科学研究所组织的阿姆斯特丹荷兰脑科学研究所国际夏季学习班[2] 中，研究人员展示了他们的许多新的研究进展，诸如通过大脑 – 电脑接口（或称"神经假体"）而让盲人重见光明，让瘫痪的病人重新行走。目前，听觉领域的研究进展尤为显著，自 1980 年以来就可以在仿生耳中同时植入 22 个以上的电极，超过 10 万人接受了人工耳蜗移植手术，术后的效果都非常好。如果耳聋是由于双侧听神经受损而造成的，那么植入人工耳蜗是不起作用的。在这样的病例中，医生需要将 12 根电极放置在患者的脑干，从而使听觉信息到达大脑，提高病人的交流能力。

全世界有几千万人是由于视网膜的光敏感细胞（即光感受器）受损而失明的。在那次夏季学习班上，来自洛杉矶的眼科医生杰拉德·柴德(Gerald Chader) 介绍了一个对三位由于这种原因而完全失明的患者做的实验。他在患者的眼镜上安装了小型摄影机，摄影机接受到的信息会被发送到安装在视网膜上的微型接收器上。一个微型处理器将这些图像信号转化为电信号，并通过 16 根电极与未受损的视网膜上的神经细胞层相连接，进而通过视神经将这些信息分程传递到大脑。经过训练之后，病人能够看见较大的

① W.W. Tourtellotte，作家。——编者注
② 属于国际学术会议。——译者注

物体(例如一个茶杯和一个盘子)。目前,电极的数量正逐步增加到1 000根,按照这样的进度,5 ~ 10年之后患者就应该能分辨出人的面孔了。在另外一个研究组中,则是将摄影机获得的信息发送到患者裤子口袋里的一个仪器内,然后再传送到与其相连的、被植入大脑视觉皮层的大量电极里。

如今,通过神经元的电活性预测即将发生的大脑皮层神经元的活动,来指导诸如机械手臂的运动的可能性越来越大,这就为未来治疗瘫痪患者带来了极大的希望。动物实验显示了这种可能性:电刺激受损的脊髓加上三个月的康复训练,以及药物辅助治疗,可以使动物产生不受大脑控制的行走模式。来自苏黎世的格雷瓜尔·库尔蒂纳(Gregoire Courtine)医生预计,他将在5年后把这一技术应用到临床治疗中去。

研究者从25岁的马修·纳格勒(Matthew Nagle)这一病例身上获得的结果十分惊人。

> 纳格勒曾因颈部被刺伤而导致全身瘫痪,医生在他的大脑运动皮层植入了一块4毫米×4毫米的含有96根电极的薄片。指导运动功能的脑细胞的电活动使他能够操作一台电脑。他只花了几分钟的时间就学会了这项技能,要做的只是要求自己去"想"移动自己的手,跟踪电脑屏幕上移动的光标。他还成功地仅仅通过"想"就在电脑屏幕上画了一个圈,他还能阅读电子邮件、玩电脑游戏,甚至张开、合拢假手的拳头。然而,虽然这项实验显示了神经假体装置的潜力,但也同时清楚地显示了我们目前所面临的局限性,因为纳格勒在手术之前就已经可以通过自己的声音操控电脑了。这个手术意味着,他必须与身边的一台大电脑以及一位助手永远地"连接"在一起,这使得植入脑内的电极没有什么增值价值。因此,术后9个月,在纳格勒脑中的电信号减弱后,医生移除了这些电极。

在这个领域中,我们仍然有大量的工作要做,但进展是令人鼓舞的。

用胎儿的脑组织修理病人的脑子

> 如果胎儿大脑细胞移植成功，那么你会从捐献者那儿获得哪些特点呢？

帕金森氏病的特征之一，是位于脑干黑质的多巴胺神经元死亡。将那些死亡的细胞替换掉，应该是最符合逻辑的治疗方法了吧？ 1987 年，墨西哥医生马德拉佐（Madrazo）在著名的《新英格兰医学杂志》（*The New England Journal of Medicine*）上刊登了一篇论文，描述了当他们将含有自体多巴胺的肾上腺组织移植到帕金森氏病患者的尾状核后（见图 12-2），患者的病情有了奇迹般的好转。

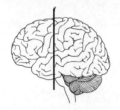

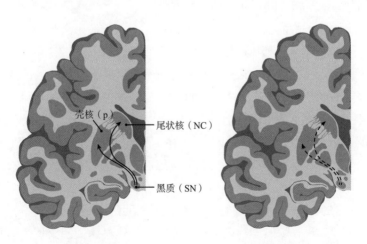

壳核（P）　　　　尾状核（NC）

黑质（SN）

正常人的大脑　　　　　　　　帕金森氏病患者的大脑

图 12-2　患有帕金森氏病的病人因黑质中产生多巴胺的黑色素细胞死亡，而丧失对于脑的运动区域——纹状体（壳核、尾状核）的控制作用。

在随后的两年时间里，这项发现掀起了一场 200 多例类似移植手术的浪潮。然而，这种手术并非有效，有 20% 的病人在接受手术后的两年内就死去了。针对死者脑部的研究显示，被移植的肾上腺组织并没有在大脑内存活，而在纹状体中只发现了疤痕组织。马德拉佐医生所获得的如此有前途的发现也许只是不准确的研究方法与安慰剂效应相结合的结果。

自 1988 年以来，医生们不再采用病人自身的少量肾上腺组织，而是将含有多巴胺神经元的胎儿脑组织移植到帕金森氏病患者的纹状体中。为了具有疗效，必须从 6 ~ 8 周胎龄的胎儿脑中提取组织。大约有 85% 的患者在手术后可以通过正电子发射断层扫描（PET-scan）观察到脑移植物。事实上，甚至在术后 16 年，我们都可以在死亡后的病人脑部观察到纹状体中的多巴胺细胞与供体脑细胞之间有联系。有时候，这些新的多巴胺细胞也会呈现出帕金森氏病中细胞的特征。这种可以将疾病传递到移植体的事实，可能可以解释病人一开始能从移植手术中受益，而将来疾病又会恶化的现象。在一台这样的手术中，需要 4 个胚胎的脑材料构成移植体。这样的材料当然是难以获得的，因为它们来自对这种移植手术知情同意的流产的女性。因此，人们对于使用胚胎干细胞进行移植抱有很高的期望，从培养的胚胎干细胞中分化出的多巴胺神经元可以作为移植物的替代来源。然而，这种疗法仍然存在着许多缺陷和风险。一项病例个案报道显示，患者小脑在接受干细胞注射术 4 年之后出现了脑瘤。原则上讲，干细胞可以发展成包括肿瘤细胞在内的任何一种细胞类型。

胎儿多巴胺细胞的脑部移植手术的确对帕金森氏病患者起到了一些疗效，使病人的左旋多巴药物剂量减少，运动障碍减轻。不过，完全康复是根本谈不上的，而且治疗结果的变异性也很大。此外，这种疗法的疗效和副作用都与左旋多巴一致。移植手术的并发症之一是异常运动（运动困难），这不仅发生在 15% 的移植术后患者身上，也发生在左旋多巴药物治疗患者身上。研究者还进行了安慰剂对照实验，在实验中，有一半病人（随机分组）只接受手术，不接受移植物。两年后，两组病人在运动障碍的疗效方面没有差别。因此，目前还缺乏具有说服力的结果。

用胎儿脑组织进行移植的实验性治疗还被运用于亨廷顿氏病中。亨廷顿氏病是一种以运动障碍为特征的遗传性疾病，这种病会使纹状体内的细胞死亡并最终导致痴呆。首次的胎儿纹状体组织移植手术就是对患有亨廷顿氏病的病人做的，患者在术后症状得到了改善。如今，移植手术都由中心研究进行着随访。对死亡后脑组织标本进行的研究显示，移植物中含有存活的细胞，它们与亨廷顿氏病患者的脑细胞形成的神经网络整合在一起。研究者同时还发现，一个移植物在患者脑内生长着，这导致了神经性疾病。因此，目前的研究结果还不足以令我们对此持乐观的态度。

此外，胎儿角膜移植在治疗因神经细胞变性（例如视网膜色素变性和视网膜黄斑部变性）的眼病而导致的失明方面也显示了令人鼓舞的结果。

如果胎儿脑组织移植在不远的将来能被证明是成功的技术，那么我们可以更有效地修复脑部缺陷。不过，一个重要的问题也会出现。我们的许多特征，包括我们的性格，都是在胎儿发育过程中被固定在我们的脑结构中的。因此，当来自供体的胎儿脑组织被移植到接受者的脑中时，供体的哪些特征会伴随着一起到来？这些特征取决于被移植的胎儿脑组织以及移植物将被放置在接受者的脑区的什么位置，很难预测哪些特征将被移植。如果这项技术被证明是有效的，并被应用于更高级的脑结构，例如大脑皮层的移植，那么人们就会为在什么程度上说，一个新人被创造出来了而困惑。当采用其他物种的脑组织进行移植时，这个问题就会变得更让人着迷。由于胎儿脑组织的来源的确非常稀少，因此人们已经应用胎猪的脑组织对帕金森氏病患者做移植手术。不幸的是，目前的药物还不能预防这类手术中的移植排异现象。只有很少的猪脑细胞能在帕金森氏病患者的脑中存活。一旦这类异种移植手术被证明是有效的，那么猪的友善和智力也许就会被一同移植到人类中来呢！

将一段 DNA 作为一种药物

把 DNA 作为一种治疗手段……

基因疗法就是将一段有特定蛋白质编码的 DNA 带到一个细胞内，这个细胞接着开始产生新的基因产物，即蛋白质。我们总是认为，这种还处于实验阶段并仅仅应用于培养的组织的新疗法距离临床应用还遥遥无期，但基因疗法目前已经被应用于治疗眼科疾病和阿尔茨海默病。

在过去的几年中，美国圣迭戈的马克·图芩斯基（Marc Tuszynski）领导的研究组在对阿尔茨海默病进行治疗时首次运用基因疗法。他的研究团队成功地诱导细胞产生神经生长因子作为可行性药物，对一个对于记忆功能至关重要的脑区，即梅纳德氏基底核（NBM）（见图 12-3）进行治疗。随着年龄的增长，NBM 细胞的活性会降低，阿尔茨海默病患者的这些细胞的活性会迅速衰退。图芩斯基等人首次证明了采用神经生长因子基因疗法可以修复 NBM 神经元的活性。在对老年猕猴进行的实验中，他们分离了一些皮肤细胞、纤维母细胞，并在体外进行培养。随后，将含有神经生长因子的基因注射到这些细胞内，再将这些细胞移植到老年猕猴大脑内靠近NBM 的位置。结果显示，这些皮肤细胞至少在一年时间内能够生产神经生长因子，并可以修复 NBM 细胞的活性。

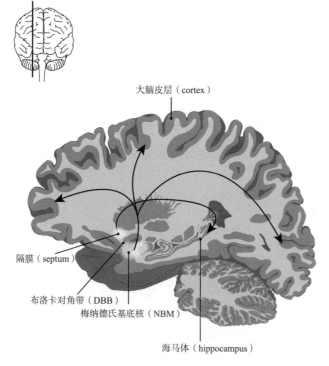

大脑皮层（cortex）

隔膜（septum）

布洛卡对角带（DBB）

梅纳德氏基底核（NBM）

海马体（hippocampus）

图 12-3 基底核（梅纳德氏基底核、布洛卡对角带和隔膜）是大脑皮层和海马体的化学信使乙酰胆碱的来源。

同样的程序被应用于阿尔茨海默病病人身上。在实施这种新疗法的第一阶段，研究人员挑选了 8 位早期发病的阿尔茨海默病患者，他们有能力审查这项实验并给出正式的知情同意书。在一期临床研究阶段，即以观察患者对于新疗法的承受能力为目的的阶段，在体外培养来自患者的皮肤细胞。利用一种病毒作为载体，将神经生长因子基因装配到纤维母细胞中去。这种病毒被制作成无害的，它仍然可以携带神经生长因子基因穿透细胞，但是不能再进行繁殖。因此，它不会再导致疾病。通过脑外科手术，采用一种能非常精确地指示针尖位于脑部位置的装置，并将这些生产神经生长因子的皮肤细胞注射到 NBM 附近。这一装置被称为立体定向设施，或者用疗养院的伯特·凯瑟医生的话来说就是"大脑中的 TomTom[①]"。

最初两位病人的手术很失败。在脑立体定向手术中，通常并不对病人实施麻醉，而且，虽然他们被给予镇静剂，但在进行细胞注射的过程中，他们还是会因有动作而导致脑出血以及偏瘫。有一位患者从瘫痪中恢复过来，而另一位患者在术后 5 个月死于与手术以及基因疗法本身没有关系的并发症——肺栓塞和心脏骤停。此后的细胞注射都是在全身麻醉的条件下进行的，因病人术中活动而造成的并发症也不再发生。PET 扫描结果显示，在术后患者的大脑皮层活性升高。据推测，与未接受基因治疗的阿尔茨海默病患者相比，基因治疗可以减缓阿尔茨海默病患者的记忆力衰退的速度。虽然这只是一期临床研究，也缺乏对照组实验，但是在对那位 5 个月之后去世的病人的大脑进行检查时发现，基因疗法对于 NBM 神经元具有强烈的刺激效应，这意味着这种疗法可能终究还是有效的。

我们还必须了解基因疗法的效果及其副作用。在瑞典，已经有三位阿尔茨海默病患者接受过神经生长因子的治疗，医生们采用一种小泵将这些神经生长因子注入病人脑室，然而，这些实验后来不得不终止，因为神经生长因子对记忆功能的效果很小，却带来包括慢性疼痛和体重下降等在内的副作用。图芩斯基研究组注射到脑组织的细胞所产生的神经生长因子有希望停留在脑中的原位，因此可以避免上述那些并发症。我们发现，阿尔茨海默病患者 NBM 中的神经生长因子的敏感性显著降低，目前还不清楚这种现象能否造成不良影响。图芩斯基的下一步目标是，利用另一种病毒直接将神经生长因子注射入大脑，因为这种技术被证明更为有效。

2009 年年底，有这样的一条爆炸性新闻：两个患有肾上腺脑白质营养不良症（ALD）的小男孩通过基因疗法而治愈。当基因突变而导致 ALD 蛋白缺失时，脂肪酸就不会被排除，而是在脑内围绕神经纤维的髓鞘中积

---

① 荷兰著名的全球定位导航软件。——译者注

聚,结果会导致脑功能严重受损。这种疾病因电影《罗伦佐的油》(*Lorenzo's oil*)而被人们了解。电影中的那个患病孩子的父亲徒劳地用一种混合油来治疗孩子的病。对上面提到的那两个男孩,医生们借助一种慢病毒将完整的 ALD 基因送入从他们骨髓中分离出的干细胞里,再将这些修正过的干细胞重新植回到他们的骨髓中。目前,人们还不清楚这些修正过的干细胞是如何预防大脑中的缺陷的,但是这两个小男孩在术后至今都生活得很好。

基因疗法在治疗神经系统疾病方面的最先进的进展出现在眼科学领域。出生时患有莱伯氏病(先天性失明)的儿童视力很差,而成年患者则完全失明。这种疾病是由于基因变异而引起的,对患有莱伯氏病的狗进行的基因治疗已被证明确实有效。随后,研究者对 3 名视网膜受到严重损坏的青少年患者做了一期临床实验,为了了解采用一段编码缺失的 DNA 实施的基因疗法是不是安全的。事实证明,这种疗法是安全的,也没有带来严重的副作用。令人惊讶的是,和手术前相比,其中一位病人的视力还得到了显著好转,他可以在昏暗的光线中避免碰撞到物体了。目前,研究人员的目标是将同样的疗法应用到那些视网膜仍然相当完好的莱伯氏先天性失明儿童身上。患有红绿色盲症的猴子也可以通过基因疗法而得到治愈。18 个月后,这些猴子就能分辨所有的颜色了。

这些对痴呆症以及失明患者进行的检验基因疗法疗效的实验标志着人脑疾病治疗的新纪元。过去,基因疗法造成了一个年轻病人的去世,并使一些儿童患上白血病,但如今这项技术的前景的确非常光明。

不是你努力,大脑就能自我修复的

> 有时候,如果有一些脑损伤疾病,让其自发恢复是有可能的。不过,千万不要因为某些病人的病情没有得到好转就责怪他们没有努力地克服疾病!

以前,人们有这样的想法:一旦脑组织丢失就永远也不会再生了。中风后,脑功能的恢复仅仅是因为脑水肿减轻,而且这部分脑组织的功能在一定程度上被其他脑区接管了。因大脑受到创伤而昏迷的病人可能会在几天或者几周之内苏醒过来，或是发展到植物人状态（也被称作醒状昏迷）。在这种状态下，人虽然是醒着的，却没有意识。虽然这种状态可以得到进一步的好转，但是一些病人将永远保持这种状态，没有任何进步。在这种状态持续三个月之后，人们通常会认为患者没有恢复的机会了，但是在一些病例记录里，病人还是可以从很长时间的植物人状态中苏醒的。特里·瓦利斯（Terry Wallis）就是个例子。

特里·瓦利斯在一次车祸后昏迷，之后陷入最小意识状态。处于最小意识状态中时，他对外界刺激的反应是偶尔的点头和呻吟，无法表达自己的思想和情感。然而9年后，他开始能偶尔说出个别词来。19年后，他恢复了说话的能力，还能数数并活动四肢。不过，他还是落下了严重的残疾，无法独立行走和进食，也记不起过去19年中发生的任何事情。他的妻子和别的男人生了3个孩子，他的女儿成了脱衣舞女郎，而瓦利斯对此一无所知。你可能会怀疑这样的生活是否有意义，以及他是否会对这种奇迹般的"治愈"感到满意。从医学的角度来看，他的病例确实非常特别。他的恢复归因于他的脑部生成了新的大脑轴突。

在一项长达18个月的核磁共振成像扫描检查中发现，他的大脑皮层后方的神经纤维数量以及不同皮层区域之间的纤维连接增加。同时，顶叶的一个名为楔前叶的脑区出现活性增强，这个脑区对于我们感知外部环境和感知自身起着重要作用。在植物人状态、昏迷、痴呆症或者睡眠中，这个脑区停止工作，但是它在最小意识状态中保持着一定的活性。正是在这些变化被记录之后，瓦利斯重新获得了意识。接下来，在他的运动功能有了显著改善时，医生测量到他的小脑纤维含量增加。

我们不知道是什么因素让病人从那么久的植物人状态或者最小意识状态中苏醒过来。不过，这些病例的存在的确推翻了之前关于这些病人再也无法恢复的观点。

吉尔·博托·泰勒（Jill Bolte Taylor）的故事曾经引起了极大的轰动。她曾经是哈佛大学的一位脑研究人员，37岁那年，她在睡觉时出现了严重的脑出血。醒来之后，她感觉左眼后方有搏动性疼痛。当她的左臂开始瘫痪时，她意识到出事了，于是急忙给同事打电话求助。那时她已经口齿不清、说话含糊了。她的同事意识到情况很不妙，于是立即报警寻求急救。在那样的情境下进行交流一定像是一场梦魇。

我的一位医生朋友有一次意识到自己中风了之后，就立即打电话给他的家庭医生。电话另一端的家庭医生简短地听了一会儿这样令人费解的声音后就觉得是什么人在拿他寻开心，于是挂断了电话。

当我朋友的妻子买完东西回到家时，我的朋友向她大声喊叫着，但是他的妻子却恼怒地叫着回答他："跟你说了多少次了，等我进了你的房间再开始和我说话嘛！你现在在说什么我一点儿都听不清楚！"然后就去整理她买回的东西了。幸运的是，我的朋友从中风所造成的损害中自发地恢复了，并完全恢复了说话的能力。

吉尔·博托·泰勒当年发现自己所处的情境则完全不同。脑出血两周半之后，外科医生从她的脑部取出了一个和高尔夫球差不多大小的血块。她无法走路、说话、读或写了，也忘记了从前的所有事情。在她母亲的帮助下，她逐渐学会了一些基本技能。从她发病到完全康复，花了 8 年时间。在她之后写的一本畅销书中，她描述了在那段岁月里，她是如何运用自己的意志力以及对于大脑解剖学的知识来有意识地刺激自己受损的大脑回路，并让它重新工作起来的。不过，这些描述是伪科学的哗众取宠的说法，却在群众中广为流传。泰勒坚定地声称："我真诚地相信，作为一位病人，你要对自己的康复负责。"

这种充满激情但是不科学的宣告的危险性在于，它们可能被人们用来责备那些不幸的、没有从脑出血或者中风中恢复的病人，人们会认为他们在康复过程中没有付出足够的努力。然而问题在于，正如我父亲在我决定学医时对我说过的那样：**"在这个世界上只有两种疾病，一种是自己会自然而然地康复的，另一种是你无论怎么治疗都无法康复的。"**

大脑与体育

拳击：神经的色情文学，让大脑受伤的运动

在一些文明的国家，这种相互故意损伤神经的形式已被取缔几十年了。

观看攻击性行为会引起攻击性行为，因此采取必要的措施去禁止那些极端暴力的电脑游戏的做法是相当正确的。不过，不合逻辑的是，我们仍然允许保留那些原始暴力行为，例如拳击比赛。一名拳击手将另一名拳击手的脑袋打开花，造成终身残疾，却没有观众对此流露出关心。更恶劣的是，在欢欣鼓舞的画面中，神经性损伤的画面还要被不断地重播，显示细节和特写：蹒跚的步履、语无伦次、眼球左右震颤，甚至癫痫症状、被击倒后的意识模糊、意识丧失、临时性昏迷，以及死亡的画面也不放过。这真是一堂活生生的神经学课程。自第二次世界大战以来，在不同的拳击者联盟的监管下，已经有大约 400 名拳击手被对手打死。古怪的是，这么令人恶心的"神经色情作品"却被堂而皇之地放在大众电视频道中播放，而且有时还在小孩子们没去上床睡觉时。

与造成的急性伤害相比，这项体育运动所造成的更常见的结果是，由

于头部受到反复打击而导致大脑功能的慢性进行性衰竭。1928 年，人们引入了"拳击醉态"（punch-drunk）一词，用来描述那些步态摇晃、行动迟缓、行为异常以及具有不同程度痴呆症或者帕金森氏病的拳击手。后来，人们用"拳击痴呆性脑病"（dementiapugilistica）代替了"拳击醉态"。如今，人们则采用了比较中性的说法——"慢性创伤性脑损害"（chronic traumatic brain damage），有 40% ～ 80% 的职业拳击手都患有此病，而帕金森氏病出现的概率则为 17% 左右。昔日以头脑敏捷、言语犀利、出拳"快准狠"而闻名的前世界拳王阿里如今也患上了帕金森氏病，他行走缓慢、表情木讷，说话时难以将两个词连在一起。

有人说拳击塑造性格，这意味着这种性格是不会在大脑里存在的，因为拳击损伤了拳击手的大脑。细胞丢失导致许多脑区萎缩、纤维通路断裂、保护纤维的髓鞘层被剥离，而在显微镜下，你可以看到典型的阿尔茨海默病和帕金森氏病的特征。拳击手猝死的原因通常是脑内或周围出血。"被重拳击倒"意味着大脑被猛烈打击，伤害直达头颅的枕骨大孔内，这可能对脑干的生命机能，例如呼吸、体温调节或者心率造成致命性打击。此外，拳击手的下丘脑和垂体一旦受到损害，就很有可能会导致他们出现激素缺乏，嗅觉能力下降。尽管有 12.5% 的业余拳击手的头部戴有护具，但这还是会让他们患上脑震荡。令人匪夷所思的是，目前有一种讨论，关于我们是否应该通过心理智能测验对那些从遗传学角度来看更容易受到脑创伤的拳击手进行监督。这实在是一个过分的问题，因为等你发现诸如基因等的改变时，一切都已经太晚了。

在过去的几十年中，瑞典、挪威、冰岛、韩国和古巴都已经禁止了职业拳击比赛。自 2001 年起，挪威已经全面禁止任何形式的涉及"击倒"的搏斗型体育，例如很受欢迎的 K1 自由搏击大赛（一种变体的泰拳搏击）。在其他一些国家，职业医务人员也在请求禁止拳击比赛。然而当人们在荷兰提出这个建议时，得到的答复是"拳击手们都是自愿参加比赛的"。这可能是事实，但是我们不应该忘记荷兰早在几百年前就已经禁止决斗和故意杀戮了。当然你可能会想，那些选择这种野蛮体育运动的人当时是不是已经患有一定程度的痴呆症了？

分辨运动员的性别是件棘手的事

针对奥运会而进行的集体性测试造成了许多不必要的麻烦。

1912 年，国际奥林匹克委员会创始人顾拜旦曾说过，女性参加奥运会是"不正确的、不切实际的、没有趣味的以及缺乏美感的"。

当女性后来被允许参加奥运会时，人们意识到男性在身高和肌肉力量方面由于睾酮激素的作用而具有生物学的优势，因此区分男性和女性比赛就很有必要了。对于古希腊人来说这很简单：比赛要裸体进行，没有阴茎就没有参赛的资格。然而不幸的是，染色体性别、内部和外部性器官以及性别认同（感觉自己是男性还是女性）并不总是相匹配的，而不相匹配的状况可能会伴有睾酮水平的变化。具有过高睾酮水平的女选手相对其他女运动员来说，有一种不公平的取胜优势。20 世纪曾发生过这样的一些事：

1930 年，一个名叫朵拉（赫尔曼）·朗杰恩〔Dora（Hermann）Ratjen〕的男人被纳粹劝说以女性身份参加跳高比赛，并赢得了许多奖牌。

在 1936 年的奥运会上，百米比赛金牌获得者、美国运动员海伦·史蒂芬斯（Helen Stephens）被指责为是男性。经过检查之后发现，她确实是一个女人。

具有讽刺意味的是，1932 年奥运会百米金牌获得者斯特拉·沃尔什（Stella Walsh）在一次持械抢劫中被杀害，而尸检时分不清其到底是男是女。

1967 年，一批苏联女运动员被召集到妇科医生委员会接受脱衣检查，她们被怀疑体内具有过高水平的睾酮。医生们怀疑这可能是由于患有某种疾病或者是长期注射睾丸激素而造成的。

为了防止比赛中的不公平竞争，人们试图采用检查染色体的方法来分辨性别。然而，这种方法并不能对性别做出准确的排查，反而只会造成意想不到的个人痛苦。在用显微镜观察口腔涂片时，如果看到细胞核中的巴尔小体就证明有第二条 X 染色体存在，那么被检查者就是一位女性（XX 性染色体）。这种检查使得波兰短跑选手埃瓦·克洛布克瓦斯嘉（Ewa Klobukowska）被排查出性别造假，她被迫交还了于 1964 年东京奥运会获得的奖牌。然而后来的结果证明，她具有一种异常的染色体模式，而她对此一无所知，这样的遭遇使她患上了抑郁症。

同样，患有完全性雄激素不敏感综合征的运动员，例如玛利亚·帕提诺（Maria Patino），也被很不公平地取消了参赛资格。患有这种综合征的病人，遗传学意义上的男性（XY 性染色体）会发育为异性恋女性，虽然其具有睾丸，但是他们不会造成体育运动中的不公平竞争，因为他们分泌的睾酮不起作用。恰恰相反的是，这些个体还缺乏正常女性从卵巢和肾上腺分泌的睾酮的效应。当时存在这样一种自相矛盾的现象，患有轻度先天性肾上腺皮质增生症的女性反倒不会在这种检查中被取消比赛资格，而她们体内较高水平的睾酮完全可以显著增加她们的肌肉组织。20 世纪 90 年代，比赛引入了一种新的测试方法——SRY，即 Y 染色体性别决定法，但是这也没使情况有多少改善。帕提诺起初退出了所有的社交生活，但是后来她还是决定进行反击。1988 年，她成为首位被恢复名誉的女性运动员。

1950 年，跑步女选手芙切·德利玛（Foekje Dillema）被取消比赛资格，其研究基础是什么至今还不清楚。安东·格鲁特胡茨（Anton Grootegoeds）教授的最新研究发现，芙切·德利玛的确是一位女性，由于患有极其罕见的染色体疾病，她的身体具有一些睾丸组织。有一种传言是，芬妮·布兰科－库恩（Fanny Blankers-Koen）或者她丈夫当年做了一些工作，使得荷兰皇家运动联合会（KNAU）对芙切·德利玛进行了性别检查。无论这消息是否属实，那场检查的确确保了芬妮·布兰科－库恩的一位真正竞争对手被清除出局。芙切·德利玛后来也恢复了名誉，但那是在她去世之后了。

最大的争议还是关于男变女异性癖者作为女运动员去参加竞技比赛。这看上去似乎是，你之所以会选择承受变性手术的巨大痛苦，是因为想获得一块奖牌。然而，蕾妮·理查兹（Renee Richards）却在美国赢了一场官司，获得了参加女子网球锦标赛的资格。根据变性学荣誉教授路易斯·高伦（Louis Gooren）的研究，从 2004 年起，接受男变女变性手术满两年之后的运动员可以参加女性竞技体育比赛，前提是激素水平达到正常值，而且性别身份也被正式登记改变过来。加拿大的变性自行车手克里斯滕·沃里（Kristen Worley）就曾试图正式报名参加 2008 年北京奥运会，遗憾的是，最终她没有获得参赛资格。

1999 年，国际奥委会决定取消集体性别检查，但是一直保留着一支由专家组成的队伍，以在必要时进行调查。这的确比原来的那种对于这类复杂问题的简单且不适当的测试要好。

观看比赛比亲自参加比赛更健康

为什么现在还有很多人认为其他运动比动脑这个"运动"更健康呢？

在过去的 100 年里，人类对寿命预期的平均值已经从 45 岁升高到将近 80 岁，与此同时，人们的体力活动在明显减少。这似乎可以使人得出快乐的结论：懒惰是有好处的。然而事实并非如此。在这个世界上，人们能达成一致的观点很少，但人们普遍相信我们缺乏运动，而想要保持健康的唯一方法就是进行体育运动。许多公司都会赞助运动员，马拉松比赛也被组织成"为了患有癌症的儿童而进行的赛跑"。阿姆斯特丹医学科学中心本应该对这方面有更深刻的见解，但是它也在组织着每年一次的慈善长跑运动。清晨 6 点 45 分，针对荷兰老年市民的《MAX》健康栏目就开始用爆炸性的音乐以及穿着紧身衣跳跃的老年人的画面来惊醒沉睡中的人们了。

人们是从哪里获得"体育有益于人体健康"这种错误的观念的呢？肯定不像我那样，是从周末清晨在医院急诊室的工作经历中获得的。2009 年 1 月上旬的工作经历就是一个很好的例子。当时天气异常寒冷，运河结冰，两周的时间里，一半的荷兰人都去河上溜冰，并摔倒在冰面上。各大医院的急诊室都在全力应付一万名额外的因骨折、冻伤等需要治疗的病人。这对公众健康没有任何贡献啊！而且，每年冬季从体育运动区将受伤的荷兰滑雪运动员空运回来的"石膏航班"也证明了体育运动并非健康的生活方式。

在荷兰，每年大约有 150 万起体育受伤事件，有一半以上都需要接受医学治疗。要是体育被取消，我们的候诊名单就会在一夜间消失。我们已经知道拳击会造成脑部的永久性伤害，而跆拳道运动员脑部受伤的风险则是拳击员的 10 倍。此外，足球运动员用头顶球，被其他运动员撞击头部都会导致脑细胞丢失。自希腊的第一届马拉松比赛以来，长跑比赛中一直有运动员丧命。15% 的截瘫患者都是在体育运动中受伤的。美国电影明星克里斯托弗·里夫曾因出演《超人》而闻名，但是他因在一次骑马比赛中摔断了脖子而导致后半生瘫痪在床。

强迫性运动行为还可能是疾病的象征，例如，它是神经性厌食症的典型症状。神经性厌食症患者经常遭受着强迫进行消耗性运动的折磨。

> 几十年前，在慢跑成为时尚运动很久以前，神经病学和神经病理学家弗朗斯·斯塔姆（Frans Stam）教授从他在阿姆斯特丹法勒利斯广场的房间窗口望出去，非常惊讶地发现从对面大楼里冒出一个人，绕着广场以飞快的速度跑上好几圈然后又回到楼里。这个过程有时会在一天之内重复好几遍。几个月后这个人被送进了医院，经检查，他患有皮克氏病，这是一种大脑前额叶萎缩性痴呆症，首发症状通常是行为紊乱。

自从斯塔姆教授告诉我这件事之后，我一直都对慢跑者抱有一点儿提防。顺带说一下，似乎没有人在为运动员罹患肌萎缩侧索硬化症（ALS）这种运动神经元疾病的风险增高而担忧，也没有人在为荷兰每年大约有 100 名猝死在运动场或者健身房的人而忧虑。健美运动员们很愉悦地为自己注射着合成类固醇（过去他们还使用生长素），有时还会被感染克 – 雅氏病——一种病情进展非常迅速的痴呆症。《自由荷兰》杂志曾经调侃我们，一半的荷兰人在参加体育活动，而另一半荷兰人在开车送他们去医院治疗。看上去似乎就是如此。

有人可能会为此而争辩，说这只是帮助荷兰人延年益寿所付出的极其微不足道的代价，但这种观点似乎站不住脚。雷蒙德·珀尔（Raymond Pearl）早在 1924 年就曾经根据研究得出结论：剧烈的身体运动会减短寿命，这一规律似乎适用于整个动物世界。荷兰脑研究所的米歇尔·霍夫曼所做的比较生物学研究显示，**两个因素决定了我们寿命的长短：新陈代谢和大脑的体积**。新陈代谢率越高，人的寿命就越短，这与哈佛大学发现顶尖运动员的寿命都较短是一致的，因为体育运动所需的巨大的身体做功能减短人的寿命。同样，美国的研究员拉金德·索哈尔（Rajinder Sohal）也发现，果蝇的飞行活动越多，死得就越早。如果你为了防止果蝇浪费能量而将它们限制在两块塑料板之间，那么它们的寿命将延长三倍。大脑也影响着寿命的长短：大脑容量越大，思维越活跃，我们的寿命也越长。

刺激大脑能推迟阿尔茨海默病的发病，并缓解疾病症状。相反，在小脑畸形症和唐氏综合征这些患者大脑体积很小的疾病中，患者的寿命都较短。此外，杰出科学家的大脑都比较大，因此寿命也更长一些。你可以通过给大脑提供新信息来刺激大脑容量的扩大，正如给儿童提供丰富环境刺激的实验那样。因此，如果你非常喜欢体育，那么观看比赛比亲自参加比赛更健康。要是你非要参加体育运动不可，那么下象棋可能是一种最好的运动。

第14章
道德的大脑，大脑的道德

失去前额叶皮层，我们将失去很多

前额叶皮层的功能主要是由损伤和疾病的进程决定的。

像许多大脑结构一样，前额叶皮层的功能是在一些事故、手术或者神经疾病的处理过程中被曝光的。

1884 年，美国一名铁路建筑工头菲尼亚斯·盖奇（Phineas Gage）在引爆岩石时遇到了一场事故。他的工作是用一根铁棍在岩石上钻洞，将炸药、保险丝和沙子放进去。那一天他似乎是忘记放沙子了，结果爆炸的气流使那根大铁棍正好刺穿他的脑部，导致他左半脑前额叶皮层受到了严重损伤。令人惊奇的是，盖奇不仅活了下来，而且还能完全保持清醒，但是他的人格发生了巨大的改变。以前他是一个勤奋而负责任的人，现在他变得脾气暴躁、任性善变、具有攻击性，而且满嘴脏话，最终他被公司解雇。正如他的朋友们所说的，"盖奇再也不是从前那位盖奇了"。

的确，前额叶皮层的功能之一就是保证我们遵守社会规范。不久后，人们发现了前额叶皮层的另一个功能。

1861 年，巴黎的保罗·布洛卡医生在医院里为一位昵称为"唐"的病人做尸体解剖。"唐"是那位患者唯一能发出的声音。该患者之所以不能言语，是因为其左半球前额叶皮层受到了梅毒性损害。这个负责产生语法正确的语句的脑区现在被称为"布洛卡区"。中风后，这个脑区将会使病人患上失语症，即说话障碍。

在盖奇发生事故的 100 年之后，精神外科科学达到全盛时期，医生们在额叶切除术的手术中会故意损毁前额叶皮层。对于动物实验发现的错误理解，导致医生们对精神分裂症患者或是具有暴力攻击行为的个体施行了这种手术。电影《飞越疯人院》生动地展示了这种手术如何将一个叛逆的、难以相处的病人转变成毫无情感的"行尸走肉"，他只能坐在椅子上神情茫然地看着前方。当然，在医生们看来他现在已经很好管理了，而且这也是他们认为额叶切除术很有必要的原因。这种手术使得病人明显丧失了主动性，但是对于它是否能有效地治疗攻击性行为的质疑声仍在不断地提高。

诺贝尔奖得主、这项手术的发明者安东尼奥·埃加斯·莫尼斯（António Egas Moniz）被一位愤愤不平的术后精神病患者从背后枪击，后半生只能坐在轮椅上度过，这个事件可能是对医学界的警告。从文献来看，还不清楚这个凶手是不是莫尼斯医生亲自进行手术的。

1951 年，美国进行了 18 608 例额叶切除术，主要针对精神分裂症患者。这种手术的流行始于有"大脑切断机杰克"之称的沃尔特·杰克逊·弗里曼（Walter Jackson Freeman）医生，他激情澎湃地在各州巡回演示手术，甚至在门诊进行。他通过电击让病人昏迷，然后将一支冰锥从病人眼窝后方敲入到达前额叶，由此损毁前额叶与其他脑区的连接。在那个年代，没有人能理解这种手术对病人造成的影响。教皇庇护十二世宣称，教会不反对这种手术，"只要自由意志得以保留就可以，哪怕会失去一些人格"。另一位级别很高的天主教人物则补充说："如果人死后灵魂可以存在，就可以假定接受额叶切除术后灵魂仍在那里。"这种手术后来被正确地描述为具有"部分性安乐死"的特征，因为病人的人格被磨灭而且变得毫无主动性。手术最终被叫停了，这不是出于伦理学的考虑，而是由于 1955 年左右出现了新的药物——抗精神病类药物。那么多接受过额叶切除术的病人所受到的伤害从来没有被正确地记录说明过，但是已经很清楚的是，前额叶皮层对于人格以及人的主动性具有至关重要的作用。

威廉·卡尔文（William Calvin）在其《向上流淌的河》一书中提到以下一段逸闻，表明前额叶皮层对于制订计划的重要性。

> 蒙特利尔著名的神经外科医生怀尔德·彭菲尔德（Wilder Penfield）有一个妹妹。她是那种能花 4 小时去准备有 5 道菜肴的正餐而不出一点儿纰漏的厨师。她做食物从来不会变冷或者煮得过头，因为它们总是在需要时就被主人刚好从炉子上或者锅里取出，她的烹调程序已经成为精准定时的方案了。不过，彭菲尔德的妹妹发现自己的天赋开始丢失。在几年的时间里，她越来越抵触周末家庭聚餐，因为她无法再像从前那样准确地做安排。准备平常的晚餐，她还是一位好手。大多数医生可能都不会注意到这些微小的线索，但是彭菲尔德医生的临床直觉告诉他，妹妹的前额叶处可能长了一个肿瘤。事实的确如此，他为妹妹做了手术，他妹妹也痊愈了。

然而，这个将大部分右侧前额叶皮层和肿瘤一起切除的手术并没有使他妹妹的组织能力得到恢复。术后 15 个月，她准备过一次给 4 位客人的晚餐，她失败得一塌糊涂，因为她不再具有主动性和做选择的能力，而这些都是前额叶皮层的典型功能。

前额叶皮层还确保我们遵守社会规则。在皮克氏病及其他类型的额颞叶痴呆中，前额叶皮层都会受到严重的损害，并在最终收缩得像一个核桃。在皮克氏病早期，记忆力减退并不像行为紊乱那么明显，全面的痴呆症状要在许多年之后才会出现。

一位患有皮克氏病的教授最早出现的是丧失礼仪行为，他因为对着沙龙里的钢琴撒尿而出名。有趣的是，多年来对于荷兰人脑库中的脑标本的研究显示，绝大部分在生前经过临床诊断被确诊为皮克氏病的患者的脑内没有出现显微镜下典型的"皮克氏体"病理改变——这种病理改变的特征是脑细胞内出现一种球形包涵体。然而，在过去的 10 年中对这些标本的研究发现，它们中的一些具有帕金森氏病特征的运动障碍患者罹患的其实是"第 17 号染色体上基因变异性额颞叶痴呆"。处于这种疾病早期的患者，也会表现出行为异常，例如社会行为紊乱、性欲过剩或者冷漠、酗酒，有攻击性行为、抑郁症以及精神分裂症倾向等。目前，人们还在努力识别新的痴呆类型。

就这样，通过前额叶皮层的损害、疾病以及逆向推理，人们逐渐了解了前额叶皮层的功能。

道德行为：兽性中的人性

> 我写这章的目的是想向人们展示，人类和高级哺乳类动物之间在智力方面没有根本的差别。
>
> ——查尔斯·达尔文

"智能设计"的拥护者们相信，道德没有生物学基础，它是上帝赐予人类的恩典，忠实于上帝的人可以站在前排领到它。因此，分子生物学家和新加尔文主义学说教授汉克·尤金森（Henk Jochemsen）在凯斯·德克（Cees Dekker）2005 年编辑出版的关于智能设计的书中宣称："根据社会生物学和进化伦理学的观点，真正的利他行为从生物学角度来看是违反常情的、病态的，因为它违背了人类的天性。然而，大多数文化以及伟大的宗教都将真正的利他行为视为高级的理想。"

熟知达尔文理论或者荷兰灵长类动物学家弗朗斯·德·瓦尔的理论的人都知道，这种说法根本站不住脚。达尔文曾非常详细地描述了人类的道德意识是如何从对种群的生存起重要作用的社会本能中发展出来的。这类行为可以在所有的需要一起合作的动物物种中发现，例如灵长类动物、大象以及狼。

拥有共情（empathy），即识别和分享他人感觉的能力，是道德行为的基础。我曾被我家的狗对于它的玩伴——我女儿家的狗所表现出来的"共情"

而感动。

> 当时，我女儿家的狗的腿部做了一个手术。这两只小狗通常会撒野似的嬉戏，但是手术之后，我家的狗小心翼翼地靠近它的同伴，嗅探它，长时间一动不动地守在它身旁，在凝视它的同时还不时地轻声发出一些呜咽来表达自己的同情。它还会走到近处，小心地舔着同伴接受过手术的腿。

如果在象群中有一头大象中了子弹或者中了麻醉飞镖，其他的大象就会大声悲鸣并帮助它重新站起来。它们会用鼻子拖它，或者用身体推它，往往还会连续几小时地坚持这种救援。不仅是大象，白嘴鸦在群体内部发生冲突之后会寻求伴侣的安慰。这些终生为伴的鸟儿会表露感情、分享食物、相互梳理对方的羽毛、充满爱意地将喙靠在一起，似乎是在接吻。

动物界中的感人事件真是举不胜举。在一个动物园里，一只生病的老猴子被放到一个新群体中，由于它不明白动物园管理员的意图，因此它表现得很无助。当它因迷路而大声惊叫时，其他的猴子就会来到它身边安慰它，让它镇静下来，并把它带回猴群。要是阿姆斯特丹的居民们也能有如此的文明程度该多好！黑猩猩之间的友情以及它们照看受伤同伴的行为也证明了灵长类动物的确拥有道德意识。倭黑猩猩抚慰一只受伤的小鸟只能归因于纯粹的同情心。1966 年，美国芝加哥动物园里的一只大猩猩拯救了一名从 6 米高失足掉落的 3 岁男童。

其他动物也有牺牲自己救助人类的例子。在加利福尼亚，曾有一条拉布拉多犬跳到主人前面，以免主人被响尾蛇咬伤，给"人类最好的朋友"这一称号注入了新的含义。海豚不仅是游泳者的救生员，它还会想办法营救被困于渔网的同伴。

同情心和助人为乐是人类道德的核心，但是它有着漫长的进化历史，肯定不是人类独有。上述这些例子已经足以显示激进的基督徒、荷兰智能设计运动的支持者凯斯·德克所谓的"道德是基督徒所独有的特征"的宣言是完全错误的。2006 年，凯斯·德克在一次荷兰《人民报》（*Volkskrant*）的采访中称："耶稣说过，'用你的整个心灵热爱上帝，像爱你自己一样地热爱邻居'这是一句道德箴言，是一种难以被探索的法规，也是一种无法接受科学方法考证的研究。不过，人们能够区分善良和邪恶。""智能设计"的追随者们看上去不会阅读他们所批评的对象的文章。结果是，他们也不会明白宗教根本没有创造过任何道德戒律，只不过是在这些道德行为在社会性动物（包括人类）中进化出来之后，宗教直接接收了它们。

无意识的道德行为

> 人类历史上最大的悲剧可能是通过宗教掠夺了人类的道德。
>
> ——阿瑟·克拉克[①]

道德准则的作用是促进社会群体内部相互合作和支持，而且它们像社会契约一样约束着个人行为以使整个群体受益。达尔文的道德心理学理论追踪出伦理行为的进化并非是以个体之间的自私竞争为基础的，而是以群体内部的团结为基础的。在进化过程中，利他性的行为是以模仿父母对于后代所表现出来的呵护关爱行为而发展出来的。然后，利他行为将根据"己所欲施于人"的原则而扩展到同类的其他人身上。这种在几千万年的进化中所产生的行为最后成为人类道德的基石，并在最近的几千年中被宗教合并到自己的教义中去。具有讽刺意味的是，在所有可以将群体联合在一起的刺激中，树立一个共同的敌人是最强大的刺激，但是许多世界级领导人都在滥用这种机制。

道德的生物学目标——促进合作，就是为了让自己群体中的成员获得优惠待遇。将对核心家庭以及大家庭的忠诚摆在第一位，然后是对群体的忠诚。一旦你自己的生存以及与你关系最密切的人的健康得到保障，你就可以扩展你的忠诚圈子，就像德国戏剧家贝尔托·布莱希特（Bertolt Brecht）所写的那样："先啃饱，再道德。"

---

① Arthur Clarke，英国著名科幻作家、著名科学家、国际通信卫星的奠基人。——编者注

目前，我们已经做得非常好了，把这种忠诚圈子延伸到了西方世界、第三世界以及动物福利中，自 1949 年日内瓦公约签订以来，这个圈子甚至延伸到我们的敌人中。然而，人类其实早在远古时期就已感觉到这种道德延伸进程的必要性了。公元前 3 世纪，中国哲学家墨子看到战争给人们带来的毁灭时曾发出过这样的感叹：

> 用人们全都相爱、交互得利的方法去改变它。①
> 看待别人的国家就像自己的国家，看待别人的家族就像自己的家族，看待别人之身就像自己之身。②

在《智慧设计》（*Intelligent Design*）一书中，吉策·范·德·梅尔（Jitse van der Meer）博士写道："人类是唯一能够进行道德思考的灵长类动物。"然而，灵长类动物学家弗朗斯·德·瓦尔已经指出，人类经常是毫不考虑道德行为，而是根据生物性冲动快速且本能地采取行动。我们仅仅是在事后才想出一些理由来解释那些在瞬间已经无意识地做过的事。

我们的道德价值观是经过千百万年的进化而形成的，而且是根据普世的价值在潜移默化中形成的。在社会发展早期，道德行为已经呈现出来了。动物们也能表现出这些道德行为的事实更加说明了道德是具有固定化的发展线路的。小孩子在学会说话或者思考道德问题之前，就具有安慰感到痛苦的家庭成员的本能，这与灵长类动物之间互相安慰是一样的。在一个实验中，成年人假装出很悲伤的样子，那些一两岁的婴儿便做出试着安慰他们的反应了。这种行为并不仅限于儿童。在同样的实验中，宠物也表现出安慰他人的强烈本能。大猩猩也可以像一个一岁半的婴儿那样表现出与奖励刺激无关的利他性行为。它会把手上的棒子递给另一只大猩猩，或者把一支铅笔递给一个孩子，仅仅是因为对方够不到它们。此外，它们还会反复做这些事，并不期待有任何报酬。因此，我们的利他主义精神以及助人为乐的行为能得以传承。智慧设计论者吉策·范·德·梅尔博士所宣称的"良好行为并没有生物学的原因而且必须通过教育习得，因为它不是先天固有

---

① 原文为："以兼相爱交相利之法易之。"——编者注

② 原文为："视人之国若视其国，视人之家若视其家，视人之身若视其身。"——编者注

的"，是缺乏依据的。智慧设计论的拥趸们，要是将你们毫无科学根据的概念放到一个全景中去，将声调放得柔和一些，应该不会令你们感到受伤吧！

什么样的大脑是"不道德脑"

不仅是前额叶皮质，还有很多脑区也参与了我们的道德决定。

我们的大脑里有一个由神经生物学建筑模块组成的，经过了漫长进化过程的"道德神经网络"。首先，当我们观察他人的动作时，我们脑内被称为镜像神经元的细胞开始活动。当你看到某人做了一个手势时，你的镜像神经元会像当你自己做那个手势时那样放电（即激活）。镜像神经元能帮助我们通过模仿而学习，而且在大多数情况下这是一种无意识的过程，新生儿在出生一小时后就可以模仿成年人的嘴部运动。这些镜像神经元还能对他人所表现出的情感做出反应，使我们感受到其他人的经历，为共情提供基础。镜像神经元存在于大脑最前端的前额叶皮层以及其他一些大脑皮层中。

前额叶皮层包含了道德神经网络的重要组成成分，它确保了我们感受到的情感与我们的道德观念相连，它对社交信号做出反应并抑制冲动和自私的反应。前额叶皮层还在判断某种"交易"是否公平时起着至关重要的作用。在对前额叶皮层受损（例如肿瘤、枪伤或是其他伤害）的研究中，人们清楚地了解到它对道德意识形成的作用：这个脑区的损伤会导致行为不良、精神变态以及不道德行为的产生。在美国，曾有一位法官因前额叶皮层受到手雷弹片的损害而丧失了对案件的判决能力，从而不得不告别自己的职业生涯。如果一个人在小时候前额叶皮层就受过损伤，他掌握道德观念的能力就会受到破坏并出现精神变态行为。在被指控犯有谋杀罪的犯人的脑中，的确发现了其前额叶皮层功能出现了障碍。始于前额叶皮层的脑部疾病——额颞叶痴呆的首发症状通常是反社会和流氓行为，包括性骚扰、动武、抢劫、偷盗、打架和恋童癖。人们通常都是在后来才鉴定出这些异常行为是发病的开始。在面临道德困境需要做出选择时，例如面对是否应该牺牲一个人的性命而挽救许多人的命题，前额叶皮层发挥着核心作用。大多数人都觉得，做出这些决定是极其困难的，但是前额叶皮层受损的个体可以很冷静地完成决定，在他们的推理过程中，他们更不会带有感情，也更为客观。

除了前额叶皮层外，其他皮层和皮层下脑区在道德功能中也扮演重要角色，包括颞叶最前部区域及其内部的一个杏仁状的结构（杏仁核）、隔膜（脑室之间的薄膜）、奖赏回路（腹侧被盖区／伏隔核），以及位于脑干之上的下丘脑。所有这些脑区对于作为道德行为基础的动机和情感都起着至关重要的调控作用。杏仁核还参与了估算面部表情的社交含义并给予适当回应的过程。谋杀犯和精神病患者具有伴随着颞叶异常的杏仁核功能紊乱，这就解释了后者为什么对受害人的悲伤和恐惧表情没有什么反应。人类本能地不喜欢那些由邪恶的动机而激发的行为。这样的行为会受到谴责，在刑法的背景下会受到严厉的判决。不过，如果你通过经颅磁刺激技术破坏右侧颞叶、顶叶之间的连接，从而破坏某人的道德神经网络，那么他将不再在意动机是否是道德的，因为他再也不能理解某个行为背后的动机了。

因此，我们的道德神经网络并不仅限于新皮层（即大脑最近进化出的脑区），在进化过程中的许多古老的脑区对于我们的道德功能都起着同样关键的作用，诸如负罪感、怜悯、同理心、羞耻感、自豪感、蔑视和感激、厌恶、尊敬、愤慨和发怒等典型的道德情感都取决于上述脑区之间的相互作用。功能性脑扫描研究发现，人们在面临可怕的道德困境的测试中，例如面临需要捂死一个哭泣的婴儿以拯救更多人的"任务"时，脑区活动将会发生改变，而这些脑区早在与脑损伤和肿瘤相关的研究中就被发现与道德功能有关了。

当我们思考美好的道德冲动时绝不应该忘记，思考共情能使我们理解他人并分享他人的情感，同时它也让我们可以想象如果我们故意伤害或者折磨他人，他人的感受将是什么，而这些情感也有可能令人沉湎于其中。

大自然教给我们什么是更好的社会

　　人类就是高傲的黑猩猩。

　　弗朗斯·德·瓦尔从 1981 年起在美国工作，前不久他出版了他的第 9 本书。这是一部精彩的著作，充满了乐观主义精神，书名叫《共情时代》（*Age of Empathy*）。在书中，他再一次刻画了动物和人类的行为之间的相似性，预示着人类共情的时代即将来临。

　　在撒切尔夫人和里根总统时代，人们错误地认为自由市场经济是一种自我调节系统（即不适应者会自我消亡），在这一信念达到顶峰之后，到布什时代导致了噩梦一般的金融危机。是时候叫停公司老板们、CEO 们和银行家们的贪婪文化了。弗朗斯·德·瓦尔写道："贪婪出，则共情入。"人类并不仅仅是最具攻击性的灵长类动物，人类也是最具同情心的，例如人们在 2005 年卡特里娜飓风以及 2008 年中国汶川大地震后的援助中所表现的那样。这些都涉及心理平衡的问题，也是近些年来明显缺乏的。

　　根据弗朗斯·德·瓦尔的观点，共情，这种能和他人的感情产生共鸣的能力，应该重新占据社会的上风。共情有着漫长的进化历史，可以追溯到哺乳动物发展的两亿年前。2009 年的 G20 峰会决定限制银行业的奖金发放，这样看来，弗朗斯·德·瓦尔的理念可能是正确的。弗朗斯·德·瓦尔是一位坚定的达尔文主义者，他证明了就情感而言，人类的全部行为在动物中早已存在。

　　共情最初是由模仿雌性动物照看其幼崽的行为而引发的，这是一种自动的反应，不仅涉及在近期才进化的脑区——前额叶皮层，还涉及在进化中更为古老的脑区。除精神病患者以外的几乎所有的人都能产生共情。群体间的相互竞争无论是在猴子世界还是在人类社会中都具有重要地位，但是，合作、公平分配以及帮助他人的美好感觉也同样非常重要。如果你给两只完成同样任务的猴子各一片黄瓜，它们就都能很听话。不过，要是你给其中一只猴子一串葡萄，给另一只猴子一片黄瓜，那么第二只猴子就会又吵又闹，甚至将黄瓜扔出笼外。

弗朗斯·德·瓦尔在这本书中引用了大量神经科学的例子来解释行为背后的机制。他不但提到了镜像神经元，还提到了性别差异。结果显示，女性在面对一个骗子被惩罚的场景时会持续表现出同情心，而男性在这种情形下将不会产生同情——事实上，男性脑内的奖赏回路在此刻对于这种惩罚的反应被激活，这种惩罚行为给他们带来了真实的快感。然而，我还不能完全相信弗朗斯·德·瓦尔所称的"Von Economo 神经元"（又称"VEN 细胞"或"纺锤形细胞"）是自我意识，即我们站在镜子前面能认出自己的能力的基础。

要拥有共情，就需要将自己与外部世界区分开。这一能力是通过使用镜子进行标记实验而研究得出的。在实验中，人们给动物的前额用颜料做标记，然后让动物站在镜子前面观看自己。它如果能意识到是在看自己，就会触摸这个标记或者设法把这个标记给抹去。两岁的婴儿、灵长类动物、海豚以及大象都通过了这个测试，显示出他（它）们都具有共情。

在西方社会，人们也只是在最近才接受了"动物也具有情感"这一观点。1835 年，当第一只黑猩猩和红毛猩猩在伦敦动物园被展览的时候，英国女王维多利亚称它们是"可怕的，痛苦而难以相处的人类"。然而年轻的达尔文却发现，任何认为人类比猩猩优越的人都应该去动物园好好地看一看。

弗朗斯·德·瓦尔在接受一位宗教杂志记者的采访时被问到，如果他是上帝，他希望对人类做出哪些改变。弗朗斯·德·瓦尔说，他不希望上帝以激进的方式改变人类，只希望上帝能通过给予人类更多的共情，从而增进人类"四海之内皆兄弟"的感觉。我个人对于这种愿望是否能去除世界所面临的种种问题持怀疑态度。的确，弗朗斯·德·瓦尔在书中给出了恰恰是反对他自己观点的论点。如果你对所有人都敞开心扉、加以信任（这是威廉姆斯综合征的特征），别人就会觉得你不正常并将你排斥在外。此外，共情也有阴暗面。**人类之所以善于折磨别人，恰恰是因为他们善于想象别人的感受。**事实上，共情能力越强的人越残忍。弗朗斯·德·瓦尔列举了纳粹卫兵的例子：他们在集中营里进行着令人难以想象的残忍行动，但是下班后回到家里，他们是充满爱心的好丈夫、好父亲。人们可以富有共情力，也可以有选择地加以应用。

第15章

记忆

记忆是怎么回事

　　智力活动能刺激它会利用到的脑区内的神经元和轴突发育。以这样的方式组成神经元之间的连接，能通过神经末梢分支数目的增加而加强。

——拉蒙·伊·卡哈尔

　　1929 年，埃里克·坎德尔（原名埃里奇·坎德尔）出生于维也纳一个犹太家庭，9 岁生日那天，他得到了一件生日礼物——一辆漂亮的蓝色遥控 19 汽车。两天之后的"水晶之夜"①，两位纳粹警察勒令坎德尔一家离开。他的父亲也被迫拿着刷子去街上清洗那些鼓励市民为奥地利的自由而投票的标语。几天之后他们被允许回家时，发现家中已被洗劫一空，那辆蓝色的遥控汽车也不见了。经过 1 年的等待，他们一家终于获得签证，移民到美国，

---

① 或称"碎玻璃之夜"，指发生在 1938 年 11 月 9 日至次日凌晨，纳粹党员与党卫队袭击德国全境的犹太人的事件，这被认为是对犹太人有组织的屠杀的开始。——译者注

随后埃里奇改名为埃里克。

他接受了精神科医生的培训，毫无疑问，这是受到他的第一任女友父母的影响，他们是与弗洛伊德共事的著名的心理分析学家。心理分析学的确令坎德尔深深着迷。1955 年，他在哥伦比亚大学满怀热情地告诉著名的电生理学家哈利·格伦特菲斯特（Harry Grundfest）教授，他想找寻弗洛伊德关于心智理论的生物学依据。

当时，弗洛伊德将人格分为三个组成部分："本我"（Id），即无意识的、原始的成分，受快乐原则的驱使；"自我"（Ego），该部分试图将本我的欲望和现实相均衡；"超我"（Superego），作为良心和道德指南的一部分。弗洛伊德本人从来没有考虑过这些假说性的元素在大脑中的具体位置。

格伦特菲斯特，这位将坎德尔引荐到神经科学领域中的教授，在耐心听取了坎德尔的难以实施的研究计划之后，给了他一条对于他的学术生涯来说最重要的建议："如果你想理解人类的心智，你就必须一个细胞一个细胞地研究大脑。"坎德尔正是采纳了这条建议，先研究记忆的细胞生物学，再研究记忆的分子生物学，最终他获得了 2000 年的诺贝尔生理学或医学奖。这一扣人心弦的探索过程后来被他记述在自传《探索记忆》一书中。

记忆被定义为储存和提取信息的能力，它给我们提供了清醒地了解自己的过去的能力。坎德尔最初聚焦于研究海马体，这部分脑组织对记忆起着至关重要的作用。不过，这个结构实在是太复杂了，于是坎德尔就去寻找一种更简单的有机体来作为研究模型，最终他选择了大型海蜗牛。他说自己是根据直觉来选择海蜗牛的，这与选择丹尼斯作为妻子类似，即相信自己的直觉。在这种原始有机体身上，记忆的不同方面都由简单的神经反射表现出来，这些神经反射由少数的神经元引起，而这些神经元之间具有清楚的突触联系。这种简单的神经回路使得研究神经元的学习过程变得简单。坎德尔通过实验证明，神经元之间的联系并不是一成不变的，在对电刺激有所反应时它们可以减弱或是增强。换句话说，神经系统并不是像一个老式的电话中转站一样包含着固定不变的联结，而是正如被证明的那样，这些联结具有可塑性。有一些在发育过程中形成的神经回路，不但包含了一些与生俱来的行为，还包含了可以通过后天的学习来改进的成分。

有研究证实，学习的过程是以突触联系强度的变化为转移的。重复性刺激的学习过程可以加强神经元的联结，这为"熟能生巧"提供了证据，而且这也是记忆的基础。学习、记忆、遗忘的不同过程都是由神经元所产生的许多不同的化学信使而引起的。海蜗牛同时具有短时记忆和长时记忆，与人类一样，它也需要重复训练，而且在训练期间需要休息。在短时记忆中，例如记住一个电话号码后拨号，那么仅仅只是神经元的现有突触的强度会有改变。这种改变是纯功能性的。短期记忆的能力非常有限，而且如果这些记忆不加以巩固，那么就只能保存几分钟。长时记忆则需要神经元新合成的蛋白质去形成新突触，因此它涉及形成新的神经元联结。这相当于结构性的改变。长时记忆有时被比喻为可以永久性地储存信息的电脑硬盘，而短时记忆则可以看成是电脑的工作记忆或者随机存取存储器（RAM），其中的信息每秒钟都在改变，而且还取决于正在应用的任务和程序。

在记忆的早期阶段，脑震荡、心脏病发作后的缺氧、治疗抑郁症的电休克治疗等都会导致记忆障碍，使人对发生在这类创伤之前的事件失去记忆，这种状况被称为"逆行性遗忘"。由于这些病例的记忆今后还可以逐渐恢复，因此问题似乎出在"访问"（读取）这些记忆中，而不是存储这些记忆的过程中。已经存储的记忆在若干年之后就不大会受到那些扰乱的影响了。最终，长时记忆存储的是个体对世界和自身的整体认识与经历。

学习的过程可以导致大脑结构发生改变，就像拉蒙·伊·卡哈尔在1894年所观察到的那样（见本节前引言）。例如，专业小提琴手的大脑皮层负责左手四根参与演奏的手指的部分要比不演奏弦乐的人大5倍。当我看到那些年轻人飞快地用手机发文字短信时，就觉得他们大脑皮层的拇指区一定比我的大很多。

坎德尔还揭示了突触强度的改变以及新的突触形成时的分子过程，在此过程中建立了一个全新的研究领域——认知分子神经生物学。他发现了信息通过巩固的过程从短时记忆转变为长时记忆的分子机制，海马体在这个过程中起到了重要作用。同时，坎德尔还揭示了承载着强烈情感负荷的事件是如何一起绕开短时记忆的途径而直接将自己刻到了长时记忆中去的。在这一过程中，杏仁核起到了至关重要的作用。在发现了衰老过程中的正常的记忆衰退的可能性分子基础之后,坎德尔建立了一家名为"记忆制药业"（Memory Pharmaceuticals）的公司。可惜到目前为止，他还没有制造出理想的记忆药丸。

在获得诺贝尔奖之前不久，78 岁的埃里克·坎德尔在荷兰阿姆斯特丹获得了"喜力医学奖"①。在去瑞典斯德哥尔摩领取诺贝尔奖之后，他回到了奥地利维也纳，他在那儿举办了一场研讨会，主题是关于奥地利当年对"国家社会主义"②的热烈回应问题。通过这种方式，他谴责了他的祖国对于政府在纳粹时期所扮演的角色的集体否定。这位因为对记忆的研究而闻名于世的科学家非常震惊地发现，奥地利的小学生竟然对希特勒以及大屠杀事件一无所知。在维也纳之行中，他获赠了一辆与他孩提时代被纳粹偷去的那辆蓝色遥控汽车一模一样的玩具车。他以自己典型的简明风格对此做了评论，说自己没有为那辆小车留在维也纳而感到遗憾，他说："我到了美国，我在那儿的生活很精彩，现在我有了一辆奔驰。"

大脑的哪些部位与记忆有关

> 如果记忆是存在的，它就是无所不在的。

神经元之间的联系会根据神经系统的活性而发生改变。记忆就是这样进行编码的，这也是所有神经元的特征。从这个意义上来说，你可以认为记忆广泛地分布于神经系统中。不过，某些脑结构明显与记忆力相关。功能性脑扫描检查可以显示一个脑区是否参与了某些功能，但是对患有局部脑损伤的病人的临床检查所得到的信息，对于我们了解某些脑区是否真正为大脑的某项特殊功能所必需也至关重要。通过对那些患有脑部疾病、脑部受子弹和其他损伤以及接受脑部手术的病人的系统性研究，人们已经获得了诸如大脑皮层的不同部位在记忆中的作用的有价值的信息。在美国出

---

① "喜力"是荷兰著名的啤酒品牌。——译者注

② 即德国纳粹主义。——译者注

生的加拿大脑外科医生怀尔德·彭菲尔德在给患者做手术之前，在患者意识仍然清醒的状态下，采用电极刺激病人的颞叶，因此他可以更精确地进行手术定位。这使病人恢复了特别明晰的记忆，一些患者躺在手术台上就可以唱出完整的歌曲。

    直到 1953 年，人们才发现颞叶对记忆的重要作用。当时，美国神经外科医生威廉·斯科威乐（William Scoville）切除了一名在自行车事故中患上了严重癫痫症的病人（著名的 H.M.[①]）的大部分颞叶。手术治好了他的癫痫症，但是导致他患上了严重的健忘症。他无法学习和接受信息，尽管他的短时记忆还保持完好。例如，他可以通过持续复述数字 7 而在短期内记住这个数字，但是一旦这个过程被打断，他就根本不知道自己刚才在试图记忆的是什么。换句话说，从短时记忆到长时记忆的通路被切断了。神经心理学家布伦达·米尔纳（Brenda Millner）是 H.M. 的治疗医生，她与 H.M. 交谈后过了几分钟再次踏入其病房时，H.M. 总是会说："好久没见到你了啊！" H.M. 的个人历史在手术之后就彻底停止了。在他的意识中，他一直停留在 30 岁。年老后，他无法认出自己最近照片中的形象。直到 2008 年他去世时，他还在坚定地认为哈里·杜鲁门是当时的美国总统。搬家之后，他总是回到自己的老房子，因此当他外出时家人总是不得不陪着他。

大脑前额叶皮层拥有许多功能，也负责协调各个脑区以建立工作记忆或短时记忆。这种记忆能使你在短时间内记住某些信息，例如你想拨打的电话号码、你制订的计划或者你需要解决的问题。工作记忆对于处理语言也具有极其重要的作用。目前人们认为，那些具有诵读困难症的儿童就存在着工作记忆发育不充分的问题。前额叶皮层通过集中注意力和选择刺激与海马体密切合作形成工作记忆（见图 15-1）。在记忆实验中，那些能同时激活这两个脑区的词语是被记得最牢的词语。如果你仅仅是为了打个电话而记住一个电话号码，那么你只需要应用你的工作记忆。不过，如果你

---

① 患者名字首字母缩写。——译者注

经常重复这个号码，那么你就能将它储存到长时记忆中。工作记忆是为了一般用途而存在的短时记忆的空间，它对人们完成复杂任务和表现功能至关重要。它使 H.M. 记住了一些数字或词语，但是接下来他无法以正常的方式重复这些信息，从而将它们从短时记忆转化为长时记忆。

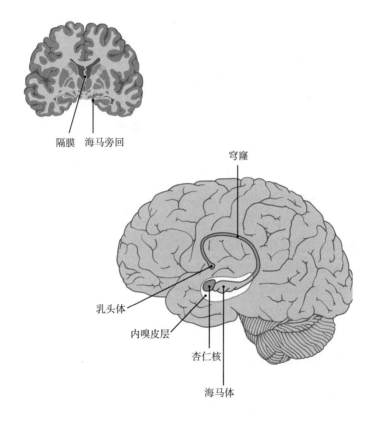

图 15-1　信息通往长时记忆所采用的路径始于内嗅皮层，它位于深部脑区的海马旁回

颞叶中的海马体对记忆起到了至关重要的作用。H.M. 的癫痫症病灶位于海马体，因此医生在手术中切除了他 2/3 的海马体。海马体，顾名思义就是这个脑结构外形像是海马的尾部，卷曲并呈现出齿状的背鳍。H.M. 在术后（大部分海马体丧失的状态下）还可以完好地回忆起近 3 年的时间内所发生的事情，这证明了海马体不是遥远记忆的储存位点。H.M. 在术后完全不能形成新的记忆的现象为人们了解海马体的功能提供了线索。从那之后，对神经性疾病患者的研究表明，即使海马体只受到小部分损伤，也可

以导致病人形成记忆的能力受到相当大的、长期的损伤，或者是出现顺行性遗忘，正如 H.M. 在手术后的极端表现。

海马体专门负责整合来自感官的信息。你安排与人见面的餐厅的位置、你将要看到的人的长相、厨房里的声音和气味以及铺设好的餐桌的位置，这一切全都融合成"自传式记忆"（autobiographical memory）中独立而连贯的项目，这种记忆也被称为"生命的编年史"。接下来，在这次晚宴值得被记住时，这些信息就会被储存到长时记忆中。这一系列步骤的完成都是海马体和一个位于颞叶皮层下方附近的脑区——内嗅皮层或者海马旁回密切合作的结果。不过，H.M. 的海马旁回也被斯科威乐医生切除了。

那么，信息是先到达这两个脑区中的哪一个的？对在癫痫症患者脑部置放电极的研究为这个问题提供了答案，患者接受了记忆测试，他们不同的脑区都接受电流干扰并达到选择性的失活。研究证实，内嗅皮层首先被激活，接下来是海马体。内嗅皮层是阿尔茨海默病的首发症状出现的部位，该疾病的典型的记忆问题也的确是近期信息的遗忘。阿尔茨海默病患者会忘记 1 小时之前发生的事情，但是却能告诉你他小学时代一位同学的详细的故事。海马体不仅对记忆起着至关重要的作用，而且还能展望未来，这些能力在双侧海马体受损的病例里得到了说明。

幸运的是，并不是所有的近期信息都会被储存在长时记忆中。有谁会想着保存他一生中所经历的每件事情的每一个细节，例如每一顿饭、每一次谈话以及每一本书中的每一个字呢？那样只会让我们确定和获取真正重要的信息变得极其困难。的确有人能够记住并复述巨大量的琐碎的信息，例如数字系列、整本电话号码或者火车时刻表，但是获得这种能力的代价是大脑其他功能的衰退。这些"学者"通常都患有自闭症，在诸如社会交往或者抽象思维方面具有严重缺陷（见第 10 章第 3 节）。那么，什么样的信息才会被筛选出来存储到长时记忆中呢？这取决于信息的重要程度以及在特定的时刻信息所承载的情感负荷。每个人可能都会记得当听到 2001 年9 月 11 日纽约世贸中心遭受袭击时自己当时在哪里以及正在做什么事。

杏仁核位于海马体的正前方，它通过应激激素皮质醇记忆那些携带着强烈情感负荷的信息。结果是，创伤性的经历立即能被长久地存储到长时记忆中。这也解释了为什么我们 80% 的早期记忆都有一些负面的联想。与生存相比，记住那些令人恐惧、震惊和悲哀的经历比记住那些愉快的经历更为重要。不过，这种机制也造成了一些问题。一个患有颞叶癫痫症的女人，其病灶位于杏仁核上，因此当癫痫发作的时候总是产生相同的幻觉，重新经历年轻时的一段创伤性时刻，这让她感到无比悲哀。记住危险是具有显著的进化优势的，例如在战争期间，这样一来，当类似的情形发生时，你就能立即警觉起来。这样一种天然的倾向性也会以病态的形式呈现出来，例如，一位荷兰士兵从国外战场返回家乡，但他却没有意识到他已经脱离危险。在他回到阿姆斯特丹之后仍然感到恐惧并处于威胁之中，他的脑海中一直回放着战争的场面，在街上听到一声巨响就要寻找一个掩体躲藏——他患上了"创伤后应激障碍"（post-traumatic stress disorder ，PTSD）。在第一次世界大战期间，这种症状被称为"炮弹休克"（shell shock），有 306 名患有此病的英国士兵因拒绝重返前线而被处决。患有创伤后应激障碍的老兵的杏仁核工作得"太好"了，以至于屏蔽了前额叶皮层向他们发出的"危险已经结束"的信号。杏仁核对危险的反应受到化学信使去甲肾上腺素的调节。因此，患有创伤后应激障碍症的老兵可以通过接受 β 受体阻滞剂（具有对抗上述反应的效果）的治疗，防止杏仁核对这些激烈的经历做过强的标记，并防止个体被应激性的记忆击倒。边缘型人格障碍患者的症状包括情绪不稳和冲动，其基础也是由于杏仁核夸大了负性刺激的反应。在这种疾病中，患者的负性情绪与强烈的应激反应相连，导致病人罹患逆行性或者顺行性遗忘症的风险升高。H.M. 的杏仁核和其他对记忆至关重要的颞叶结构都被切除了。

H.M. 的大脑目前被存放在美国圣迭戈，已经被切成极薄的大脑切片，这个过程可以在线阅览。接下来，研究人员会进行一项史无前例的广泛的显微镜下检查，以精确地了解在几十年前的那场手术中，到底他的哪些脑结构被切除或者被损伤了。

信息是如何到达长时记忆的

脑损伤见于所有会产生身体接触的体育项目，从拳击、跆拳道到橄榄球和足球。

在睡眠期间，海马体持续地激活记忆，并将它们传输到大脑皮层。不过，人们尚不清楚这个过程主要发生在做梦睡眠（快动眼睡眠）期间还是在脑活动较为不活跃的睡眠阶段。信息通往长时记忆所采用的路径始于内嗅皮层。在前额叶皮层的指导下，信息在海马体内被短期储存。从海马体开始，信息沿着两条通路传递：一条是回到颞叶皮层被长时记忆储存，另一条更长的路径则是沿着穹窿的巨大弓型，悬浮在隔膜之上，向下丘脑方向传递。之后，一些纤维传递到乳头体，还有一些则传递到下丘脑内部。

职业拳击手脑内的这些连接经受了那么多次的击打，无可避免地会遭受损伤，从而造成痴呆、震颤、步态不稳以及极端的行为的改变，这就是职业拳击手的职业病——"拳击醉态综合征"，或称"拳击痴呆性脑病"（dementia pugilistica）。患有这种综合征的退役的拳击手在接受检查时，我们经常可以看到他们的隔膜断裂、穹窿萎缩、穹窿内纤维的绝缘材料髓鞘缺乏、乳头体体积过小且布满疤痕，以及由于脑组织的丢失而导致的第三脑室扩大。其他的发现还包括，阿尔茨海默病的改变，大脑皮层萎缩和细胞丢失，主要发生于颞叶和海马体（见第 19 章第 1 节）。换句话说，有大量证据表明，这些拳击手会出现严重的记忆损伤和其他脑部功能障碍。这一类型的大脑损伤并非局限于拳击运动，在其他所有的会产生身体接触的体育项目中都会发生，从跆拳道到橄榄球和足球。上述脑区和通路中发生的脑梗死或脑出血也能造成记忆损伤，甚至是痴呆症。在因酗酒和饮食不良而造成的维生素 B_1 缺乏，进而导致的科萨科夫综合征患者案例中，他们的乳头体会出现小的出血灶和疤痕。科萨科夫综合征患者会出现与颞叶损伤的患者类似的记忆衰退。患者会编造一些故事来填补记忆中的空白。乳头体对记忆的重要性不仅是通过与拳击、肿瘤或者手术（见第 6 章第 2 节）

等相关的问题体现出来，也能通过一场离奇的台球比赛而得以阐明。一名选手被对手的母球击中了鼻子，他的乳头体因此被损坏，这个可怜人最终出现了严重的记忆障碍。

信息从乳头体向丘脑转移。丘脑的梗塞会造成严重的记忆障碍甚至是痴呆症。接着，信息从丘脑传递到大脑皮层区，那些对事实和事件的记忆在皮层被有意识地记录下来，这种记忆被称为"陈述记忆"或者"外显记忆"。

错把妻子当帽子

那名患者认识自己的轿车，但是他不认识自己的妻子。

对一个事件的不同方面的记忆被储存在脑内的不同部位，之后，当你试图回忆那个事件时，需要把关于它的不同的部分重新拼接到一起。任何一点点信息的缺失都会让大脑去填补相关的内容，这个过程完全是无意识地进行的。在这一点上，如果将大脑的记忆能力比喻为可以完美重现任何信息的计算机硬盘就显然不是那么准确了。更为恰当的比喻应该是，像考古学家利用少量的骨头去重建一整副骨架一样，在这个过程中是经常会出错的。众所周知，记忆是不可靠的，正如在法庭的案例中常见的那样。

患有特殊记忆障碍的病例显示了不同类型的信息（例如音乐的、图像的和人脸等）储存在大脑皮层的不同区域这一事实。例如，一些大脑右侧中后部受损的病人即使在视力没有任何问题的情况下也无法再辨认出人脸，即使是自己的妻子。不过，他们能够认出物体，例如自己的轿车，因为物体的信息储存在另外的脑区。认识自己的车却不认识自己的老婆，你应该能想象得到这在家庭里会掀起怎样的轩然大波！这种疾病被称为"人面失认症"（prosopagnosia）或是"脸盲症"（face blindness）。奥利弗·萨克斯在《错把妻子当帽子》一书中描写了这种疾病。

严重罹患此病的 P 博士想把妻子的头——而不是自己的帽

子，"戴"到自己头上。令人难以置信的是，他还是一位在事业上卓有成就的音乐教师。在这种疾病的极端病例里，人们甚至难以辨认镜子中的自己。

还有一个著名的病例是一位士兵，他在回家休假的街道上与母亲偶然相遇，但是没有认出自己的母亲。

幸运的是，我的情况没有那么糟糕，但是我在辨识人脸方面一直存在着困难，经常会造成尴尬。有时，我刚向别人介绍自己，那个人就会惊讶地盯着我说："我认识你，我和你在同一个委员会中共事三年了。"或者是："我认识您啊，您是我的博士论文指导委员会的成员啊。"

我父亲也遇到过这样的问题，因此这其中似乎有点儿家族遗传性，他的基因突变传给我了。不过，这种"模式识别"缺陷显然具有特别的选择性，因为我对显微镜下的样本记得很清楚。有很多次，当我再看到那些好久不见的显微镜下的样本时会想"噢，这是甲先生"或者"这是乙女士"，之后我的想法被证明是正确的。然而，如果是我和一些人见过一面，那么过几年我肯定是认不出他们来的。

有一项研究是在癫痫患者的颞叶植入电极，并给患者观看数百张人脸的相片，结果发现，他们的脑中存在着只有观看一张名人（例如比尔·克林顿总统）的照片才放电的神经元。因此，导致我识别面部有困难的原因可能就是那个脑区出问题了吧。对猴子的测试表明，给猴子看一张由电脑创作的人脸图片时，其位于颞叶底部的神经元将被激活并放电。当猴子看到一张它熟悉的脸时，神经元的放电会更为强烈。那些神经元对将脸部最典型的特征画成漫画的图像反应最为强烈。联系到我的人面失认症，可能就可以解释我为什么那么热爱卡通漫画了。顺便提一下一种与人面失认症完全不同的识别问题——卡普格拉综合征，也称替身综合征。患者能够认出朋友、伴侣或者亲戚，但是对这些人产生不了任何情感，因此坚信这些人都是冒名顶替者。他们认为所爱的人被其他什么东西（例如机器人或者是外星人）替代了，这种妄想会导致患者做出类偏狂行为。卡普格拉综合征有时会发生在脑损伤之后，或者是阿尔茨海默病的一个症状。

由于视觉信息的不同成分在不同脑区中进行处理，因此这会导致非特异性的视觉损伤。心理学家艾德·德·汉恩（Ed de Haan）曾经描述过一个病例：病人看不见运动中的汽车，但是当汽车停下来时，她却突然能看见了。有一些人可以看见但是却无法分辨颜色，或者看得见颜色但是看不见形状，抑或是没有亮度感，因此不知道自己是开灯还是关灯了。

　　长时记忆所处是最安全的信息储存位置，人们将音乐和语言的知识都存储在那里。阿尔茨海默病患者的长时记忆最终也会受到影响。在巴里·瑞斯伯格（Barry Reisberg）所设计的阿尔茨海默病进展列表中（见第 19 章第 2 节），病人语言能力的丧失要到该体系的第 7 阶段才会出现。与其他能力相比，阿尔茨海默病患者的音乐能力保持时间最长久。一位专业钢琴家在 58 岁时开始出现记忆问题，到了 63 岁，她的痴呆症已经非常严重以至于她不再能记住说过和写过的东西。不过，她还能记起多年前第一次听到的音乐片段，并根据乐感演奏出来。虽然她的认知能力在之后的日子里急剧衰退，但她依然能够弹奏她所熟悉的美妙音乐，这给她带来了巨大的快乐。音乐记忆似乎是由位于大脑外侧（顶叶）的长时记忆的一个子系统调节并保持相对完好的。艺术才能保持完好的、患有阿尔茨海默病的视觉艺术家们的子系统则可能位于大脑后部（视觉皮层），这个脑区较少（同时也是在后期）受到阿尔茨海默病进程的影响（见第 19 章第 2 节）。

小脑是适于学习复杂知识和动作的脑结构

　　　　　　摇晃着走来走去的人不一定是喝醉了。

　　小脑位于颅后窝，大脑的后下方。这个相对较小的脑结构包含了 80% 的神经元并确保运动和语言的流畅和协调。例如，在你拼命摇头的过程中，小脑确保了你的眼睛可以聚焦在同一点。小脑包含了如何做事情的记忆，记录了你在发育期间相继学会的动作，从爬行到站立到走路，接着是骑车、游泳、弹钢琴和开车，小脑不断地掌控着这些动作的表现。这些复杂动作的程序（即内隐记忆），在这个卓越的小型电脑中储存，并允许你可以完全自动地完成动作。

熟能生巧，即使是在小脑中也是如此。当你学习开车的时候，最初要仔细考虑每个动作："我需要变速了，这意味着要使用离合器，第三挡又在哪里呢？"这些过程涉及使用外显性记忆或是陈述性记忆，它们是关于事实和事件的记忆，是一种耗费时间也极为低效率的过程。通过一再地练习这些相同的任务，其中的动作逐渐由主动变为完全自动，并转存到小脑的内隐性或程序性记忆中。如果你经常开车，那么你就会不假思索地开，事实上（按照你的陈述或者外显记忆）你将难以说出你到底做了哪些精确而流畅的动作。H.M. 的内隐记忆还是完好的，因为他还能学习新的动作技能。通过日复一日的训练，他去追踪在镜子里看到的一个星星的能力提高了，但是他却完全记不住这些练习的内容。他再也不能先记住这个技巧——这是大脑有意识训练的外显性记忆阶段，但是他的小脑在不知不觉中练习并完善着这些新任务。

小脑还可以抑制你自己的动作对其他脑区所产生的影响，这就是你不能将自己胳肢笑的原因。你的大脑希望给予那些意外的感觉输入以优先反应的权力，因为那些输入可能需要紧急应答。由于你试图将自己胳肢笑（你自己的其他行为也一样）的感受是可以被预知的，因此它会受到抑制。有些小脑受损的病人丧失了这种机制，他们在胳肢自己的时候就会笑个不停。

小脑的损伤并不会导致瘫痪，但是的确可以令人变得十分地笨拙。通常情况下，就算你闭上眼睛也能轻而易举地用手指触碰你的鼻尖。如果由于梗死或者出血而造成小脑受损，你的手指可能就会在面部胡乱地摸一通。这种小脑损伤还会造成行走困难：你两腿会远远地分开以免跌倒，然后摇晃着走来走去。有一次，我的一位同事就是以这种方式走出飞机的，因为在长途飞行中有一个血凝块冲进了他的小脑，造成了小脑梗死。酗酒和吸食大麻也会破坏小脑的功能，对行走能力造成类似的影响。

小脑中的大型神经元——浦肯野细胞，是当你还在母亲子宫内时就已经形成了的。大量的小神经元——颗粒细胞，则是在出生之后才形成的。因此，包括自闭症和恋童癖在内的所有的大脑发育障碍都会在小脑留下记号。在自闭症病例中所发现的小脑所有细胞类型和化学信使的异常情况都可以解释患者某些运动功能受损的原因，例如运动协调和速度方面问题、难以学会系鞋带或者骑自行车。然而，除了在运动功能中扮演至关重要的角色外，越来越多的证据还清楚地表明小脑参与了更高级的、认知的功能。

如果小脑发育不全、局部损伤、脑梗死或者长出肿瘤，那么就会出现心理问题、诵读困难、多动症、言语智能受损以及学习障碍。

因此，小脑是最适于学习复杂知识和动作的脑结构，但是它也负责协调那些学起来没什么困难的动作，例如在性高潮期间的肌肉的自然而然的运动。荷兰格罗宁根大学的神经解剖学教授盖特·霍施泰格对体验性高潮的个体做过脑部功能性磁共振成像研究（见第5章第4节），发现在性高潮来临之际，男性和女性的小脑区域都被激活了。你可以想象，如果你能花费像学弹钢琴一样的时间、耐心和努力来训练参与性高潮的肌肉运动，那么这世界会是怎样？

第16章

大脑与宗教

我们无法得知那些荒谬的行为准则以及荒谬的宗教信仰从何而来，不过值得一提的是，这种信仰总是在生命的早期，在大脑还很容易受到外界影响的时候被灌输的，以至于这种烙印几乎具有本能的特征。所谓的本能的实质就是，置理性于不顾。

——达尔文

有没有信仰，完全是天生的吗

凡是我们无法理解的，我们都将其称为上帝，这样就可以避免大脑组织耗神了。

——爱德华·艾比[1]

鉴于每种宗教信仰不可能都是有道理的，因此可以得出这样的结论：它们都是没有道理的。

——克里斯托弗·希钦斯[2]

在我看来，关于宗教信仰方面最有意义的问题并非上帝是否存在，而是为什么会有这么多人信仰宗教。目前世界上有一万多种不同的宗教，每一种宗教派别的人都确信世上只存在一种根本的真理，而他们信仰的也正

---

[1] Edward Abbey，美国著名的生态文学家。——编者注

[2] Christopher Hitchens，英国激进的左派支持者，无神论者，反宗教者。——编者注

是这个真理，这或许就是使他们仇视其他宗教派别的根源。

1500 年左右，新教的宗教改革先驱马丁·路德称犹太教为"毒蛇"。几个世纪以来，基督教徒对犹太教徒的仇恨演变为杀戮，并最终引发了纳粹大屠杀；英国对印度的统治使得印度分裂为信仰印度教的印度联邦和信仰伊斯兰教的巴基斯坦，使得 100 万人在这场印巴分治中丧生。自 2000 年以来，43% 的内战都是由宗教问题引起的。

天主教徒、新教徒、穆斯林、印度教徒约占世界人口的 64%。大约有 95% 的美国人信仰上帝，其中 90% 的人做祷告，82% 的人认为上帝可以创造奇迹，70% 的人相信有来生，而只有 50% 的人相信有地狱——这显然不太符合逻辑。在世俗化了的荷兰，这些比例都要低一些。2007 年 4 月，一项关于"上帝在荷兰"的调查研究表明，在过去的 40 年当中，荷兰人还俗的比例从 33% 上升到 61%，超过半数的荷兰人对宗教信仰持怀疑态度，仅有 14% 的荷兰人是无神论者。

2006 年，在伊斯坦布尔举行的一次研讨会上，生物精神病学荣誉退休教授赫尔曼·范·普拉格（Herman van Praag）指出我的无神论观点属于异端学说，因为 95% 的美国人都是宗教信徒。我的回答是，这完全取决于你调查的是哪些美国人。1996 年，一份对美国科学家的问卷调查表明，他们中有 39% 的人有宗教信仰，远远低于上述数据。在美国国家科学院的顶尖科学家当中，信仰上帝的人数比例更低，仅为 7%，而在诺贝尔奖得主当中，这个比例几乎为零。在对英国皇家科学院所做的调查中，信仰上帝的人数仅为 3%。

一项综合分析研究显示，无神论者的认知与受教育程度和智商高低相关。由此可见，即使在同一个国家里，人们的宗教信仰的情况也大相径庭，而且一个民族的无神论倾向与其智力、教育、科技实力和对自然科学的积极态度密切相关。对于科学家而言，这种差异还与学科有关：生物学家比物理学家更加不相信上帝和来世。因此，有 78% 的杰出的进化生物学家把自己称为"纯粹的自然主义者"（即唯物主义者）也不足为奇。其中，有 72% 的人把宗教看成是一种社会现象，是伴随人类自身的进化而发展的。也就是说，它是进化的一部分，而并非与进化论相矛盾。

宗教似乎的确拥有一种进化的优势。可以将对宗教的感受性称为"灵性"，一项对双胞胎个体进行的研究表明，这种灵性有 50% 是由基因决定的。每个人都拥有程度不同的灵性，这与是否存在通用神学无关。宗教是人们对自己灵性感知的阐述，具有地方性特征。是否信仰宗教并不是你的"自由"选择。在你所处的成长环境中，你父母的宗教信仰在你发育的早期就已经庄严地灌输到你的大脑回路里了，这个过程与你习得母语的过程是类似的。血清素可以决定人们灵性的程度，而且大脑中血清素受体的数目还与灵性的程度相关。那些作用于血清素的物质，例如从仙人掌种子和花粉中提取出来的致幻剂类毒品等，可以引发神秘的灵性体验。作用于脑内鸦片受体的物质也可以引发灵性体验。

迪恩·汉默尔（Dean Hamer）在他的著作《信仰基因》（*The God Gene*）中写道，他发现了一种基因，其微小的变异可以决定不同程度的灵性。然而，这种基因可能仅仅是大量的相关基因中的一种，因此他的书名若是采用"一种信仰基因"就更为恰当了。

孩子出生以后，宗教意识的编程开始在其大脑中进行。英国进化生物学家理查德·道金斯[1] 对于"基督教的、伊斯兰教的或者犹太教的孩子"的说法感到非常气愤，因为他认为小孩是没有宗教信仰的，所谓的信仰不过是这些孩子的信仰基督教的、伊斯兰教的或者犹太教的父母们在孩子发育的早期阶段灌输给他们的，在这个时期儿童的大脑对于"铭记作用"十分敏感。道金斯指出，我们应该教育孩子们如何思考，而不是教他们应该思考什么。在他看来，这种宗教信仰的编程过程是儿童大脑另一种特质的副产品，该特质具有巨大的进化优势。如果孩子们想获得安全感，他们就会毫不犹豫地甘心服从父母或者其他权威的命令。此外，儿童倾向于相信人们告诉他们的所有事情，因此幼年时期的教化很容易取得成功，这也就是为什么父母的宗教信仰的影响会无所不在的原因。模仿功能是我们进行社会学习的基础，也是一种非常有效的机制，我们的大脑甚至有一套独立的镜像神经元系统来运作它。通过这种机制，诸如来世、殉道者将升入天堂、不信教的人会受到追究以及应当相信上帝是至善之举等宗教观念，就一代一代地传下来了，并记录在人们的大脑回路当中。身边已经有很多的例子可以说明，人们付出巨大的努力去摆脱其在早期发育阶段形成的观念。

---

[1] Richard Dawkins，英国演化生物学家、动物行为学家和科普作家，也是当代最著名的无神论者和演化论拥护者之一，有关他对宗教的批评可见《上帝的错觉》（海南出版社，2017.9）。——编者注

宗教让我们享有很多世俗的好处

> 宗教是一种让普通民众保持安静的极佳方法。
>
> ——拿破仑

现代人类的进化过程伴随着 5 种特征性行为，它们存在于所有文化当中，即语言、制造工具、音乐、艺术和宗教。除宗教以外，这些特征行为都可以在动物世界中找到前身。宗教的进化优势对于人类来说是非常清晰的。

一、宗教让一个群体团结在一起。例如，尽管犹太人经历过大流散、宗教裁判以及纳粹大屠杀，但是他们还是通过宗教信仰而维持成了一个团体。对于领导者来说，宗教是最佳的工具。正如塞内卡（Seneca）所说的："普通人认为宗教是真实的，智者认为宗教是虚假的，而统治者认为宗教是有用的。"宗教采用不同的手段把一个群体维持在一起。

1. 要想将一群人维持在一起，通常采用的一个机制就是宣布这样一条信息：与不信教者（这里指具有不同信仰的人）结婚是一种罪恶。"枕上若有两种信仰，之间便有恶魔横躺。"这种大家耳熟能详的俗语能很好地表现出民众的智慧。无论是在哪种宗教中你都可以发现这条原则，还能发现威胁和惩罚措施。很不幸的是，根据宗教信仰划分的分离教育促进了对于异己的仇视，使得不相知者不可能相爱。

2. 为了将人群维系在一起，宗教以上帝的名义将许多社会条例强加给个体执行，通常附加着对于冒犯者的毫不含糊的惩罚条例——正如《摩西十诫》中的一条所强调的那样，带有威胁的诅咒将延续四代。《旧约全书》中提到，亵渎神明将受到严厉的惩罚。同时，这些恐吓还能帮助教堂积累财富、增强势力。在中世纪，人们只有从教堂购买巨额的"赎罪券"才能保证减少其待在炼狱中的时间。正如荷兰宗教改革时期流行的一句话所描述的那样："将钱放进教会的钱箱，购买你的灵魂在天堂中的席位。"20 世纪初，许多天主教僧侣还可以根据他们在教会中级别的高低而在不同程度上减免炼狱之苦。时至今日，威胁与恐吓依然存在。在美国科罗拉多州，一位牧师建造了"地狱之屋"，基督教学校会把孩子送到那里，让他们在惊吓中知道如果不遵守宗教条例，那么死后等待他们的将是什么。

3. 每一种宗教都要求自己的成员通过佩戴一些东西而易于被辨认出来，例如黑色的外衣、圆顶小帽、十字架、头巾或罩袍等服饰特征，或是割去包皮的身体特征，抑或是对经文、祷告和仪式的了解。辨认自己的成员非常重要，这样才能获得庇护。因此，试图取缔这些标记（例如取缔头巾）是没有意义的。如今，一个群体内部的社会交往包含着巨大的优势，这对美国的教会来说是一个重要的因素。几百年来，所有宗教团体的"我群意识"都被那些被虔诚地供奉着的圣物强化了。关键不在于寺庙中珍藏的舍利子多到足够装几卡车，也不在于像伊拉斯谟（Erasmus）所说的，"耶稣基督用过的十字架的碎片都够建一支舰队了"，而在于所有这些物品都是用来将群体维持在一起的。同样的情形见于那 20 座都声称自己保存有耶稣的包皮的教堂。按照犹太教的传统，耶稣在出生后第 8 天要接受割礼。按照某些神学家的观点，耶稣的包皮可能在他复活的时候就已经在他的身体里复原了，而 17 世纪的神学家里奥·阿拉丢斯（Leo Allatius）认为，圣包皮已经在耶稣基督去世之后独自升天，并化为土星的光环。

4. 大多数宗教条例都致力于促进生育，而这主要是通过禁止使用避孕药来实现的。通过孩子来传递信仰，并再将信息灌输给孩子，从而让群体越来越强大。

二、以前，宗教的命令和禁令通常都是具有明显的进化优势的，即它们是可以用来保护这个群体中的人的。社会交往以及犹太洁食等规定对健康也是有益的。即使在今天，一系列的研究也表明，宗教有助于心理健康，它让人们对生活感到满足、愉悦，减少抑郁等悲观情绪，也降低了自杀和物质成瘾的可能。然而，这些关联之间的因果关系尚未被证明，而且它们之间的关系也相当含糊。此外，宗教的抗抑郁效应仅仅对女性有效果，而那些定期去教堂的男性却更易患抑郁症。以色列的一项研究发现，一个信仰宗教 35 年后的人罹患痴呆症的概率将翻倍，这与研究者事先的研究假说恰恰相反。此外，还有研究显示，**祈祷和精神疾病之间呈正相关**。

三、宗教信仰会在信教者们处于困难时给予安慰和帮助，而无神论者是得不到上天的帮助的，只能自己解决问题。信教者还认为，上帝让他们经历苦难是有原因的，这原因可以是一场考验、一场惩罚，上帝之所以会这么做是因为他试图让他们明白一些东西。斯宾诺莎曾说过："人类做事都是带有目的性的，因此人们认为上帝也一定有其目的。"斯宾诺莎认为，人们之所以会信仰一位人格化的上帝，是因为人们认为大自然中一切有用的事物都是某位大自然的主宰为了供应人们而制造的。那么，所有的灾难，例如地震、意外事故、火山喷发、传染病和洪水灾害，也是同一位主宰用来惩罚人们的。根据斯宾诺莎的观点，宗教就是人类为了避免上帝发怒而采取的一种孤注一掷的行为。

四、上帝可以为一切人们所不知道或者无法理解的问题给出答案，信教能带给人一种乐观的感觉（"拍拍手，齐欢呼，耶稣是我的好朋友。"）。信仰宗教也意味着人们知道无论目前的生活有多么艰难，来世一切都会变得更好。一直有人宣称宗教的一个优势是令人们感到生活有意义，但是我的疑惑是，为什么要说一个人没有上帝的帮助就无法了解生命的意义了呢？

五、宗教还通过承诺有来世来减轻人们对死亡的恐惧。早在 10 万年前，人们就已经相信死后会有来世了。从墓地里发现的陪葬品就可以看出，那一些都是人们为了死者的来世而准备的，诸如食物、水、工具、狩猎用具，还有儿童的玩具。显然，在来世看上去很好看也是重要的。然而，信仰宗教并不是简单地降低了人们对于死亡的恐惧，适度信教的教徒比那些极度虔诚的教徒或者几乎不信教的人更害怕死亡。这是可以理解的，因为我们明白宗教是如何利用恐惧作为一种黏合剂而将信教的群体维持在一起的。有不少人对死后有来世的承诺还是持怀疑态度的。道金斯问得好："如果我们真诚地相信有来世，那么为何我们每个人都做不到像安普尔福思（Ampleforth）修道院院长那样，当巴兹尔·休姆（Basil Hume）主教告诉他自己就要去世的时候，以'先生，恭喜你！这是个好消息。我希望能与你一起去'来作为回答？"

六、事实上，以你所信仰的上帝的名义去杀死另外群体中的民众的权力一直以来都是宗教的显著特征。"上帝是一位战士。"（《出埃及记》）通过宗教而区分的群体的侵略性与对于异族的歧视性相结合，其进化优势显然是存在的。数百万年以来，人类都是在一个食物仅仅够自己所属群体食用的环境中寻求发展的，因此，在大草原上遇见的异族将是对自己生命的威胁，必须毁灭他。如今，进化到了拥有中央供暖系统的人们是无法消除那数百万年以来将宗教和对异族的攻击性相结合的进化优势的。仇外情结至今仍然困扰着许多民族，全世界都存在着动荡不安的宗教的温床。自古以来，"上帝的和平"都是用暴力的手段强加给异族的，而这种情形在短期内似乎并不会终止。

你需要做出一些牺牲，但是一旦你被某个群体接纳，你将享有许多特权。该群体将保护你不受异族的伤害，因此会增加你的生存概率。然而，宗教对于自己群体内的成员，尤其是对于那些有着其他宗教想法的人所造成的伤害也是巨大的。英国政治学家埃文·卢亚德（Evan Luard）指出，自中世纪以来，战争的性质已经发生了转变，战争的数目和持续时间也在逐渐减少。因此，有理由抱有一些乐观的态度。由于无论是作为把人们凝聚在一起的手段，还是拥有以消除异己为目的的侵略性，宗教在我们全球化经济和信息化社会中都无法保持其进化方面的优势，因此数十万年以后，它的这两方面的重要性都将随时间而流逝殆尽。"自由"和"人道主义"最终会真正实现，人们将摆脱过时的宗教规定的枷锁，平等对待那些持不同意见者和不信教者。

信教的大脑

> 人类从茶叶、烟草、鸦片、威士忌以及宗教里寻求情感刺激。
>
> ——乔治·萧伯纳

在灵性体验中当然可以看到大脑活动的改变，这与我们去做、思考和经历任何一件事的情况是一样的，它不能作为支持或者否定上帝存在的证据。这种关于大脑的研究只不过是清楚地表明了在"正常的"宗教体验以及一些与神经和精神疾病相关的宗教体验中，不同的大脑结构和系统所扮演的角色。

人们对日本和尚的脑功能性扫描检查发现，当他们以不同的方式冥想时，大脑的不同脑区就会被激活，这关系到前额叶皮层和大脑后外侧方的顶叶皮层。此外，宗教信仰还伴随着扣带皮层（ACC）的反应性降低，政治保守派人士也出现了类似的情况。虽然这些关联之间的因果关系还未阐明，但是有趣的巧合是，采取主动性正是伴随着扣带皮层的活性增加。

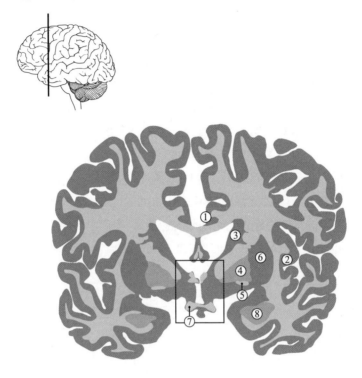

图 16-1　大脑解剖示意图

①扣带皮层，大脑警觉区；②岛叶皮层，积极参与情感体验，协调身体性和自主神经性反应；③尾状核，运动技能和情感；④苍白球，运动技能；⑤腹侧苍白球 / 伏隔核，奖赏；⑥壳核，运动技能；⑦视交叉，视神经交叉叉处；⑧杏仁核，产生恐惧、攻击和性行为。框中是下丘脑。

对加尔默罗修会的修女的脑电图检查表明，主要的脑电改变发生在神秘体验期间。所谓的神秘体验就是，感觉与上帝合为一体，或认为找到了终极真理、失去了空间和时间感、成为具有大爱和宇宙感的人，并感受到和平、快乐和无条件的爱。神经药理学研究证明，大脑奖赏系统（即中脑的多巴胺系统）的激活对于产生这些经历起到了重要作用。脑部疾病也为此提供了相关的证据。例如，阿尔茨海默病会伴随着对宗教兴趣的提高而出现进行性减退。阿尔茨海默病的进展越缓慢，宗教性和灵性受影响的程度就越低。相反，额颞叶痴呆、躁狂症、强迫症、精神分裂症和颞叶癫痫等疾病都可以产生超级宗教感受。这些疾病中的一部分已经被证实伴随着多巴胺奖赏系统活性的增强增加。

研究者让加尔默罗修会的修士们在进行大脑功能性扫描检查的过程中回忆一下在基督教意义上他们最神秘的体验。当这些体验进入他们的意识时，脑区的激活呈现出一种复杂的类型。被激活的部分包括：颞叶中部，和"与上帝合为一体"的感觉有关，这个脑区在颞叶癫痫中也被激活，出现强烈的宗教体验；尾状核，处理感情的脑区，它和快乐及无条件的爱有关；脑干、岛叶皮层和前额叶皮层，它们与针对这些情感的身体性和自主性反应有关，也与皮层对于这些情感的意识有关；大脑外侧皮层，即顶叶皮层，它和感受身体图式变化相关，这也出现在濒死体验中。

有时候，在灵性体验和精神疾病之间画一条界线是很困难的。灵性体验可以因失去控制而进入精神病理范畴。强烈的宗教体验有时还会导致短暂的精神病发作。同时，有时也难以区分强烈的灵性体验和精神病理状态。因此，荷兰莱茵河口电台的记者保罗·福斯贝克（Paul Verspeek）在 2005年的节礼日[①] 向精神病学家们提出了这样的问题：当基督回到地球时，我如何才能辨认出此人是真正的基督？如何才能把真正的基督和那些我刚刚采访过的，自称是基督的病人区分开？ 精神病学家们无法对此给出一个好的答案。在 20 世纪 60 年代，冥想、超自然现象以及物质滥用很流行，许多人都出现了精神问题。他们难以控制自己的灵性体验，完全扰乱了自己的心理、社会交往以及工作能力。然而，在有些文化和宗教中，自愿地接受冥想训练、出神或入迷、去人性化以及去现实感等状态都被视为常态，不应被判断为精神病。一些在我们的文化中被认为是具有欺骗性的或者是无意义的事物，例如魔法、伏都教[②]、巫术等，在其他文化中却被视为正常。此外，含有宗教意义的幻视或幻听，例如看见圣母玛利亚或是听见上帝的声音，对于一些人来说也是宗教体验的正常部分。不过，精神病患者中信

---

① 圣诞节后的第一个工作日。——译者注
② 一种西非原始宗教。——译者注

教的比率很高。病人的精神错乱往往更能激起患者对灵性的兴趣，此外，他们还常常借助宗教来处理自己的疾病，因此在遇到有关宗教的问题时（例如有人带着奇异的宗教体验来咨询医生），医生都应该把这些问题与这个人当前的宗教处境的文化、时期以及环境做比较，以便将纯粹的宗教或灵性问题与神经或者精神问题区分开。

没有宗教，世界会更美好吗

　　我将在背离者心中投入恐惧，只因他们把没有被赋予权力之物与安拉并列。他们的归宿是火狱，背离者的居所多么悲凄！

　　　　　　　　　　　　　　　　　　——《古兰经》

　　今天，如果一个人要遵守《旧约全书》的教义，他可能就是一个罪犯。如果他要严格遵守《新约全书》的教义，那么他就是精神错乱了。

　　　　　　　　　　　　　　　——罗伯特·英格索尔[1]

　　哦，我的确相信确实有人一直在上面盯着我们大家。不过不幸的是，那其实就是政府啊！

　　　　　　　　　　　　　　　　　　——伍迪·艾伦

　　和每种宗教一样，基督教也总会将自己表达为一种具有自由和人道主义的宗教。这是事实，基督教加尔文主义的信徒和其他教徒在第二次世界大战期间做的工作很优秀，不但帮助犹太人躲藏，还领养了很多孤儿。不过，人道主义行为、坚毅和勇气肯定不是宗教信仰者的专属特征，社会主义者、共产主义者和无神论者也有这样的特征。此外，宗教的良好意愿总是很不幸地采用着和人们所期待的完全不同的方式进行表达。

---

[1]　Robert Ingersoll，美国政治家、演讲家。——编者注

如果没有宗教，人类是不是会生活得更好些呢？我想是吧。让我举几个例子。基督教和其他宗教一样，曾采用过非人道的手段剥夺了许多人的自由，甚至以实现"上帝的和平"的名义夺取了很多人的性命。《旧约全书》中充斥着谋杀，而且还起着刺激性作用。实验心理学的研究表明，诵读《圣经》中的那些上帝制裁性杀戮的章节明显能提升阅读者攻击性，但是这种作用仅仅发生在信教者身上。《新约全书》里也有"上好"的表现。在彼拉多做出在十字架上钉死基督的决定而洗手之后，《马太福音》中写道："（犹太人高呼）让他的血溅在我们和我们孩子的头上。"这成为基督教反犹太人的理由，继而给犹太人施加无尽的歧视、迫害，甚至是杀戮。同样，这一段经文听上去也让人不舒服："我到这里不是带着和平而是带着刀剑。"（《马太福音》）罗马教皇约翰·保罗二世很不情愿地为十字军东征以及对犹太人的迫害道歉。天主教会对于教皇庇护七世在第二次世界大战期间，尽管清楚地知道纳粹对于犹太人的大屠杀却仍保持沉默的行为进行了公开谴责，但是他们的谴责来得太迟了。

此外，还有歧视女性、同性恋、变性者以及禁止避孕的措施，后者导致了南美成千上万人口的生活贫困，以及非洲成千上万人感染艾滋病。2005年，有300万人死于艾滋病，500万人感染艾滋病病毒。天主教会做了些什么呢？它宣称它将继续反对使用避孕套。"避孕套在对抗艾滋病的战役中有15%～20%的不可靠性，同时还怂恿了伤风败俗的行为。"2004年天主教家庭委员会主席洛佩兹·特鲁希略（Lopez Trujillo）枢机主教如是说，但是我们不得不假定他并不是一位具有亲身实践经验的专家。2009年，教皇本笃十六世罔顾所有相反的事实并宣称，使用避孕套将加重非洲大陆的艾滋病感染。最近几年间还暴露了天主教牧师猥亵儿童的案例，但教堂却假装好像根本不知道这些事件。"我们不知道这件事。"这就是枢机主教西蒙尼斯（Kardinaal Simonis）乏味的评论，但他们其实早就了解这一情况。有一次，导演希区柯克在瑞士某地开车时，看到一位牧师把手放在一个男孩的肩上与其交谈，希区柯克向车窗外大喊："快跑，小男孩！为活命快跑！"剧作家乔治·萧伯纳早就说过："为什么我们要从教皇那里获得关于性行为的建议？他要是明白性行为，就不可能当上教皇了啊！"

不过，这些谴责并不仅仅是针对某一个宗教。几乎每种宗教都有自己对于当代庄严真理的原教旨主义的过时的观点，并且以多种代价将这些观点强加给别人。在历史长河中，一直存在着向上帝祭献孩子的事例。墨西哥出现过很多恐怖的案例。2007 年，人们在墨西哥城发现了 24 具 5 ～ 15 岁孩童的遗骨，这些遗骨全部整齐地排列着，面向东方。他们是在公元 950—1150 年，被托尔特克人切断喉咙而祭献给雨神的。这种事情不仅在以前有，在当今的荷兰，那些手持《圣经》的严格的加尔文主义信徒还在使不少的孩子因脊髓灰质炎、风疹、流行性腮腺炎和脑膜炎而丧生。《圣经》中并没有关于免疫接种的记载，免疫接种被视为违背了上帝的旨意。耶和华见证人在教堂和宗教的强力制约下，不允许自己生命垂危的孩子接受输血治疗。如果孩子患上可怕的疾病，那也是上帝的旨意。法官阿妮塔·雷斯－贾桑在退休后透露，遇到这样的案例，当她与医生商量后判决让孩子接受输血治疗时，孩子的父母会非常感激她。耶和华见证人用《新约全书》中的《使徒行传》表明他们的观点："为了圣灵和我们自己的利益，除了必需品之外的负担都应该去除；你们应该戒除血，戒除通奸……"他们为何会认为两千年以前，"血"这个字的含义就是"输血"呢？这就是耶和华见证人中的妇女在分娩时的死亡率比其他妇女高 6 倍的原因。就因为这么一句充满了疑团性的解释的话而禁止了那么重要的一项救命措施，这难道不是令人发指的吗？

关于伊斯兰教，我们应该提到"荣誉处决"（伊斯兰私刑）、夺取无辜者性命的自杀性人肉炸弹、砍断右手、对人质和那些转而信仰其他宗教的人进行斩首却被认为是受到宗教祝福的一些行动。2007 年在伊朗，一位男子因为通奸罪被处以石刑，第一块石头是由当地法官砸向他的。此外，虐待妇女——例如对女性施行割礼，这项残害女性身体的程序至今仍然存在，并使无数妇女生活在悲惨之中。在苏丹，有将近 90% 的 10 岁以下少女都接受了割礼，据世界卫生组织于 2006 年公布的一份报告可知，全世界有 1 亿妇女和女孩受过割礼的摧残。严格说来，割礼并不是《古兰经》所宣扬的手术，在埃及，有许多基督教妇女也接受了割礼。不过，女性割礼倾向于仅仅发生在伊斯兰世界，那些极端保守的神职人员是这种手术的强力提倡者，这就解释了这种现象出现的原因。开罗的埃及学者尤瑟夫·艾尔·巴德利（Yusuf El Badry）认为："女性割礼可以解决西方世界的很多问题，西方女性没有进行过割礼，所以看看后果吧——造就了一个荒淫的社会。女人们总是想着做爱。70% 以上的孩子都是私生子。大部分埃及女性的阴蒂都超过 3 厘米，她们需要接受割礼，这样才能够控制感情和性欲，否则她们将因为性欲得不到满足而始终处在兴奋和心烦意乱状态。"女性割礼的后果是令人惊骇的，它导致月经和排尿困难，也让性交变成一种折磨。在非洲，有近半数的孩子因母亲接受过割礼而在母亲分娩时或在分娩后的短时间内就夭折了。这些母亲也会在分娩的过程中伴随大出血。

很不幸的是，虔诚的宗教常常缺乏关联性艺术，也没有任何幽默感。整部《圣经》中没有一个笑话，哪怕是最轻微的挑衅行为也会引起伊斯兰政府发动全民族抗议。2005 年 9 月，丹麦《日德兰邮报》（*Jyllands-Posten*）上刊登了 12 幅诙谐的漫画，嘲笑了一些伊斯兰教极端主义分子的表现。其中一幅是，一个人肉炸弹在天堂的门口被拦住了，还被告知答应分给他的天堂里的处女人数不够了。这些漫画激起了丹麦穆斯林的狂怒，并且在他们上诉之后，中东地区的穆斯林也开始上街抗议。在约旦以及中东其他一些国家，商店货架上的丹麦产品被撤下。穆斯林兄弟会、叙利亚、伊斯兰圣战组织、阿拉伯国家外交部部长们以及伊斯兰会议组织全部行动起来，要求该报道歉。《日德兰邮报》的主编向感觉受到这些漫画冒犯的穆斯林表示歉意。然而，这并没有平息人们的愤怒，到处仍是涌上街道示威的人群，示威活动最终还出现了人员伤亡。

极端主义组织，例如阿富汗的塔利班、巴勒斯坦地区的哈马斯以及黎巴嫩的真主党正在迅速发展壮大。不过，这并不是穆斯林世界专有的问题。美国的基督教原教旨主义者在布什执政期间引起过很多混乱，以色列极端右翼的犹太人派系也是如此。如今，各个宗教还是会继续去要求那些无意义的牺牲，这真是令人非常遗憾的事实，因为人们其实没有必要向孩子们灌输宗教。孩子们可以把他们的灵性投入艺术、科学环境中，也可以直接给予其他人——那些没有获得特别恩典的人[①]，一份快乐的生活。

---

① 例如智力缺陷者、身体残障者、精神病患者等。——译者注

别碰经期的女人，也许有道理

　　有些宗教教义是有理性依据的，只是我们不知道是哪一种。

　　一些乍看上去令人感觉奇怪的宗教条例可能具有理性的基础。例如，犹太教和伊斯兰教禁止吃猪肉，这在肉类检疫制度建立以前可能是一个明智的决定。不过令人难以理解的是，根据《圣经》和《古兰经》中所述，行经期的女性是"不洁净"的。《利未记》(《旧约全书》中的一卷) 里将这一点描写得很清楚："……而且每一个碰过她的人一直到夜晚前都是不洁净的，一切被她坐过的东西都是不洁净的……碰过她的床的人一直到夜晚前都是不洁净的……如果一个男人和她睡觉了，他将有 7 天的时间都不洁净。"每次经期过后，女性都必须去祭祀，通过圣水沐浴来"净化"自己。

　　从卫生学的角度来讲，我无法理解这项条例，但是它对于生殖确实是有益的。女性进入月经期后，通常会持续 5 天左右，经期结束后她必须再等 7 天，也就是在第 8 天的时候"净化"自己——这意味着是距离经期开始的第 13 天，这也是最容易受孕的时间。在经过一段时间的禁欲之后，在围排卵期受孕自然是最佳的机会。因此,这项条例是有益于群体持续存在的。这是不是就是认为经期女性不洁净的这条无情的条例背后的真正用意呢?无论如何，自从《利未记》记载的年代以来，有关月经血需要小心处理的观点就从未减弱过。文森·德·博维 (Vincent de Beauvais) [1] 于 1478 年宣称，月经血会阻碍玉米发芽，使葡萄变酸，使草木枯萎，使树木不结果实，使铁生锈，使青铜变黑，还会引发狂犬病。

　　然而，这样的说法并不仅存在于中世纪。我岳母在年轻的时候，如果她家摘果子时她正好来月经，她的祖母就会禁止她进厨房。苏里南的女性

---

[1]　中世纪的一位法国人，编辑了中世纪最大的一部百科全书《大宝鉴》。他是道明会（亦称"宣道兄弟会"）的修道士，也是一位学者。——译者注

至今也不能在月经期进出厨房。根据流行的迷信说法，一个处在月经期的女性哪怕是触碰一下或者仅仅是看一眼食物都会使它们变质。

有一些条例还是拥有较为充分的依据的。水生贝壳类动物，例如淡菜，不仅根据犹太教的食物法是"不洁净的"，而且北美印第安人也严禁食用淡菜。这条指令似乎有一个正当的理由。1987年，大约有100人在食用了来自加拿大的淡菜以后出现了严重的病症，他们不仅出现恶心、呕吐等症状，还表现出意识模糊、头痛和瘫痪等神经疾病症状。有7名受害者陷入昏迷，还有些受害者在一年后还有很严重的记忆障碍，他们甚至无法回忆起一些对于正常人来说不应该忘记的事件，例如女儿的婚礼。科学家在对因这次淡菜中毒事件死亡的4名受害者的大脑进行解剖后发现，他们的对记忆很重要的两个结构——海马体和杏仁核，都受到了损害。特殊的气象环境导致了加拿大那年夏天水藻类的疯长。人们发现，这些被称为"尖刺菱形藻"的硅藻中含有一种针对神经系统的毒素——软骨藻酸，它会过度刺激并伤害大脑细胞。

这样的事情不仅仅发生在人类身上。1961年，加利福尼亚里奥·德·马尔（Rio del Mar）的海鹦鹉群出现了奇异的行为。鸟儿们全速撞向玻璃窗或者路灯柱，还会啄人并吐得人们全身脏污。导演希区柯克向当地报社索要了关于这种奇怪的鸟类行为的相关报道，并于两年后制作了电影《群鸟》，灵感可能源自这次事件以及达芙妮·杜·穆里埃（Daphne du Maurier）的小说《鸟》。类似的疫情在加利福尼亚圣克鲁斯也发生过。1991年，鸬鹚和鹈鹕突然表现出怪异的行为，后来人们发现，它们的脑中也出现了大量的软骨藻酸。

我们应该考虑《圣经》中某些指令的意义，但是我们并不知道它们具体是哪些。可以肯定的是，在这个时代还遵守《利未记》中的所有条例绝非合乎时宜。阅读《圣经》中的刑法，感受一下什么叫战栗吧！

为他人祈祷，宽慰自己

于是我看见，关于神的作品人类什么都发现不了。阳光下发生的一切，人们再怎么急着去寻找，他们还是发现不了，即使有时一个智者说他知道时，他也还是无法发现。

——《传道书》

我总会对神做短暂的祷告，内容是这样的："啊！神啊！请赐予我极度愚蠢的敌人吧！"然后，神听取了我的祈祷。

——伏尔泰

弗朗西斯·高尔顿爵士，也就是达尔文的表弟，是第一位运用统计学研究祈祷的作用的人。他发现，虽然许多英国人每天口中祈祷"上帝拯救国王／女王"，但并没有让国王的寿命延长。此外，尽管许多祈祷者为传教士和朝圣者们的远航而祈祷，但是那些船只的沉没概率并不比其他船只小。

许多近期的研究也表明，为患有白血病、风湿病或接受透析治疗的患者祈祷也是起不到什么作用的。而且，让处于麻醉状态下的接受开胸心脏手术的病人头戴耳机，聆听对他们的祈祷也没有显示出任何效果。的确有一些论文宣称，祈祷是有作用的，但是这些论文中的实验设计充满了原则性的错误。例如，在一间冠心病监护病房内让患者接受祈祷实验的研究者不仅给病人分组，还给病人进行结果评分，这就属于非盲性研究。此外，接受祈祷的那一组病人有可能在实验开始阶段就比对照组更健康了，这就使实验存在选择性偏差。

2006 年的 14 项可靠的研究联合得出结论，为别人的康复而进行的祈祷是没有作用的。一项研究还发现，为冠心病患者祈祷其实是有害的。在这项研究中，研究者将 604 位接受冠状动脉搭桥手术的患者分为三组。第一组患者接受祈祷，第二组患者不接受祈祷，但是所有患者并不知道自己是在第一组还是在第二组。结果发现，两组病人在出现并发症的数量方面没有差异。第三组患者明确知道有人为他们祈祷。不过令所有人都惊讶的是，这组患者中出现并发症的概率是最高的。这可能是因为当患者明确得知自己将获得祈祷时，他会推断自己的病情可能非常严重。

还有一项研究表明，精神病症状越多的患者，祈祷的次数也越多。不过，你不能就此认为，祈祷导致了精神疾病。有可能是那些祈祷的人极度渴望寻求帮助，以缓解他们的精神病问题。

你可能会从精神病症状与祈祷的关系中看到二者之间的相关，但是从来还没有一个令所有人都信服的事例能证明为他人祈祷将会对那些"他人"起作用，就如同被截肢过的人的肢体显然从来没有在被祈祷之后又重新生长出来一样。

尽管文献对祈祷作用的评价大多都是负面的，但是大多数人对祈祷的效应都深信不疑：82%的美国人相信祈祷可以治疗严重疾病，73%的人相信为他人祈祷能使对方恢复健康，64%的人会请求医生为他们祈祷。

为什么在研究已经表明祈祷没有任何道理的时候，还有这么多人相信祈祷的功效呢？我认为是由于**经常祈祷的人在祈祷时能感觉心情舒畅**。在相信祈祷效应的人群中，祈祷能导致一种放松反应，还会伴随着血液内应激激素皮质醇水平的降低，因此，**为他人祈祷主要是一种自我放松练习**。这并不是一个新观点。哲学家斯宾诺莎早就质疑过通过祈祷而要求上帝来解决问题的用处，因为他不相信存在着一个能对祈祷者做出回应的上帝。不过他认为，祈祷是集中精力和冥想的一种方式。事实上，做瑜伽、做冥想练习或是聆听你最喜爱的音乐，也会起到同样的效果。瑜伽练习可以降低应激激素皮质醇水平，在进行瑜伽练习或冥想练习后的夜晚，人体内的睡眠激素松果体素水平上升，交感神经系统活性减弱，从而起到了减压的作用。

宗教就是许多人同时患有一种妄想症

> 当一个人患有妄想症时，就可以成为精神错乱。当一群人同时患有妄想症时，就成了宗教。
>
> ——理查德·道金斯

如果宗教在年轻时被编程进入大脑，那么宗教妄想就会出现在一些神经和精神疾病中。癫痫发作之后，病人可能与现实世界失去联系，有1/4的患者会在这种精神疾病状态下产生宗教体验。宗教妄想也会出现在其他精神疾病中，例如躁狂症、抑郁症、额颞叶痴呆以及精神分裂症。

2003 年，25 岁的精神分裂症患者米亚伊洛·米亚伊洛维奇"在耶稣的命令下"刺杀了瑞典外交部长安娜·林德。米亚伊洛维奇在事后声称，他当时没有服药，而是感觉受到了耶稣的挑选，无法抵御耶稣命令他去进行谋杀的声音。诺贝尔经济学奖获得者约翰·纳什，在 29 岁时被诊断为妄想型精神分裂症。他具有宗教色彩的妄想，认为自己是秘密的弥赛亚（救世主）以及《圣经》人物以扫。此外，濒死体验还会伴随着宗教体验。一位肺栓塞的女性患者声称，耶稣亲自将她从天堂送回到地球，以便照顾她的孩子。

吉尔·克莱恩对他自己的宗教妄想的描述令人印象深刻。1975 年夏天，我初识吉尔·克莱恩先生，他当时担任约普·登厄尔伊尔总理内阁的教育、文化和科学部副部长，并被迫在一周之内从他的财政预算中削减两亿荷兰盾。于是他大笔一挥，取消了荷兰脑研究所（当时所里正处在寻找新所长的过程）、由娄·德·荣（Lou de Jong）教授领导的荷兰战争文献研究所（NIOD，后来的简称是 RIOD）、ANS 太空计划以及其他的一些研究计划。我当时 31 岁，是一位没有任何管理经验的年轻科研人员，但是被赋予与脑研究所的其他科研人员一起设法让内阁改变他们的决定的任务。在与所有议会政党交谈后，我们终于在最后获得了成功。在之后的多次谈判过程中，我和克莱恩建立了良好的私人关系，尽管我们的兴趣、背景和性格截然不同。

1978 年 11 月 6 日，在一次记者招待会上，娄·德·荣教授言辞激烈地揭露了议员威廉姆·昂杰斯在第二次世界大战期间的德国纳粹党员的背景。昂杰斯因此下台了，而克莱恩在那时已返回荷兰议会一年，并在此前担任副部长期间负责过荷兰战争文献研究所的工作，他对娄·德·荣的行为感到困惑，认为娄·德·荣的行为和所有的协议相违背，感觉像是采取了一种"即刻判决"的方式。克莱恩的观点是，以前他在担任副部长期间和娄·德·荣有过很多争论，因此娄·德·荣应该将那份材料交给政府调查处理。克莱恩非常愤怒，他发疯似的工作，准备回答议会成员的质疑，也为议会辩论材料做准备。在清晨 4 个小时的工作中，他可以喝掉 3 升浓咖啡。工党最终选择他作为发言人参加关于昂杰斯一案的辩论，而在辩论过程中，他又被教育部长阿瑞·派斯无情地"砍倒"。1978 年 11 月 17 日，在那场辩论之后开车回家的路上，他感觉到前额"砰"的一声巨响——这是他躁狂阶段的开始。

1994 年,他在《关于红色》^① 一书中描述了这段经历。他认为,他的大脑被实施了手术,因此他被某种外部力量控制了。他听到一个洪亮的声音对他说:"你并不仅仅是上帝,不,你是所有神的上帝。"他站在一家超市的外面,表达着对于所有路人的人道主义的祝福。在他看到行人们并没有停下来听他宣讲,反而加快步伐走开后,他也不感觉惊奇,因为在他看来,人们都是加速执行去了。他还曾在严寒中跑到屋外裸奔了几圈。这种躁狂阶段之后,他陷入可怕的抑郁症之中。

读完克莱恩这本非常吸引人的书后,我给他写了一封短信。我问他是否还记得我,并告诉他,19 年之后,我们再次拥有了一个共同的兴趣点:双相情感障碍。我在短信中还狡猾地附上一些我们对于躁郁症患者死亡后大脑标本研究的论文。1994 年 10 月 20 日,我收到了他非常友好的长信,我把这封信夹在他的书中至今保存着。

他在信中写道:"我当然记得您,几乎每个细节,那些有关您的代表团和政府部门就关闭你们研究所而进行的讨论……当时的强制性财政削减政策几乎导致我——按照您的专业术语来说就是——政治头脑完结。不过我确信,也因为我听到的消息,您可以对你们所取得的成就感到满意……对双相情感障碍的研究当然令我非常感兴趣。也许在不久的将来我们可以见次面,我,一个门外汉,可以被你们任何的关于躁郁症研究的科学进展而启迪。您觉得有兴趣吗……"

后来,我邀请他来脑研究所参观,但是他于 1998 年 12 月去世了,没能接受我的邀请。

---

① 这里有双重含义:一是关于他红色的过去;二是关于他的躁狂。——译者注

颞叶癫痫：来自上帝的信息

我不需要去天堂，我确信在那里我谁都不认识。

——哈姆·埃登斯[1]

切勿去做那些异族风俗的事，那些占卜的、算命的、施法术的、行邪术的，那些问鬼的、招魂的、过阴的。因为行这些事，都是上帝厌恶的。

——《申命记》

大脑颞叶癫痫患者可以经历欣喜若狂的深刻体验，在那种体验中，他们有时会觉得是在与上帝直接接触，而且接受了来自上帝的旨意。有一名男子看见了亮光，随后看见了一位容貌像耶稣的人。后来发现，这名男子的颞叶里长了一个肿瘤，导致他出现了癫痫。在肿瘤被完全切除之后，这种欣喜若狂的癫痫发作随之消失。

虽然这种"上帝来访"的癫痫发作通常只持续大约 30 秒到几分钟的时间，但是有时会对患者的人格造成永久性的影响。他们常常会出现情感变化，许多人会变得极为信仰宗教。在癫痫发作间期，患者还经常会表现出格施温德综合征的症状，主要表现为多写症（即无法克制的书写冲动）、对性行为不感兴趣以及强烈的宗教感等。很多历史人物可能都患过这种类型的癫痫。

当耶稣的使徒圣保罗还没有改名，即还用着自己希伯来的名字索尔时[2]，他奉命前往大马士革追捕早期基督徒，他曾有过一次这种狂喜的经历。《使徒行传》是这样记载的："当他来到大马士

革附近时……突然，来自天堂的光芒照射在他身旁。他跌倒在地，听见一个声音对他说：'索尔，索尔，你为什么要迫害我？'索尔问：'你是谁？是上帝吗？'主说：'我是你迫害的耶稣……'在接下来的三天里，索尔什么都看不见。"癫痫发作之后的颞叶皮质盲，以及圣保罗和基督宗教的对话通常被描述在有关颞叶癫痫的文献和教材里。这种推测性诊断也是基于《哥林多前书》①中的描述，而视觉幻觉是由研究圣保罗生平的史学家路加②描述的。在一次幻觉中，他听到耶稣对他说话，并给了他极大的鼓舞。还有一次幻觉发生在他在耶路撒冷祈祷时，他陷入恍惚状态并见到了耶稣。

伊斯兰教的创立者穆罕默德在 6 岁时有过类似经历。公元610 年，穆罕默德第一次感受到了宗教体验。当他睡在麦加附近山上的一个偏僻之处时，他听到了一个声音。后来，他说那是天使长加百列的声音，加百列对他说："读出来。"穆罕默德回答道："我不会读。"那个声音重复道："读出来，以创造万物的上帝的名义。"穆罕默德想，自己是不是疯了？于是他迅速逃离了那座山，但是在狂跑中他听到来自天堂的声音："噢！穆罕默德，你是上帝派往人间的先知，我是天使长加百列啊！"穆罕默德自从在希拉山的山洞里第一次接受启示后，一直都在接受着这种启示，直至去世。这些来自加百列的启示在穆罕默德去世之后被记录下来，并成为《古兰经》中的诗篇。

圣女贞德于 1412 年出生在法国东雷米的一个村庄，是一个农民的女儿。1431 年 5 月 30 日，年仅 19 岁的贞德在法国鲁昂被火刑烧死。她也有过类似经历，这被详细地记录在教会和宗教裁判所的文件中。贞德在 13 岁那年第一次听到来自上帝的声音。她先是在右侧看到一道明亮的光，然后有声音从右侧传来，接下来她看到许多圣徒，他们给予贞德之后的每日战役③的建议。贞德的癫痫发作有时会由教堂的钟声而引发，那钟声能对她产生强

---

① 又译《格林多前书》，是保罗为哥林多教会写的书信。——编者注
② 基督教早期信徒之一，著有《路加福音》等著作。——译者注
③ 对抗英军入侵。——译者注

烈的情感作用，即使当她身处战役最激烈的时候，那钟声也能使她立即跪倒在地。那种发作伴随着强烈的幸福感，以至于发作结束后会让贞德痛哭。在发作的间期，贞德表现出了格施温德综合征的全部 18 种人格特性，例如情绪化、欣快感、负有使命意识、缺乏幽默感、娴静、强烈的道德感、性欲缺乏、急躁、攻击性、抑郁、自杀倾向以及极强的宗教意识等。

1889 年，凡·高因为癫痫而被送入医院治疗，但是他还有许多其他的健康问题。在精神病发作时，他经历了幻视和幻听，还伴有古怪的宗教偏执妄想。有一次发作时，他割掉自己的一只耳朵并把它当作礼物送给当地一位名叫瑞秋的妓女。在发作期间，他表现出了格施温德综合征的特征。他的多写症不仅使他给兄长写了 600 多封信，还使他每隔一天就能创作出一幅油画。20 岁之后，他变得越来越痴迷于宗教，反复地读《圣经》。他想成为神职人员，但是由于个性的原因而遭到了拒绝。1887 年，他曾将《圣经》分别翻译为英语、法语和德语。每个周日他会去 4 个不同的教堂做礼拜，而且他还在家里的墙上写着："我就是圣灵……"

1849 年，俄国作家陀思妥耶夫斯基由于身为激进的政治讨论团体的一员被捕并被判处死刑。行刑前，他被减刑并被送往西伯利亚服 4 年苦役。他曾经历过数百次的癫痫发作，在其著作《白痴》中，他用抒情的笔法描写了那些发生于癫痫发作之前的宗教体验，那些是他最不愿意错过的美好经历："你们所有人，你们健康人，是猜想不到幸福是什么的，你们猜想不到我们癫痫患者就在癫痫发作之前所体验到的幸福。穆罕默德在他的《古兰经》中向我们承诺，说他看见了天堂并身处其间。所有自作聪明的傻瓜都确信他是在说谎，是骗子。然而，错了！穆罕默德没有说谎！在癫痫发作的时候，他真的身处天堂，他经历的与我经历的一样。我不知道那种幸福持续了多久——几秒、几小时或者几个月，但是请相信我说的话，就是拿生活能赠与我的所有快乐来与我交换这种体验我都不会答应。"那种狂喜感受的时间似乎比真实情况长，因为那种癫痫发作时间大约为 30 秒到几分钟。

陀思妥耶夫斯基还写下了这些经历中的宗教内容："我感

到……天与地正在慢慢合拢，它吞没了我。我真实地感受到上帝的存在，他走进了我的身体。是的，上帝是存在的。我哭了起来。这就是我所有能记起的事情。"这段描述意味着，他很有可能在后来陷入了癫痫发作的状态。

陀思妥耶夫斯基的癫痫发作有时是每三天一次，有时是一周一次，他在著作《群魔》中这样写道："……有几秒钟时间——每次五六秒，你突然感觉到永恒的和谐完美地实现了。它已经超脱俗世……噢，这其中有比爱更伟大的内容——最令人敬畏之处在于，它是如此的明晰和快乐。如果这种感受能持续超过 5 秒，灵魂就会因耐受不住而消亡！我在那 5 秒内仿佛已经活了一生，我宁愿用我的一生去换取那 5 秒的精彩，因为那值得我去做。"

令人遗憾的是，从来还没有任何记录表明在非西方国家中患有这种疾病的病人在癫痫发作时也会看见基督或者西方人形象的上帝。很显然，在大脑早期发育阶段被刻画的上帝的形象在颞叶癫痫发作时外显，这个形象还会伴随着艺术、文学、政治或者宗教的创作以及大脑自身产生的想法和信念同时显现出来。

对于我的宗教观点的社会反响

> 原谅我，哦，上帝，原谅我对您所开的小玩笑。
> 我也愿意原谅您对我开的天大的玩笑。
> ——罗伯特·弗罗斯特[①]

最开始时，社会对我的宗教观点的所有评论都是友善的。大约在 9 年前，作为对我的一场有关大脑和宗教的议题演讲的反响，荷兰《忠诚报》（Trouw）刊登了一篇文章。文章发表后不久，荷兰鲁尔蒙德教区副主教艾

---

① Robert Frost，美国诗人。——编者注

弗莱德·德·荣（Everard de Jong）博士给编辑写了一封长长的批评信作为对文章的回应，其质疑的核心是，我们不应该仅仅是我们的大脑。该质疑以以下提问作为结尾："斯瓦伯教授的妻子不会仅仅是，或者主要是，爱上了她丈夫的大脑吧？"没过多久，在我参加一场讨论会的休息期间，艾弗莱德·德·容博士向我走来，介绍说他就是那封给编辑的长信的作者。

"很高兴我们终于见面了，"我说，"因为我想我可以给你那个问题的答案——我妻子对我保证说，要是我的大脑能够被移植到斯蒂夫·麦奎因①的体内，她是绝对不会有任何反对意见的。"说完，艾弗莱德·德·容博士茫然地看着我，他完全不知道斯蒂夫·麦奎因是谁。2007 年，我被邀请出席一场研讨会，我发现艾弗莱德·德·容副主教也应邀在场。我问他，你现在知道斯蒂夫·麦奎因是谁了吧？他不得不承认，他还是不知道！之后，这位副主教以非常和善的方式将我拉回到主题，并赠给我一本由博勒加德（Beauregard）和奥利里（O'Leary）撰写的《灵性的大脑，一位神经科学家对于灵魂存在的辩护》。不过，这本书丝毫没能动摇我的信念。

2005 年，电视节目制作人罗布·蒙茨（Rob Muntzen）和保罗·温特（Paul Wint）问我，是否愿意参加一期关于大脑与宗教信仰关系的电视节目。由于我从未听说过他俩的名字，因此一点儿也不知道他们的"坏男孩"的名声——后来发现，我是唯一不知道这一点的人，我的同事们立即就认出他们了。温特的计划是在信教者的家中采访 5 位信教者，在教堂中采访 5 位无神论者，蒙茨的任务则是采访街头行人们的观点。这档电视节目原计划是由荷兰教育广播公司（RVU）电视台播放，听起来很值得信赖。我和他们的交谈非常愉快，同意参加节目。不过，节目中那些对于信教者的采访最终被取消了，因为电视制作人认为这些采访非常沉闷无趣。

他们对我的采访被安排在这一系列节目中的首位进行，地点在阿姆斯特丹圣尼古拉斯大教堂里。我叙述了圣女贞德、索尔和穆罕默德的终极体验，我解释说躁狂症患者有时会确信自己就是上帝，精神分裂症患者有时则会认为上帝给他安排了任务。我还谈到电刺激大脑皮层可以激发离体体验，这与人们有时描述的濒死体验相同。我们还讨论了人们的行为组成，例如攻击性行为，在发育的最早期阶段就已经被决定了，还讨论了它对个人活

---

① Steve McQueen，20 世纪六七十年代著名的好莱坞硬汉派影星。——译者注

动的道德责任感的影响。我还提到我对宗教信仰、天堂以及来生等问题的看法。

在阿姆斯特丹的小小的派罗剧院，我参加了这部即将被冠名为《上帝不存在》的电视节目的试映。令我惊骇的是，我第一次发现节目制作时在我的采访中不断地插入一些荒诞派小影片的作品。我想，这一定会惹出麻烦的，但那时为时已晚。接着，我被邀请走上舞台，在现场给出评论并谈一谈对于节目的观感。我壮着胆说"这部荒诞短剧很好看，只可惜插入了那么多荒谬的访谈"。那是一个热闹的夜晚，但是我的家人无法开心起来，他们很担忧节目正式播出后的后果。该节目被安排在 2005 年 6 月 7 日正式播出。

6 月 4 日，圣尼古拉斯大教堂提出法律诉求，要求禁播这部采访片。然而，法官认为 RVU 遵守了与教堂签订的协议，也支付了协议中定下的每小时 50 欧元的费用。RVU 电视台提议，在节目之前和之后分别出现一段文字，显示该教堂与该节目制作没有任何关系。这得到了法官的认可，法官驳回了禁映节目的诉求。在此期间，大量的基督教信徒的攻击恐吓信件涌入蒙茨和温特的邮箱。就在节目开播之前，荷兰罗马天主教会和新教教会也团结起来，一起抗议节目播出，但是他们仍然没起到作用。然而，这些抗议活动的确导致 6 月 7 日该节目被转移到午夜前的几分钟，在几乎没有观众的时间段里播出，周日上午的重播也被取消了。事实上，观众对我在采访中的见解还是表示肯定的，但是和那些中间穿插的荒诞派短片的确差距太大。6 月 9 日，荷兰两大基督教政党——改革政治党（SGP）和基督教联盟（CU），向众议院提出禁止这种"公然亵渎神明的节目"在电视中播放。他们还将自己的质疑写信给首相巴尔克嫩德（Balkenende）、司法部部长多纳（Donner）以及文化与媒体国务秘书长范·德·兰（Van der Laan）。根据荷兰新闻总局（ANP）发布的消息，基督教政党们的意见是，这档电视节目"以一种非常有害的方式故意嘲弄了上帝和基督教信仰"。这是我第一次也是最后一次听到的正式投诉。同样，我也是第一次并最后一次听到"荷兰反亵渎神明联盟"在 2005 年 6 月 23 日发誓，要以亵渎和侮辱神明罪起诉 RVU 电视台。这就是我在以宽容而闻名于世的荷兰的经历。

第17章

灵性的大脑

灵魂只是一个美好的误会

> 迄今为止，还没有谁能在不造成灾难性的混乱的前提下
> 很好地表述或形容，大脑产生的意识具有日常现实性。
>
> ——伯特·凯瑟

正如弗洛伊德所说，在所有文化和宗教中都有关于人死后"某种精神性的东西"可以不朽的观念。这个"某种精神性的东西"被称作灵魂。人们认为，身体死亡之后，灵魂会在身体旁边停留一小段时间，然后在其他地方找到永久的归宿。我们的一位来自苏里南的尸检助理每次进入停尸间之前都会敲三下门，以免惊吓到死者的灵魂。澳大利亚的原住居民在家人死后的一段时间内不去写或者说起这位死者的名字，以便让其灵魂保持平静。如果原住居民因为事故去世或者死于暴力，电视或者报纸新闻中都倾向于在编辑时删除他们的姓名。古时候，中国人会为死者准备一个美丽的圆柱形瓶子来安置其灵魂，那些瓶子迄今为止都是空的。著名犹太学者迈蒙尼德（Maimonides）的作品呈现了灵魂的不朽性。根据《古兰经》的记载，人是具有灵魂的，而且完美的灵魂可以立即升入天堂。

几个世纪以来，关于新生命是何时"被赋予灵魂"的争论一直不断。如

今，针对这个问题的宗教观点经常会在一些关于流产、干细胞研究和胚胎选择等的政治议题里出现。与亚里士多德一样，犹太法典学者们认为胎儿接受灵魂的时刻为妊娠期第 40 天。这可能是由于胎儿的形状在这个时刻可以被辨认了，而在此之前胎儿被描述为像"水"一样。在以色列，这种观点使得对胚胎干细胞的研究成为可能。根据古希腊人的观点，灵魂被灌输到身体的时间是有性别差异的。希波克拉底认为，男性胎儿在母亲怀孕后第 30 天接受灵魂，而女性胎儿则在第 42 天。亚里士多德认为彼此的差异应该更大，男性胎儿在母亲怀孕后第 40 天左右接受灵魂，而女性胎儿在第 80 天左右接受灵魂。意大利神学家和哲学家托马斯·阿奎那（Thomas Aquinas）最后对这种性别偏见的基础做出了解释。根据他的观点，女人其实是一种"mas occasionatus"①，即没能完成的男性。

1906 年，美国麦克杜格尔（MacDougall）医生将临死的病人、病床以及床上的所有东西放到一个跷跷板似的天平上。当病人吐出最后一口气时，摆放着病人头部的天平那端显示其重量减少了 21 克，麦克杜格尔由此得出了这样的结论：他"称出了灵魂的重量"。而这与宣称"灵魂具有非物质性"是互相矛盾的，即灵魂不应该有重量。心脏停止跳动后，天平上出现的重量减轻可能是由于血液在不同器官之间重新分配而造成的。不过，仍然有一部电影以《21 克》命名，意思是灵魂的重量。虔诚的天主教徒笛卡尔声称，动物是"没有灵魂的机器"。这与麦克杜格尔没有观察到临死的动物死亡后重量减轻是一致的。不过在麦克杜格尔之后，美国特文宁（Twining）教授精确地测定，所有动物在死亡时都会失去几毫克到几克的重量，因此动物们还是拥有一点点的灵魂的。

在过去的几百年中，所有文化都意识到"灵魂"的存在。如今，你可以在大学中研究灵魂，如果你是学心理学的。不过，心理学家们研究的并不是灵魂，而仅仅是行为与大脑。"心灵粒子"并不存在，存在的是"神经元"。当一个人去世时，并非是他的灵魂出窍了，而是他的大脑停止工作了。迄今为止，我还没有听到任何确切的论据来反驳我以下的简单结论，即意识是由我们的 1 000 亿个脑细胞共同工作而生产出来的，而"灵魂"是我们脑细胞生产的一个误会。"灵魂"这一全世界范围内都在使用的概念，看

---

① 此处是拉西语。——译者注

上去不过是人们害怕死亡，希望和曾经爱过的故人团圆，以及人们认为自己是如此重要因此死后应该会留下点儿什么这种被误导的、自负的想法造成的。

心脏与大脑的地位之争

> 无论男女，是交鬼的或行巫术的，总要治死他们。人必用石头把他们打死，罪要归到他们身上。
>
> ——《利未记》

至今还是有不少人认为，心脏是我们的感觉、情感、性格、爱，甚至是我们的灵魂所处的地方。就像我收到的一封由《新鹿特丹商报》编辑转发给我的读者来信中所写的："这位教授一直盯着大脑不放，可是心脏和心脏产生的情感是大脑的相对物啊！"我们在激动的时候有时会感到心脏被重重撞击了，但那是对于来自大脑的信号的反应，该信号通过自主神经系统传递，以确保我们的身体做好逃跑、打斗或者做爱的准备。

有关心脏移植手术"证实了"可以将捐献者的信息也一同移植到接受者的体内的传闻支持了心脏的这种神秘的地位。荷兰《电讯报》（De Telegraaf）在 2008 年刊登了一则异乎寻常的故事。

索尼·加拉罕（Sonny Graham）在 12 年前接受了心脏移植手术。捐献者是一名 33 岁的用枪射击自己头部而死亡的男子，名叫特里·科特勒（Terry Cottle）。索尼·加拉罕对自己重获新生感到无比的喜悦，于是他开始与特里的遗孀切莉通过书信交流。"我感觉自己好像已经认识她很多年了，"加拉罕在接受当地一家报纸采访时说，"当我第一眼见到她的时候，我就无法把我的目光从她身上移开。"2004 年，福克斯新闻频道（Fox News）报道了这位遗孀与接受其前夫心脏移植的男人结婚的消息。最近，索尼·加拉罕采用和他的心脏的第一位"拥有者"同样的方式自杀而亡。现年 39 岁的切莉第二次成了寡妇。

　　荷兰《电讯报》没有得出与切莉一起生活很不容易的结论，而是宣称："这个事件让我们再次看到，如果你移植一个器官，例如心脏，你在同时就会把死者的灵魂给移植过来。"荷兰《电讯报》向来有报道此类故事的传统。例如，它的一期周末增刊的标题是：你的灵魂是住在心脏里的吗？ 47 岁的克莱尔·西尔维娅接受了一名男孩的心脏的移植。现在她会朝着女孩儿吹口哨，还开始喝啤酒了。西尔维娅在 1997 年出版了一本有关她的这场经历的书。她确信这些性格特征都是那位给她提供心脏的年轻摩托车骑手捐献者所拥有的。

也有这样的传闻说，接受心脏移植手术的病人在术后对音乐的品位变得与捐献者的一致。

　　一个接受了女性捐献者心脏的男人在术后突然狂恋粉红色，而他在术前则对粉红色很反感。

　　一位女士声称，她在接受了一位象棋棋手的心脏后突然变成了象棋大师。

　　还有人在接受心脏移植手术后梦见了杀死自己的器官捐献者的凶手的面孔。

这些故事都刊登在一本我以前从未听说过的杂志——《濒死研究专刊》（*Journal of Near-Death Studies*）上。这些研究都存在一个问题，那就是接受器官捐赠的人都知道捐赠者的相关信息，例如性别、年龄、死亡原因以及他们生活的许多其他细节。我们在严肃地对待这些传闻之前，需要进行设立良好对照的科学研究，即在研究过程中接受心脏移植的患者绝对不可以获得任何关于捐献者的信息。

　　心脏移植是一种非常困难、充满压力、对生命有威胁的手术，这种手术会对患者的人格产生剧烈的影响。接受移植的患者通常都更具有灵性，对于死去的捐赠者感到愧疚，并觉得捐赠者依然活在自己的身体内。此外，术后用于预防移植器官排异反应的强大的药物也会影响患者的行为。总而言之，这些因素足以成为在经历移植手术以后感觉发生改变的原因。此外，人们无法解释与受捐者的大脑神经并不相连的移植后的心脏是如何向受捐者的大脑发送捐赠者大脑复杂的、被移植的信息的，也无法解释这些信息是如何改变受捐者的性格的。

在受到良好控制的科学研究证实与我们的认识相反的结论之前，我们只能认为，在可以获得的临床经验和实验研究论文的基础上，我们的性格特征仅仅位于我们的大脑，而心脏只是一个可以被替换掉的泵而已，而且在替换过程中没有将捐赠者的性格特征（无论好坏）一起转移过来。

濒死体验：隧道尽头那明亮的光

> 那些离开自己身体的人，不应该偷偷地将五种感觉器官都带着。
>
> ——伯特·凯瑟

我的一位博士研究生曾经自然而然地以一种科学的、分析的方式向我讲述了他的两次濒死体验。

"我第一次经历濒死体验是 11 岁那年患肺炎和胸膜炎，高烧达 42.3℃，大汗淋漓，用文学的语言来说，我就是'漂浮在床上'，不过，我顽固的家庭医生还觉得我是在矫情。我仿佛在不知不觉中滑入一条隧道，隧道的尽头有光。我突然产生了一种完全平静的愉快感。我没有听到清晰的背景音乐，但是能感受到那种由美妙的'令人起鸡皮疙瘩的音乐'所引起的情感。因此，我能想象有人所说的听见了天使在唱歌。那明亮的、温暖的光笼罩着我，但并非亮得刺眼。

"第二次的濒死体验更有趣了，因为当时我'看见'了躺着的自己。事后经过诊断，那是由心律失常而引起的。当时我 34 岁，坐着吃了些东西后想要站起来拿东西。我感到头晕目眩，然后倒在地板上，'不省人事'。不过，我完全可以意识到我自己，还能'看见'自己躺在房间的地板上。我妻子跑过来，站在我面前惊慌失措地喊我，我本想告诉她我没事儿，一切都很好，但是我做不到。一般来说，人们会在这种情况下陷入恐慌，或者至少开始担忧，但是如果是放松地漂浮在房间里，情况就不一样了。不过，我当时相当清楚地意识到现实情形不该如此，我只是在想象着自己在漂浮。我也听到我妻子的声音是在我的旁边而不是在我下面。我在意识中分析了一下我的状况——我躺在地板上，窗户在这边，门在那边，3米之外放着一张长椅，我躺在门前，还能听见，但什么都看不见，也无法做出任何回答。

　　"漂浮的感觉有一部分是视觉的投射。奇怪的是，我当时并没有感到惊慌或者焦虑。过了一段时间，我感到自己恢复了对身体的控制，漂浮感也随之消失了，我又能正常地看到事物了。那段时间持续了多久我无法准确地知道，应该是在30秒到1分钟之间，但是我感觉到了'永恒'——那意味着我失去了对时间的所有感觉。很少有人可以说出那段时间有多长，对于不戴表的人来说，大多数人可以达到的时间精确度是5分钟。我觉得，这种失去时间的感觉加强了那种愉悦感。我们总是终日忙碌，想尽可能多做点儿事，而在那一刻却得到了彻底的救赎。在这两次濒死体验中，我都没有'遇见'过谁，也没有听到过谁的声音。"

　　在范·洛莫尔（Van Lommel）的《无尽的无意识，从科学的角度看濒死体验》一书宣传之后，人人都知道了什么是濒死体验。濒死体验可以在大脑缺氧时产生，也可以是由于极度的恐慌、高热或者暴露于化学物质中而出现。20%的心脏骤停病人事后都说曾经感觉到和平与宁静，疼痛消失，而且别人也认为他们去世了。有人会有离开身体并往下看见身体躺在那里的感觉，也有人报告说自己从一间黑屋子快速冲入一条隧道，隧道的尽头有明亮的光，或者是有着美丽颜色的鲜花和美妙风景，有时也有音乐。有的人看见了已经去世的朋友或者家人，有的人看见了某位著名宗教人物，还有的人能看到自己过去的生活经历闪回。不过，所有的一切都发生在一分钟之内。作为对于恶劣情境的反应，大脑会以非常快的速度显示早已存

储在大脑中的记忆、思想、画面和概念。基督教徒看见了耶稣，印度教徒
看见了阎魔王的使者来接自己。人们看见自己的生活闪回，还能看见未来，
而且画面变化的时间似乎比正常要快得多。当到达一个极限时，濒死体验
就会终止，人会回到自己的身体中。按照有些人的说法，他们被耶稣送回
来了，因为他们还需要照顾自己的孩子。

濒死体验能被医学界接受并作为讨论的主题，要归功于范·洛莫尔在
2001 年将人们告诉他的这些体验详细地记叙在医学期刊《柳叶刀》(*The
Lancet*)上。范·洛莫尔描述了这种濒死体验是如何强大到能经常改变病人
的人格，甚至使夫妻离异的。这些人不再畏惧死亡，他们对宗教和灵性的
感应会上升，而且更加相信超自然现象。濒死体验给他们留下了不可磨灭
的印象，他们不再有兴趣去了解从大脑的角度对这种现象做出的解释。他
们确信自己有幸被允许先看了一眼来世的生活，他们要把余生都奉献给与
灵性和宗教有关的事物。不过，我的那位博士研究生是他们中的一个例外，
在经历濒死体验之前和之后，他都是一位有着批判精神的科学家。

诺贝尔奖被扔进废纸篓

遗憾的是，范·洛莫尔没有坚持理性地分析问题，而是被病人信仰的
对于濒死体验的超自然的解释牵着鼻子走了。他的那些伪科学的解释获得
了成功，他写的那本书成了畅销书。他直截了当地否定任何关于濒死体验
的神经生物学方面的解释，并提出一种理论，该理论不仅可以解释濒死体
验，还可以一举解释所有的灵性和超自然现象，包括先知的梦、转世、千
里眼，以及运用意志力移动物体。根据他的观点，意识并非像我们这些"目
光短浅的、唯物主义的、坚持还原论的大脑科学家们"所认为的那样，是
大脑的产物。范·洛莫尔认为，意识"充斥在宇宙间"，被我们的大脑接收，
"就像收音机或者电视机接收节目一样"。范·洛莫尔还认为，思想并没有
物质的基础。很显然，他对于近期被证实的与他的理论完全相反的科学研
究发现一无所知。一位手臂被截肢的病人可以通过记录神经元电活动的装
备，用意志控制他的电脑鼠标和假肢。因此，假想的"收音机"(大脑)是
自己在活动，这恰恰与范·洛莫尔的信念相反。

范·洛莫尔认为，他的关于灵性的理论是非常重要的，因为我们的大
脑没有足够的空间储存长期记忆。这完全是胡说八道，范·洛莫尔显然没

有意识到 2000 年的诺贝尔奖之所以授予埃里克·坎德尔（Eric Kandel），正是因为他"描述了短期记忆和长期记忆在分子水平上形成的机制"。

根据范·洛莫尔的理论，有机体对于胚胎发育和免疫反应也不会保存有足够的信息。他认为，所有信息都储存在宇宙空间里。他似乎再次忘记了 1995 年的诺贝尔奖授予了发现参与早期胚胎发育的基因的研究者，而 1987 年利根川进被授予诺贝尔奖（Tonegawa Susumu），正是因为他发现了人们的身体是如何产生大量的不同抗体的。范·洛莫尔的"主菜"是他对于 DNA 的洞察力，根据他的观点，DNA 并不是遗传信息的携带者，而仅仅是宇宙中的意识所发出的信息的接收者。不过，没有人会认为华生（Watson）和克里克（Crick）在 1962 年因为破解了 DNA 的基因密码而获得的诺贝尔奖也是不正当的吧。没有任何科学依据，范·洛莫尔的书一下子就抹杀了几位诺贝尔奖得主的研究成果，这决定了这本书的终点。

濒死体验，不必真的去死

任何一种导致脑功能减弱的情况都可以诱发濒死体验，包括意识处于清醒和做梦睡眠之间的非清醒状态。在濒死体验中，自我意识出现破碎，时间似乎变慢。在濒死体验的有关记录中，大量失血、败血症性或过敏性休克、触电、脑损伤或脑血管意外导致的昏迷、自杀、近溺死状态（尤其是在孩童身上）、抑郁症都会引发濒死体验。此外，因二氧化碳含量过高、战斗机加速过快而导致飞行员失去知觉状态以及过度换气也会引发濒死体验，麦角酸二乙酰胺、裸盖菇素、墨司卡林等药物也能引发濒死体验。还有记录显示，使用氯胺酮这种古老的麻醉剂也会产生这样的作用。

莱顿大学医学中心（LUMC）的吉尔特·范·德克（Gert van Dijk）教授不但是一位神经病学家，还是一位临床神经生理学家，他进行的临床研究是，每周诱导他的病人发生几次昏厥。他定期倾听这些病人述说其濒死体验：就仿佛一切都被召唤，愉悦的感觉油然而生，又仿佛置身于另外一个世界。这些病人的病史都显示其具有大脑短暂性缺血的状况。吉尔特·范·德克教授记录了脑电图波的消失，而脑干还在工作，因为病人还保持着呼吸。范·洛莫尔曾经在他的书中反复强调，濒死体验不可能是由大脑缺氧引起的，因为如果是那样的话，每位经历过心搏骤停的人就都会体验濒死的感觉了。然而，他似乎忘记了长时间的缺氧会导致记忆损伤，因此这些病人仅仅是无法再回忆起自己的濒死体验,范·洛莫尔在他发表于《柳叶刀》上的文章中已经显示了脑缺氧和濒死体验之间的关联。

此外,范·洛莫尔的研究还清楚地显示,有些人对于再次发生的濒死体验比其他人更敏感。这就和美国神经病学家凯文·纳尔逊(Kevin Nelson)所说的这些病人很容易从清醒状态进入做梦睡眠(快动眼睡眠)状态一致,即发生了快动眼入侵。在濒死体验中出现快动眼入侵会导致肌张力消失,这与通常做梦时的感觉一样,想移动或是说话却办不到。因此,这也和猝睡症类似。"快动眼睡眠瘫痪"加重了"死亡"的感觉。范·洛莫尔还否认生物学因素(例如缺氧)也可以导致产生濒死体验,因为他认为强烈的应激也会产生同样的效果。然而,应激激素皮质醇以及大脑的应激系统反应本身就可以作为生物学因素来解释大脑活动在那些条件下所发生的变化。当疼痛或者应激过于强烈时,当你无法逃脱生命受到威胁的情境时,大脑就会屈服,出现快动眼睡眠入侵。随后,应激系统停工,产生濒死体验的做梦状态的安宁之感。

范·洛莫尔怎么能认为在失去知觉的状态下,大脑的所有功能都消失了呢?吉尔特·范·德克教授每周的研究证明了范·洛莫尔的这种观点十分荒谬。脑电图测量的仅仅是大脑皮层最高处部分的活动。而且,在心搏骤停期间,无论是在无意识状态出现之前还是之后,在大脑正常运转与大脑的无意识状态开始之间有足够的时间产生濒死体验。这段时间长到足够使作家陀思妥耶夫斯基在颞叶癫痫发作时感受那种"无尽的"体验。事实上,被重新摔回到自己身体里的感受往往发生于心肺复苏成功的时刻,这提示濒死体验可能就是发生在病人重新获得意识之前的那段时间里。

范·洛莫尔的离奇的假说完全是不科学的,脑科学研究可以为濒死体验提供极佳的解释。离体体验可以通过刺激对缺氧极为敏感的大脑颞叶和顶叶的交会处而诱导出来。如果角回的来自肌肉、平衡器官和视觉系统的信息受到扰乱,人就会感到自己离开了自己的身体并漂浮起来了(见图17-1)。同样,吸食能影响脑中多种化学信使的大麻也会导致出现离体体验。一位患者的穹窿附近的下丘脑接受了电刺激后,其颞叶被激活,这使他重新体验了自己30年前经历过的事,仿佛过去的生活在闪回,这与濒死体验类似。内侧颞叶存储情景式和自传式的记忆,是跨越我们一生的编年史。此外,颞叶由于对缺氧十分敏感,因此可以轻易地被激活。刺激海马体可以产生非常清楚、非常具体的自传式的回忆,包括对已经去世的人们的回忆。这些回忆会在生命垂危的时候一并到来,而不是按顺序一个接一个地涌现,因此被称为"全景的记忆"。通过颞叶癫痫和其他形式的颞叶刺激,这种记忆可以伴随十分强烈的灵性和宗教体验。人们会感觉与宇宙、世界甚至是上帝在一起,或是认为自己在天堂里,或是在来世,而且与上帝、耶稣或者其他宗教人物有直接接触。濒死体验所伴随的平和与安静的感觉以及疼痛感的消失,是类鸦片物质释放所导致的结果。看见隧道是因为眼球供血受损,眼球供血的方式导致眼球血液循环受损,并从视野外围开始。因此,视野中央部分保持明亮,而外周黑暗,形成一条尽头有光的隧道。战斗机飞行员在一个巨大的离心机中训练时会造成眼睛血流量减低,他们也会看见一条尽头是光亮的隧道。隧道尽头的明亮色彩以及闪耀的光是由视觉系统受到刺激而引起的,这与做梦睡眠时发生的一样。而且,濒死体验和做梦一样,都处在一个奇异的故事当中。

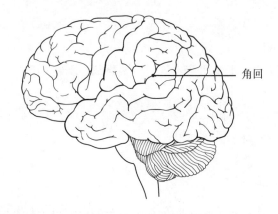

角回

图 17-1　通过刺激对缺氧极为敏感的颞叶和顶叶的交会处,能产生离体体验

如果角回的来自肌肉、平衡器官和视觉系统的信息被扰乱,人就会感到自己离开了身体并漂浮起来了。

以科学的名义宣扬迷信

范·洛莫尔当然有假定他的那些没有获得任何科学研究支持的灵性理论是正确的自由。他的观点并不是新的,几千年来它们遍布于许多文化、神秘运动和宗教当中。不过，范·洛莫尔不应该欺骗人们，不应该宣称他的书"从科学的角度看濒死体验"。此外，完全不能让人接受的是，他作为一位医生，不应该用非科学的理论把那些愿意捐献器官用于移植的人吓跑。令人震惊的是，他把"器官接受者将在同时接收到捐赠者的性格特征"的传言当作事实而进行宣扬。虽然范·洛莫尔宣称他不反对器官移植，但是他的确引起了潜在的器官捐赠者及其家人的恐慌，这是毫无必要的。

就是这本声称是"从科学的角度出发"的书，最终却陷入了由充满暗示性的评论以及对一切模棱两可的、超常的和含糊不明的事物支持的沼泽。它成了一本灵性的、反科学的书。这本书的使命就是要毁掉所有的科学见解和怀疑，因此，它被摆放在一座改革派的教堂里，而不是在与大学相关的任何机构里接受洗礼。目前许多医院都在做实验，试图收集那些人所宣称的在濒死体验中感觉自己离开了身体的证据。实验中"代码"被放在高处的柜子上，但是与所预料的一致，迄今为止没有一位具有离体体验的病人能说出柜子上放的是什么。总而言之，没有丝毫的证据可以将濒死体验看作大脑以外的事物的感知力，或者说是没有丝毫将濒死体验视为人们体验来世生活的证据。这些病人从来都没有去过来世。

濒死并非死亡，正如几乎怀孕并不代表已经怀孕了。

有效的安慰剂

> 医学具有取悦病人的功能，大自然的功能则是治疗疾病。
>
> ——伏尔泰

当研究显示最广泛应用的抗抑郁药物与一种"伪药剂"（即安慰剂）相比并不具有更显著的疗效时，人们震惊了。不过令人奇怪的是，没有人对这种安慰剂效应大加赞赏。安慰剂效应是指不是由于某种药物所含有的特殊化学性质而引起的效果。例如，人们倾向于联想红色、黄色或者橙色药物具有刺激效应，而蓝色、绿色药物具有镇静效果。安慰剂甚至还可以产生副作用。它会造成恶心、胃痛，甚至成瘾，它可以导致患者在"治疗"

停止时出现药物撤退症状。因此，我们有充分的理由对安慰剂的效果及其神经生物学机制进行研究。

安慰剂效应的产生是由于大脑在无意识状态下的功能改变减轻了疾病症状。这些脑部变化是因病人对于该治疗所抱有的期待心理而引起的。因此，安慰剂中的化合物可以不具备药理学效应，而病人所获得的信息以及他们对于药效的期待使它产生了特殊效应。这一点不仅适用于药物，也适用于交谈、手术和其他疗法。长期以来，医生们让精神病患者对着一个塑料袋呼吸来治疗其惊恐发作，并取得了良好效果。之前人们以为病人过度换气导致二氧化碳减少从而引起惊恐发作，后来发现，过度换气并不是惊恐发作的原因，而是其结果，而塑料袋中被呼出的过量二氧化碳恰恰最能引起病人的惊恐发作。不过，由于病人相信这种"治疗"，因此它的疗效一直很好。

帕金森氏病的病因是缺乏化学信使多巴胺，有一种安慰剂可以导致脑内多巴胺大量释放从而减轻该病症状。人们还可以通过在大脑深部的底丘脑核植入电极，通过电刺激来抑制这个特殊脑区从而减轻帕金森氏病症状。然而，当医生仅仅告诉病人他开启或者关闭了电极而事实上并没有那么去做时，病人的帕金森氏病症状也会出现相应的改善或者恶化。在一次临床实验中，医生告诉病人正在为其注射一种新型的抗帕金森氏病药物，而事实上医生注射的是一种无活性物质。这个信息导致了该脑区，即底丘脑核的活性减低，超过半数的病人都看到自己的症状得到了改善。显然，对于安慰剂起反应的大脑"知道"它应该改变自己哪个区域的活动来减轻症状。如果病人对这种"新型药物"抱有期待的心理，这种"新型药物"的疗效就更好。

一项研究显示，接受安慰剂治疗和接受真正抗抑郁剂治疗的抑郁症患者在 6 个星期之后的病情改善程度相同。脑扫描发现，服用安慰剂和服用抗抑郁剂的病人脑区活性改变非常相似。看上去安慰剂导致大脑产生了可以减轻抑郁症症状的功能变化：前额叶皮层活性增加而下丘脑活性减低。

在有疼痛症状的病人服用安慰剂时，大脑会"知道"为了缓解疼痛要提高吗啡样物质的释放，并改变许多脑区和脊髓的活性。在这个方面，昂贵的安慰剂要比便宜的安慰剂效果好。然而，阿尔茨海默病患者由于疾病的特性基本上不会期待止痛药的效果。因此，镇痛药对于这些病人的疗效欠佳，他们需要更高的剂量以达到相同的疗效。

安慰剂效应是大脑无意识的自我修复能力。这种机制对于治疗癌症不可能有所贡献，但是它对于许多脑部疾病有效。对于安慰剂效应的机制以及为什么有些人比其他人对安慰剂更为敏感这一问题的研究具有重要的临床意义。同时，我们千万不要低估了另一种安慰剂的效应，那些老派而仪表堂堂的、鼓舞着人们信心的医生是"行走中的安慰剂"。

传统中医学：针灸具有特殊的生理效应

针灸治疗的效果可能不仅仅是安慰剂效应。

传统中医学自远古以来一直都在提倡着对健康有益的物质和食物。事实上，你在中国常常会听到人们把自己喜欢的每样东西都说成是健康并有助于长寿的。不过也有研究表明，未发酵的绿茶可以降低罹患心血管疾病和某些癌症的风险。人们在 17 次人口研究的基础上推论出，如果每天喝 3 大杯绿茶，心肌梗死的风险就会降低 10%。绿茶不仅可以对抗高血压和肥胖，还能保护大脑。一些传统的中草药能够改善痴呆症状，而目前人们正采用现代技术去研究这些草药的活性成分和作用机制。例如，钩藤可以抑制 β－淀粉样蛋白聚集，这可能是它治疗阿尔茨海默病的机制。不过，关于绿茶具有治疗帕金森氏病和阿尔茨海默病的功效的说法则肯定还需要进一步去验证。在传统中医学领域中，蜈蚣、甲虫和蚯蚓被认为可以对抗痴呆症。从这些动物中提取的成分确实能够抑制乙酰胆碱酯酶的活性，这与西方唯一用于治疗阿尔茨海默病所使用药物的靶点一致，这类西药对某些患者并没有什么疗效。可以肯定的是，中国对于传统草药的研究完全有可能揭示出全新的活性物质。

关于针灸治疗，人们首先会产生的疑问是，它的效果是否仅仅是安慰剂效应。在这种异域治疗方法中，令人印象深刻的仪式样的程序导致病人产生高度期待的心理，安慰剂效应肯定存在。对于针灸治疗的另一个疑问是，传统针灸术中有关经络和穴位的古老中医学概念是否确实有根有据。这里，我会介绍一些研究例子以表明这些问题的复杂性。

为了解答针灸治疗偏头痛所涉及的上述疑问，研究人员将患者随机分成三组。第一组病人接受真正的针灸治疗，针灸针扎入传统穴位并让气在体内运行，即病人必须获得一种辐射热感，这被视为针灸起效的标志。第二组病人接受"假针灸"治疗，针灸针扎入预定的"非针灸穴位"。第三组病人仅仅被列入候诊者名单。结果显示，真正针灸治疗组并不比假针灸治疗组更为有效，但是这两组都比候诊者名单组疗效更好。人们由此可能会得出结论，一方面针灸是有效的，另一方面，关于针灸的传统穴位的重要性——至少对于治疗偏头痛而言，还是值得怀疑的。此外，针灸所取得的疗效是由于生理性机制还是由于非常有效的安慰剂效应，人们从中还无法得出结论。另外一项将紧张性头痛病人分成这样三组所做的研究也获得了相似结果。

然而，在一项对于膝盖骨关节炎病人进行的类似研究中，经典的针灸显得更为有效。在这项实验中，研究者对真正的针灸治疗组和一个"最小限度"针灸治疗组（也就是在病人的"非针灸穴位"进行浅表性针刺）以及一个候诊者名单组进行了比较。经过 8 周治疗，接受真正针灸治疗的病人的膝盖疼痛程度和功能与接受"最小限度"针灸治疗组病人相比，都有明显的缓解和改善。虽然这两组之间的这些差异随着时间的推移逐渐减少，但这还是显示了针灸具有临床疗效。针灸对于慢性机械性颈部疼痛的疗效具有统计学意义，但是不具有临床学意义。在相关实验中，人们将电针灸治疗和一种步骤一样但是电线中不通电流的假电针治疗进行了比较。因此，人们还不清楚针灸治疗的效果是不是由针灸针产生的。

一项 PET 扫描研究试图去揭示骨关节炎患者的大脑对于针灸治疗的反应差异，以及伴有疼痛的骨关节炎病人对于治疗的期待。这项单盲交叉设计实验研究了三种情况：真正的针灸、安慰剂式针灸和皮肤针刺。在安慰剂式针灸中使用的是"Streitberger 针"，针头是钝的，一旦接触到皮肤，针头就缩回到针杆内——给病人的印象是针已经刺入皮肤。第三种情况病人接受的针灸针也是钝的，仅仅接触皮肤。这三种针灸治疗都没能减轻病人的疼痛。PET 扫描显示，接受针灸的同侧大脑岛叶——协调身体自主反应的脑区，在真正针灸治疗中比在使用 Streitberger 针的针灸中更为活跃，尽管这两种治疗使病人产生的期望值相同。这两种治疗同第三种病人对治疗不抱有期待的皮肤针刺相比，前者病人前额叶皮层、前扣带回皮层和中脑有更大的激活区。这项实验表明，针灸针具有特殊的生理效应，它和病人对于治疗的期待无关，期待的心理可以刺激大脑中处理奖赏的脑区。因此，针灸治疗的效果可能不仅仅是由于病人对治疗的期待而产生的安慰剂效应。针灸治疗的临床意义究竟有多大，传统针灸穴位是否具有重要意义，要解答这些问题还需要分别研究针对每一种症状的每一种治疗。这样的研究才可能使针灸治疗成为以科学为基础的"标准"医疗方法。研究针灸机制的动物学实验也具有重要意义。例如，有研究发现，大鼠的电针灸镇痛效果伴随着下丘脑室旁核内血管加压素浓度的上升而增强，而催产素和鸦片样肽浓度没有改变。血管加压素可以在血液中测得，因此它可能有助于评估针灸对人的疗效和机制。

草药治疗

草药除了含有有益的物质外，也可能含有剧毒物质。

草药治疗作为正规治疗的一种替代疗法非常盛行。在美国这个喜欢用数据说话的国家，市场上有大约 3 万种草药产品，目前每年的草药产品销售额达到 40 亿美元。当病人患有慢性疾病而医生对治疗无能为力时，我们中的大多数人会在某个时刻开始尝试替代疗法。每个人都认识某个通过这种疗法而治愈的人，但是没有人会去想疾病可以自动消失这一事实。替代疗法可能有效的一个重要原因是，采用替代疗法的医生比普通的医生要更和善，并愿意在病人身上花更多的时间。替代疗法的从业者和病人都坚信这种疗法有效，这种信念比任何一种安慰剂的效应都强大。此外，那些开始转向草药治疗的人常常会为自己找这样的借口，"即使没有效果，至少也没有害处"。其中的理由是：毕竟草药是天然的物质，因此不可能对人有害。但是，这是一个误解，我希望看到它能被澄清。事实是，这些草药可能的确无法治愈你的疾病，并且可能对你非常有害。此外，人们所知道的最具毒性的物质也都是天然的。这道理是明摆着的：当一种化学物质作用于我们机体时，它需要特殊的受体蛋白质来接收它。而受体只和天然的物质，或者化学结构和这些天然物质相似的物质发生作用。

如果梳理一下医学文献中关于安全的草药可能引起中毒反应的记载，

你会大吃一惊。大量文献记载了由服用草药而引起的各种各样的神经和精神疾病，例如脑血管炎症、脑水肿、谵妄、昏迷、意识模糊、幻觉、脑出血、运动障碍、抑郁症、肌肉无力、麻刺感和癫痫发作等。人参可以引起失眠、阴道流血和躁狂发作。缬草可以引起恶心和宿醉症状。曼陀罗会引起定向障碍，而西番莲会诱发幻觉。作为抗压力药物的卡瓦胡椒可能引发致命性肝炎和肝硬化，麻黄则可能导致精神病。麻黄草药制剂含有麻黄碱，这种成分存在于减肥药、兴奋药丸和"聪明药"中，在体育界它们被用于提高成绩（即兴奋剂）。微量的麻黄碱就可以引起例如中风、心肌梗死和精神病等疾病。这些物质曾使一些运动员死亡。因此，荷兰卫生部部长霍赫沃斯特（Hoogervorst）对这些制剂加以禁止是完全合理的。银杏树产自中国，银杏树叶在 20 世纪初期盛行于欧洲的装饰新艺术领域。人们普遍认为银杏对记忆问题和痴呆症具有疗效（事实上它确实有一些效果，但是比那些几乎无效的西药的疗效还低），它会引起头痛和眩晕。桉树可以造成谵妄症。圣约翰草（贯叶连翘）被用来治疗抑郁症，而人们也证实了它能够改善情绪，但是，它也会引起焦虑和疲倦。

除此之外，有些草药，特别是来自亚洲的草药受到了重金属的污染。在这里请保持清醒：虽然草药已经被应用了几百年，在中国传统中医中有应用的论据，并不能用以担保草药制剂的有效性或者草药没有毒性效应。此外，草药还可能和同时服用的常规药物发生意料不到的危险的相互作用。贯叶连翘就会导致避孕药无效并干扰抗艾滋病病毒药物和百忧解的疗效。

好，现在让我们带着这些基础知识，抱着批判的态度转向互联网去搜索一下。在谷歌上搜索"草药疗法"，我们会看到关于草药可以包治百病的，伴随着骗子们的胡说八道的超过 2 000 万点击量的链接。看得令人发抖！如果有人对你说他卖的草药绝对没有副作用，那你一定要小心了：任何有疗效的药物都具有副作用。宣称自己的药物没有副作用意味着以下三种情形之一：①那种药物根本没有任何效果；②它从来没有接受过副作用的检测；③ 是最可能出现的情形，即①和②同时存在。那个绝对能从互联网上的草药广告中获益的人只是卖家自己。

上述这些现象并不意味着草药不含有具有治疗和康复性能的化学成分。目前在中国，科研人员正在对传统中医药进行着基于科学证据的研究。他们在寻找数百年以来在传统中医中被使用的草药中的活性化学物质，但是，与西医学致力于分离单一有效成分，然后研发出一种药物不同的是，传统中医学认为，若干活性物质的混合物可以达到最佳疗效。显然，这样的概念并不能使相关科学研究的开展变得更容易。然而，科研人员正在采用西医学的方法，通过细胞培养和动物实验将那些活性物质分离并测试其效应，例如，清华大学的郭教授就带领着一支研究队伍从传统中药中分离新的活性化学物质，他们的研究令人印象深刻。在中国国内要求探索中医的科学基础的呼声很高，那些仅仅"根据"古老中国传统而用中医为人治病的人会受到公众的严厉批评。

有时候，从草药中分离出来的化学物质可能是我们已经熟知的物质。传统上用来抗衰老的植物含有大量的松果体素。在西方，人们也在宣传松果体素是可以延缓衰老进程的抗氧化剂，但是，这种说法还缺乏可靠的临床证据。我们在研究中发现，松果体素作为纯化学物质的确可以帮助恢复痴呆症患者的睡眠－觉醒节律，减轻其夜间的烦躁不安状况，并对改善记忆也有一定的功效。据我所知，目前还没有针对那些含有大量松果体素的草药的这些功效的良好对照研究。在传统中医学里，人参可以用于治疗性功能障碍。在美国进行的动物实验显示，人参的确可以提高性欲，促进勃起和刺激性行为。现在需要的就是在临床中验证它。

现在人们越来越重视对传统植物提取物的药效进行临床对照研究测试，这和西方药物学研究方法是一样的。正如在所有医学研究中都会遇到的情况一样，研究得到的结果有时互相矛盾。例如，有些研究发现银杏叶提取物的确对老年人和痴呆症患者的记忆障碍具有一定疗效，但是另外的研究也显示它不能改善记忆功能。在西方，人们进行了一项将银杏和西方所用的那种效果有限、还伴随很多副作用的药物（乙酰胆碱酯酶抑制剂）进行比较的研究。结果显示，西药的疗效显得比银杏还更好一些。因此银杏绝不是治疗痴呆症的神药。

时间会告诉我们，造成这些研究结果之间差异的原因以及究竟谁是正确的。目前最重要的是，传统中医药领域的研究者们正在按照西医科学设立的严格对照方法进行研究，希望这能让我们最终了解，是否可以从植物中研发出没有太多副作用和毒性的有效药物。毒性危险并非空穴来风：2006年，人们检测出在英国销售的一种传统中药芦荟制品中所含的水银量超过英国标准11 700倍。这一类事件正在促使传统中医学和现代医学尽快接轨。

第 18 章

自由意志，一个愉快的错觉

> 也许我们的意识、心理表征都只是回顾往事时的思考，是我们在事后为了给自己一种拥有权力和控制力的幻觉而产生的念头。
>
> ——欧文·亚隆[①]，《当尼采哭泣》

我们有选择的自由吗

> 这就是我的立场，是不能更改的。[②]

人们之所以常会宣称自己具有自由意志，是因为人们能够做出选择，但这是一个错误的概念。每种有机体都在不停地做选择，问题是，这些选择是否完全是自由的？

美国研究人员约瑟夫·普赖斯（Joseph Price）把自由意志定义为"不受内在或者外在的约束而决定做或者不做某事的能力"。按照这个定义，我们是否曾经自由地做出过决定呢？达尔文在 1838 年就说过，自由意志的存在只是一种错觉，因为人们很少分析自己的动机，而行事则大多出于本能。

关于"自由意志究竟是指什么"的问题，哲学家们之间也存在分歧。在有关自由意志的讨论中通常会涉及这样的三个方面：第一，只有当你可以拒

---

① Irvin Yalom，心理学家。——编者注
② 传说是在 1521 年，马丁·路德现身于沃尔姆斯帝国议会时所做的声明。——作者注

绝完成一种行为时（即肯定存在着可以替代的方案），这种行为才可以被称为是自由的；第二，这种行为必须是有原因的；第三，哲学家们认为，你必须真诚地按照自己的主动性来完成。当然，这不过是给了我们一个概念而已。

那些还能回忆起自己所经历过的突如其来的热恋的人，没有谁会将他对于伴侣的选择归纳为一个"经过适当考虑的自由的决定"。那种热恋就那么发生了，伴随着幸福愉快感和身体的反应（例如心跳加速、出汗和失眠），还伴随着情感的依赖、强烈的专注、对伴侣的占有性的保护欲以及精力旺盛的感觉。这正是柏拉图所认识到的方式，他把性冲动视为灵魂的第四种形式，位于肚脐下方。柏拉图还称这个特别的灵魂完全是非理性的，是不受任何规矩约束的。

斯宾诺莎也是一个不相信自由意志的人，他在《伦理学》（*Ethics*）第三部分第二条命题中列举了以下生动的例子：

> 一个婴儿相信，根据他的自由意志他需要喝奶；一个愤怒的儿童相信，他想要报仇也是由于自由意志；一个胆小的儿童则相信，按照自由意志他要逃跑。进而，一位醉汉会相信他是受自由意志的驱使而说出那些他在清醒时不愿意说的话的。这样看来，精神错乱的人、喋喋不休的妇女、儿童以及其他类似的人，也都会相信他们是按照自由意志的命令而说话的——但是事实上，他们是无法忍住这种说话的冲动的。

显然，斯宾诺莎确信那些性格特征是已经形成并固定的，你不可能改变它们。

现代神经生物学的知识表明，绝对的自由是不可能存在的。许多遗传因素以及早期发育阶段的环境因素影响了大脑的结构和功能，这意味着我们在拥有所有的潜能和天赋的同时，还具有许多固定的局限性，例如，具有成瘾的先天易感性，或是具有一定水平的攻击性，还有性别认同和性取向的问题，以及患上多动症、边缘型人格障碍、抑郁症或精神分裂症的风险。很显然，我们的行为在出生时就已经在很大程度上被决定了，这一事实与20世纪60年代关于人类的可塑性的信仰截然相反。

在我们的早期发育阶段，有关我们自己的大量特征已经被决定，这不仅会影响我们对精神疾病的易感性，还会影响我们正常的每日生活。从理论上讲，我们可以选择与异性或者是与同性展开一段恋情，但是我们的性取向早在我们还在母亲子宫里时就已形成了，它不允许我们自由地在那些理论上的可能性之间进行选择。而且，我们都出生于特定的语言环境中，虽然我们不能选择母语，也没有对于特定的语言能力的遗传学背景，但是这种语言环境会对我们脑的结构和功能产生重要的影响。此外，我们出生环境的宗教性也决定着我们将如何体现我们与生俱来的灵性，是具有信仰、唯物主义，还是对环境抱有非凡的关切。

我们的遗传学背景以及对于我们早期大脑发育具有永久性效应的所有因素将造成我们的"内在限制性"，于是我们无法自由地决定改变性别身份、性取向、攻击性程度、性格、宗教信仰或母语。我们也不能决定从现在开始拥有一项特别的天赋，或是停止思考某件事物。正如尼采所说的，思考的出现是它想到我的脑海中来，而不是我想要它来。同样，我们甚至对于自己的道德决定也很少能有什么影响。**我们赞成或者不赞成某件事并不是我们深思熟虑的结果，而是因为我们无法做出其他的选择**。正如达尔文指出的那样，道德标准是古老社会直觉的产物，它引导着我们以不损害群体的方式行动。

因此，一个必然的悖论只能是，除了任何遗传局限性以外，唯一具有某种程度的自由的人类只是那些处于怀孕早期阶段的胎儿。不过，一个具有有限的自由的胎儿并不能做任何事情，因为它的神经系统还没有成熟。在我们成年以后，我们大脑的可修正性，以及我们行为的可变性都受到了严格的限制。我们有了自己的"性格"，而我们最后残余的自由也被限制在社会的种种必须做或者不允许做的范围内了。

大脑是一台巨型的无意识的电脑

在对次要的事情做决定时，我发现权衡所有的正面和反面的理由都是大有裨益的。然而，对真正重大的事情所做的决定来自潜意识，来自我们自身内部的某个地方。

——弗洛伊德

　　我们的许多决定都是在"转瞬间"或者"本能地",抑或是凭我们的直觉而做出的,没有自觉地思考它们。我们因为一见钟情而选择一位伴侣,而一位犯罪嫌疑人会在法庭上非常真诚地说,他是在杀人之后才意识到整件事情的。科学记者马尔科姆·格拉德威尔(Malcolm Gladwell)在其《决断 2 秒间》(*Blink*)一书中,描述了一幅关于无意识的大脑在几秒钟之内做出重要而复杂决定的精彩画面,而这发生在我们这台无意识的电脑完成了庞大的计算之后。就像现代飞机可以由自动驾驶仪来控制起飞和降落,不需要有血有肉的机长的帮助一样,我们的大脑也能在无意识思考的情况下出色地完成很多事情。不过,大脑得经过训练才能做到这点。只有长期给无意识的大脑提供大量的信息,一位艺术专家才能达到立即"感觉"出他在观看一件赝品的水平。只有通过观察大量的病例,医学专家才能在病人一走进房间时就对其做出诊断。功能性脑扫描已经显示,我们在做主动推理或者凭直觉做出决定时,运用的是不同的大脑回路。只有在后一种情况下,大脑的岛叶皮层和前扣带回皮层才能被激活,这些区域对自主性调节非常重要。此外,它们对我们的肠胃系统也起着重要的调节作用,这清楚地体现在我们选择一个词来描述我们所做的决定的基础——"胆魄"。

　　我们的大脑不得不在很大的程度上像自动驾驶飞机那样不假思索地工作。我们被海量的信息持续地轰炸着,无意识地采用选择性的注意来提取对我们来说很重要的信息。即使是在观看快速展示的人体裸体照片时(观看者不可能"有意识地"看见),异性恋男性的目光也会转向女性裸体照片,而从男性裸体照片上移开视线。对于同性恋男性和异性恋女性而言,他们的目光则会被男性裸体照片吸引,而同性恋和双性恋女性的反应则介于异性恋男性和女性之间。在发育早期阶段,大脑编制的程序已经确保性取向转化为一个无意识的过程。

　　情感在这些无意识的过程中起着非常重要的作用,自主神经系统充分参与了这个过程。的确,情感对于道德判断起着决定性的作用。大脑额叶的一个区域——腹内侧前额叶皮层,在解决道德困境时起着决定性作用,例如以牺牲一个个体的生命为代价来挽救许多其他人。对于我们大多数人来说,不可能做出那些极度情绪化的决定,但是那些前额叶皮层受损的人却可以做出病态的、超然的举止。在做出那种可怕的决定时,他们不会体会到诸如感同身受或者同情之类的情感。因此,有关社会规范和社会价值的决定显然需要完好的大脑的情感作为基础。

通过有意识的推理所做出的决定并不总是优越于无意识决定的结果，它甚至还会阻碍人们做出好的决定。根据心理学家艾德·德·汉（Ed de Haan）教授的观点，重要的理财决定（例如买房子）有时还是凭直觉做出决定更好，而不要经过有意识的考量。自闭症天才丹尼尔·塔米特在拉斯维加斯时，试着像《雨人》里的达斯汀·霍夫曼那样通过记牌而在二十一点游戏中赢钱。起先他输得很惨，随后他凭着直觉做决定，于是就开始赢钱了。当在高峰时段开车去上班时，你在一路上会完全自动地在复杂的状况下做出几百个生死攸关的决定，然后你会突然发现自己在思考："嗨，我已经到了吗？"人们面临问题时也可以将问题"停泊"在意识的后方一段时间，不去有意识地思考它，然后就在你正忙着做一件完全不相干的事情时，对于那个问题的解决方法会一下子浮现在脑海。换句话说，我们的行为在很大程度上是通过潜意识的过程控制的。在弗洛伊德研究潜意识之后的 100 年，我们又回到潜意识这个议题来，但是不涉及弗洛伊德的关于被压抑的婴儿的性冲动、攻击性幻想以及其他值得怀疑的主张。

我们的文化和社会背景也对无意识的决定起着至关重要的塑形作用。在历史的长河中发生过多少次整个民族盲目地追随着一个错误的领导人的事件？然而，诸如温度和光照等物理因素也能显著影响我们的活动，漫长炎热的夏季可以促使攻击性行为的爆发。一项对于过去 3 500 年内爆发的 2 131 次战争的分析表明，在北半球，几个世纪以来那些宣战的可怕决定通常都是在夏季做出的，在南半球则是在冬季做出的，而在赤道附近的国家，开战的决定则不受季节的影响。在发动战争这样事关重大的决定上，不是军事策略，也不是某种"理由"或者"自由意志"，而只是日照时间的长短和气温起到了决定性的作用。

当然，做出这么多的无意识的决定也有其缺点。我们潜意识中的种族歧视和性别歧视的观点常常会对我们产生出乎预料的影响，求职面试就是一个常见的例子。不过，我们的大脑必须在很大程度上像一台高效率的、无意识的而且还能做出理性决定的电脑那样工作。无意识的、"隐含的"关联使我们能快速并高效地做出大量复杂的决定，而如果这一切都要经过对正面和反面理由的慎重的、有意识的权衡思考，就将是不可能做到的，因为这太耗费时间了。所有这些无意识的决定都没有给意识，即自由意志，留下一点儿余地。这一点具有深远的意义，因为当我们让一个人对其行为负责任时，我们的出发点是假设存在着自由意志，但是至少就我们的行为而言，自由意志根本就不存在。

把别人的胳膊当自己的

> 我们必须接受这样的事实，即我们有可能知道某些事情，
> 但是我们并不知道自己为什么知道。
>
> ——马尔科姆·格拉德威尔

鉴于我们负担过重的大脑总是通过无意识的过程不断地做出决定，于是哈佛大学的心理学家丹·韦格纳（Dan Wegner）提出了"无意识的意志"这种说法来取代"自由意志"。无意识的意志根据环境中发生的情况而做出瞬间的决定，其过程主要由大脑在发育期间所形成的方式以及之后所学到的知识而决定。我们所处的复杂的、不断变化的环境决定了我们的生活永远都没有可预测性，而我们的大脑在这种环境中的发育方式决定了完全的自由意志是不可能存在的。然而，我们相信自己在不断地做着自由的选择，并将其称为"自由意志"。根据韦格纳的观点，这是一种错觉，他还通过一项实验来支持他的理论。

在实验中，他让被试 A 站在镜子前面，除了腕部以外，整条手臂都被固定在镜子的视野之外。让被试 B 站在 A 的身后，将自己的手臂从 A 的腋下伸出，看上去似乎是 A 的手臂。当 B 的手臂按照指令完成诸如"挠挠你的鼻子"或"挥挥你的右手"等命令时，A 就会产生一种错觉，认为是他的意志在控制着这些动作。

韦格纳的实验清楚地表明，无论是 B 的这些动作还是 B 去做这些动作的"有意识"的念头，在 A 的大脑中都是由无意识的过程而引起的。虽然

A 无法审查这些无意识的过程，但是他可以说明作为其结果的动作（即他把手臂的动作当作是他自己做出的）。当 B 执行一个动作时，A 的大脑所记录到的"有意识的画面"让 A 觉得那动作是他自己有意识地完成的。然而那是错觉，因此不能证明 A 的感觉与导致 B 动作出现的事件之间具有有意识的因果关系。

根据阿姆斯特丹的心理学家维克多·拉姆教授的观点，对于有意识的意志的错觉都是继发性的，即发生在正在进行的动作的信息被传送回大脑皮层以后。韦格纳认为，人们需要关于自由意志的错觉，以便确定个人行为的合理性。这就像是在印橡皮图章："那是我干的。"

本杰明·利贝特（Benjamin Libet）通过他著名的实验显示，在我们的身体接受刚刚超过感觉阈限的刺激后的半秒钟，我们的大脑才能有意识地记录这种刺激。大脑皮层所引发的行动也同样有这样的表现。他得出的结论是，出现这样的行动之前，大脑有半秒钟的无意识的活动（"准备电位"），这一结论是对自由意志控制行为假说的严肃质疑。尽管学界对于利贝特的观察结果存在着热烈的争论，但近期的功能性磁共振成像（fMRI）扫描实验表明，大脑皮层的确有一部分区域会在有意识地感受到运动型活动之前出现多达 6 ～ 7 秒的准备电位。此外还有实验显示，意识产生于行为发起之后。

在一项实验中，被试的任务是在电脑屏幕上快速点击出现的闪光点。他们的视觉大脑皮层工作速度很快。亮点出现后的 0.1 秒，信息就被发射到运动皮层以启动点击屏幕上亮点的行为。如果采用磁脉冲干扰视觉皮层信息处理过程，那么被试就会做出点击屏幕的动作，但是无法意识到电脑屏幕上出现了亮点。

所有这些观察都证明了认为这些行为是由自由意志发起的观点的确是一个错觉，苏珊·布莱克摩尔（Susan Blackmore）的说法是正确的——"意识不过是事件发生之后所讲述的一个故事而已。"至于是否可能存在着像利贝特所相信的那样，即人们至少拥有一种一旦意识到某种动作就可以制止该动作的能力（"自由地不愿意"），仍有待研究。当然，大脑的无意识活动先发于制止某个动作之前的可能性也同样存在。

不过，尽管意识领会事物有点儿慢，但它仍然是很有用的。因为如果你意识不到受伤或炎症造成的疼痛，你就不会为此采取任何措施，你生存的概率也会变得很小。此外，意识也能确保你今后可以避免类似的危害发生。

人们的许多行为都是在无意识的状态下发生的，这一事实并不意味着当人们集中注意力时也不能进行有意识的行动。利用自动驾驶仪来开车很好，但是当意外的事情发生时你就需要集中注意力。在面对危险时，你就要开始进行缓慢的、有意识的行动了。

科学和艺术难道都是大脑的误打误撞吗

每个大脑都是独特的，因此试图表现得独特并非独一无二的想法。

尽管弗朗西斯·克里克（Francis Crick）对于自由意志到底是不是错觉的议题还存有疑问，但他从理论上提出前额叶皮层的一部分，即前扣带回皮层，可能是这一概念的神经学基础。不过，他的论证从意义上来说仅仅和"意志"的"积极主动性"有关，而肯定不是普赖斯所定义的"自由意志"，即决定做或者不做某件事的能力，而这种选择性并不会由内部或者外部的约束而决定。安东尼·达马西奥（Antonio Damasio）也相信，大脑的扣带回皮层的最前端部分以及内侧前额叶皮层是人们所有外部活动（运动）和内部活动（思考和推理）的源头。在阿尔茨海默病患者的大脑中，也确实发现了他们情感淡漠的程度与前扣带回皮层变薄程度相关。不过，那还不能证明自由意志就在那里。

在试图诋毁"自由意志是错觉"这一理论的过程中，有人向大脑研究者提供了许多例子。例如，有人引用那些决定去进行反抗性行动的例子作为自由意志存在的证据。然而，如果考虑到那些极端主义者从小就受到宗教思想的教化而在印象中觉得有责任去发起那些行动，那么就会让人怀疑那究竟是不是一个好例子。据说，马丁·路德在 1521 年现身沃尔姆斯帝国议会时发表了著名的宣言："这就是我的立场，是不能更改的。"

听上去这其实非常不像是在表达一个完全自由的决定，如果你考虑一下就会发现。

科学和艺术领域经常会炫耀地"证明"自由意志的存在。澳大利亚神经生理学家、诺贝尔奖得主约翰·埃克尔斯将科学家的创造力视为自由意志存在的确凿证据。人的大脑的确是独特的，因此能够创作出一首独一无二的诗歌或者一幅与众不同的画，抑或是设计出一项前所未有的实验。然而，这并不是自由意志存在的证据。在全世界不同的地方，各自独立工作的具有高度创造力的研究人员经常同时产生相同的"独一无二"的发现，这种现象并不是没有含义的。历史上就有这样的事情：

> 达尔文是在非常违背自己意愿的情况下被迫出版他的进化理论著作的，因为阿尔弗雷德·拉塞尔·华莱士（Alfred Russel Wallace）已经完全独立地得出了相同的结论。1858 年 7 月 1 日，在伦敦林奈学会的会议上，这个理论以联合论文的形式被宣读，就此公之于众。达尔文没有出席此会，因为他和妻子那天正在参加他们儿子的葬礼。华莱士也没有出席此会，因为他正在远东。更值得注意的是，当达尔文乘坐着"小猎犬号"起航时，一位苏格兰的园丁已经提出自然选择的假说了。然而，由于达尔文的想法被发表在一本书中，因此没人注意到它。（这种现象至今依然存在——以一本书的一个章节的形式而发表的学术论文在出版时就"消失"了。）

这些例子所表现的是，这种全新的、独一无二的概念产生的时间成熟了。如果他们没有想到这些概念，那么很快就会有其他人想到。这并不会减损达尔文阐明这个理论的杰出性，他为自己的每一步论证都提供了无数的例子来做解释。此外，他的书不但具有科学意义，而且还是一部令人很享受的文学作品。

在艺术领域也出现过这种独立而同时做出发明的现象。35 000 年以前，法国、澳大利亚、非洲的人们几乎在同时"发明了"艺术。德国发现的一幅世界上最古老的雕刻在猛犸象牙齿上的女性图案，也可以追溯到这个时期。很显然，人类创造力的这些"独特的"表达取决于大脑进化发展所达到的阶段。研究人员们所进行的"独一无二"的实验主要取决于科学知识的进步和技术与仪器的发展，它们确保了做出符合逻辑的下一步工作。要想证明自由意志的存在，还需要更好的论据。

我不是故意要伤害你

> 自由意志是种错觉，对精神病来说肯定如此。

自由意志的定义是不受内部或者外部约束影响而做出决定的能力，它还要求一个人能够审查自己的行为的后果。患有脑部疾病的人既存在内部的约束，又无法"审查自己的行为的后果"。这是具有法律方面的含义的。荷兰的刑法规定，如果作案人员由于发育不良或者精神疾病而无法承担责任，那么他可以不承担法律责任。

> 2003 年，一名住在疗养院的患有严重痴呆症的 81 岁老妇杀死了她同室的另一位 80 岁的痴呆症老妇。公诉机关最终并没有起诉她。
>
> 1981 年，欣克利企图刺杀里根总统。
>
> 2003 年，米亚伊洛·米亚伊洛维奇，一位未服药的精神分裂症患者，"奉耶稣的命令"杀害了瑞典外交部长安娜·林德。

很少会有人认为这些罪行出于自由意志。当一位彬彬有礼的身着漂亮衣服的妥瑞氏症（抽动秽语综合征）女患者将手提包放在膝盖上，坐在医生的诊疗室里时，突然说出一连串因抽搐而诱发的猥琐的言语，这不是由她的自由意志而决定做出的。

如果你认识到恋童癖是遗传因素和大脑发育异常联合作用的结果，那么你还能要求一名恋童癖患者对其性取向承担道德的责任吗？他的恋童癖当然不是一种自由选择。

一个由于遗传背景与母亲在怀孕期间吸烟而共同作用造成注意缺陷多

动障碍（ADHD）并导致实施犯罪行为的人，又应该如何承担责任呢？如果母亲在怀孕期间营养不良，就会增加孩子将来的反社会行为风险。如果这样一个孩子在将来和警察发生了纠纷，那么他的自由意志又占了多少原因呢？对于一个还在挣扎着努力去适应由于性激素的改变而完全重新塑形的大脑的十几岁的青少年来说，如果他犯罪了，你能让他承担全部的责任吗？

"自由意志"概念的复杂性也可以由异手综合征来阐明。异手综合征是一种罕见的神经性疾病，发生于大脑两半球的信息交流出现故障时，当两个大脑半球之间的连接体（即胼胝体）受到损伤时可以发病。疾病会导致每一侧大脑半球所发起的活动无法再相互协调，病人将感觉到丧失了对于某一只手的控制。"异手"所进行的无意识的行动可以和那只正常手的行动完全对立。一只手在穿裤子，而另一只手却会费力地去尝试脱掉它。这样的病例将如何应用自由意志呢？一位异手综合征女患者描述了自己在夜里醒来后，发现自己的左手正企图掐死自己。这个细节被电影《奇爱博士》的制作者改编为电影中的情节：主人公的一只手不断地与另一只手扭斗，以阻止后者把自己勒死。

上面说到的那位女患者醒来后，左手试着违背右手的"意志"解开裙子上的纽扣。她的左手还和右手抢着接电话。这种失去对自己肢体的控制的感觉以及缺乏自己在做动作的感觉是非常可怕的，它让病人产生错觉，认为是别人或者其他的事物控制了他的动作。这名患者试图解释她无法控制自己的手的事实，她觉得那只手被"月亮"控制了。

看来，如果我们能够意识到自己在做什么事，但是缺乏自主性的感觉（自由意志），就会感到自己的身体是一个陌生的异形物体。因此有人建议说，我们能够按照自由意志而行动的错觉可能是我们必须为意识付出的代价。在异手综合征的例子中，一个大脑似乎存在着"两种意志"，两种意志都在要求做不同的事。因此，拥有自由意志的错觉还取决于左右大脑半球之间的有效联结。

那种认为我们可以自由地选择如何行动的观念不仅是错误的，还制造过很多悲剧。例如，过去人们普遍接受异性恋、同性恋或者双性恋这样的性取向，这是一个"选择"的问题，而由于所有的宗教都认为同性恋是做出了错误的选择，因此直到不久之前同性恋都被认为是违法行为，并被认为是一种畸变。基于这个观念，同性恋在医学界一直被视为一种疾病。一直到 1992 年，同性恋才从《国际疾病分类（第 10 版）》中移除。在那之前，所有的尝试都希望通过治疗来改变同性恋者的假定紊乱行为，包括监禁他们并对他们做各种各样的手术，但是没有什么方法能起作用。

我很好奇地想到，类似的情形还要过多久才会发生在其他那些被认为是出于自由意志的行为方面，例如攻击行为和流氓行为、恋童癖、盗窃癖以及潜行跟踪癖。要接受"它们不是出于自由意志"的观点，就将对如何处理这些犯罪者产生深远的影响。还有人宣称，对于某些神经性疾病，例如多发性硬化症，"积极的"态度将有助于康复。然而，这种观点不仅没有任何证据支持，而且如果病人的病情恶化了，人们就会认为这个可怜的病人在和疾病斗争的过程中"努力"得还不够。

接受"完全的自由意志只是一个错觉"的观念对我们来说不是更好吗？这并不是一个崭新的念头，因为斯宾诺莎在他的《伦理学》一书中就说过："**大脑中并不存在绝对的或者自由的意志。**"

阿尔茨海默病

衰老，一部向开始的方向回放的电影

> 最终，你将会忘记你已经忘记的一切，而且这种痛逝也不会再让你烦恼，这样的前景并不是令人安慰的，因为它意味着你作为一个个体，已经被完全消除了。
>
> ——杜威·德拉埃斯马①

有时候，生命会被人们形象地比喻为一段台阶，人们在一步一步地向上攀登，发育和成长阶段是向上走，抵达最好的时光。在 50 岁左右，我们开始衰老，于是转为向下走。

不过，就大脑的衰老过程而言，一个更好的比喻可能是：一部向开始的方向回放的电影。阿尔茨海默病的过程正是与发育的方向相反的过程，患者逐渐失去人格和才能，以完全依赖他人而告终，到那时，病人会以胎儿的姿势蜷缩在床上。事实上，痴呆就是大脑死亡（参见本章第 2 节）。

"正常"的大脑衰老与阿尔茨海默病有很多共同之处。第一，年龄是

---

① Douwe Draaisma，荷兰格罗宁根大学心理学教授。——编者注

阿尔茨海默病发病的主要因素：随着年龄的增长，疾病的发生概率呈指数上升。第二，迄今为止在阿尔茨海默病患者脑中发现的所有改变同样也出现在上了年纪的但并未患痴呆症的"对照者"的脑中，尽管后者的程度较轻，出现的年龄也较大。在很多方面，可以被看作大脑过早、过快和严重的衰老。

为什么所有的生物都会衰老呢？这可能是由于大自然时不时地用年轻的样本来进行替换，要比它持续修补那些受损的细胞以永远保持原始生物体所需要的能量消耗更少，这就产生了"用完即可丢弃"的理论。很不幸的是，这种理论正是社会对待老年人的态度的反映，即老年人必须尽可能廉价地活着。

痴呆不一定就是阿尔茨海默病

阿尔茨海默病是痴呆的最常见形式。由于年龄是这种疾病的主要风险因素，再加上人口统计学结果，我们可以预测，在未来 30 年内，阿尔茨海默病患者的数量会增加一倍。查明某位痴呆症患者是否被正确地诊断为阿尔茨海默病的唯一方法就是对其死亡后的大脑做显微镜下的检查，寻找该病的特征性脑部改变（见图 19-1）。这是因为，许多其他形式的痴呆症只有通过对脑组织的研究分析才能与阿尔茨海默病相区别。

脑梗死和脑出血会造成多发性脑梗死性痴呆。这种形式的痴呆经常伴随着因阿尔茨海默病而引起的大脑改变。帕金森病也会引起痴呆，当该病扩散到皮层时，其表现形式就是"路易体痴呆症"。以前，不同类型的前额叶皮层痴呆症被统称为皮克氏病。如今，人们根据第 17 号染色体相关性 tau 基因的变异已经将其区分为不同类型的额颞叶痴呆（见图 19-2）。这种类型的痴呆蒸的首发症状往往并不是失忆，而是古怪且不合时宜的行为。

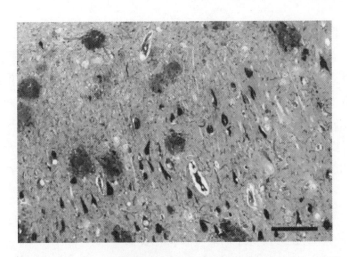

图 19-1　一位 85 岁阿尔茨海默病患者的脑组织伽利亚斯银染（Gallyas silver staining）结果

　　图中显示了阿尔茨海默病的两类相关性损伤：位于神经细胞之间的淀粉样斑块和神经元内的黑色神经元纤维样物质缠结。指示短线代表了实际的 100 微米。〔感谢翁伽·安木霍帕（Unga Unmehopa）提供图片〕

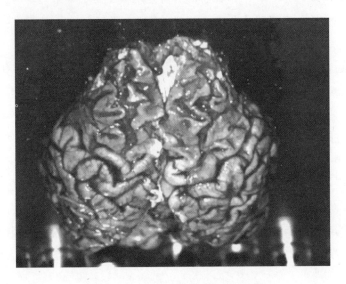

图 19-2　额颞叶痴呆病人的大脑

　　在额颞叶痴呆病例中，病人的大脑前部（上中部分）严重萎缩，大脑的其余部分完好。（感谢荷兰人脑库提供图片）

　　酗酒能导致科萨科夫综合征的痴呆，这种病人用编造的但是他们自己却坚信不疑的故事来填补记忆的空白。不过，这并不意味着他们完全记不住任何事。正当我要向一位科萨科夫综合征患者做自我介绍时，他说："我认识您，您是迪克·斯瓦伯，对吗？"意识到我对别人面孔记忆的能力居然还不如一位科萨科夫综合征患者时，我真是感觉很受伤！在艾滋病初期阶段，痴呆也是常见的症状，主要是因感染而造成的脑损伤。幸亏有了新型的鸡尾酒式疗法，让这种类型的痴呆症成为过去。

　　　　有一次，我在一家"阿尔茨海默咖啡馆"①做演讲。中间休息时，一名 45 岁左右的男子朝我走来，他说他处于痴呆的早期。我说这从外表一点儿都看不出来。他告诉我，他已经出现过几次轻微脑出血，他知道这还会继续下去，最终导致痴呆。我问他是不是有亲戚住在荷兰的小渔村卡特韦克。"是的，"他回答说，"教授，您的诊断完全正确！"我之所以这么问，是因为那个村子有一个家族具有罕见的基因突变，会导致血管内淀粉样蛋白沉积，引起脑出血和痴呆。那个家族的成员清楚地知道自己未来的命运，因为他们已经目睹了很多亲戚都以这种方式衰退。

　　不过，这还是一种罕见的痴呆类型，就像克－雅二氏病，一种因感染了异常蛋白质而引起的疾病。克－雅二氏病可能具有遗传性，但是这种感染性蛋白质最初也是通过脑手术而传播的，那时人们还不知道要对这类手术中用过的器械进行专门消毒。这种传染性物质还能通过角膜移植或是垂体提取物（用来治疗缺乏生长激素的儿童）而传播。这些可能来自俄罗斯的垂体提取物如今仍然被健美运动者用来增加肌肉体积。这真是很可怕，一个克－雅二氏病患者的脑垂体可以使整个团队遭到死亡的威胁。克－雅二氏病的一个变异型是疯牛病，这种病源于奶牛脑内受感染的蛋白质，它与奶牛的其他内脏一起被做成荷兰香肠②。亨廷顿氏病也是一种遗传性痴呆

---

① 为阿尔茨海默病患者及他们的照顾者提供聚会的机会，让大家感觉像是在一家普通的咖啡馆里那样品尝食物、交流、娱乐。——译者注

② 用剁碎的鸡肉、牛肉、猪肉、马肉等混合物做成的炸香肠。以前还有传言称，其中包含内脏杂碎，如脑子、睾丸等。——译者注

症。出现典型运动障碍的病人早就通过家族其他成员而熟悉这些症状，知道自己今后将会变得痴呆。

痴呆症具有多种形式，但是大部分痴呆都来自阿尔茨海默病。如果你不了解这些不同类型的痴呆症并将每位痴呆患者都诊断为阿尔茨海默病，那么你最终将会发现，你对大部分病例的判断都是正确的。

是什么引发了阿尔茨海默病

阿尔茨海默病可以被看作是大脑过早、过快和严重的衰老。

在过去的几十年中，有关阿尔茨海默病的研究对于该病的几种罕见的遗传形式投入了相当大的研究精力，这涉及一些发病年龄很早的家族。在比利时，有两个阿尔茨海默病家族的发病年龄在 35 岁，大多数患者在 40～50 岁就去世了。在这些家族中，研究者发现了 β–淀粉样前体蛋白（β-APP）和早老素 1 基因和 2 基因的变异。不过我们必须记住的是，这些变异只能解释少于 1% 的阿尔茨海默病病例。年龄与一种名为载脂蛋白 E-ε4（APOE-ε4）的基因型是迄今为止人们所知道的阿尔茨海默病的最重要的发病因素，它们体现在 94% 的 65 岁以上的患者身上。APOE-ε4 基因型被认为是 17% 的阿尔茨海默病患者的病因。不过，与以上谈到的那三种基因变异情况不同的是，仅仅拥有 APOE-ε4 基因型并不意味着一定会患上阿尔茨海默病，它仅仅意味着患病风险的提高。我们的学生在掌握了确定 APOE-ε4 基因型的方法后，想查一查自己是否也具有这种基因型，但是我们禁止他们去做这种检查，因为一旦得知自己具有这种基因型就只会让人担忧。你可能永远都不会患上阿尔茨海默病，但是你会被"万一患上这种病"的念头折磨，因为目前还没有针对此病的有效疗法。对于 100年前的第一位被诊断为阿尔茨海默病的患者——当年 51 岁的奥古斯特·D（Auguste D）女士的存档脑标本的分子遗传学研究表明，她并不具有已知的基因变异，也不具有 APOE-ε4 基因型。这个病例是在非常年轻时发生的阿尔茨海默病，而患病原因不是最常见的致病性基因。

　　显然，很多复杂的基因和环境的相互作用会增加阿尔茨海默病发病风险。那么，这些不同的因素是如何导致同一种痴呆症的？最流行的假说是，致病因素导致有毒的 β– 淀粉样肽（ β-A4）逐渐聚集，形成斑块。它们影响了膜转运蛋白，使其改变并缠结，破坏了细胞功能并造成神经元死亡。大量细胞死亡最终会导致痴呆。受影响的神经元释放出毒性淀粉样物质，并使下一站神经元受损，它们按照固定的模式，正如德国神经病理学家布拉克夫妇所描述的那样，经历从 0 期到 6 期的病理学发展阶段，逐步向整个大脑传播。阿尔茨海默病的确是沿着一条固定的神经解剖学线路发展的：从相同脑结构开始起病（内嗅皮层），传递到边缘系统，最后是大脑皮层。这被称为"淀粉样蛋白级联假说"。虽然一些罕见的拥有 β-APP 基因突变的家族为该假说提供了有力的支持证据，但是至少也有同样多的论据可以否定它是导致最常见的非遗传性阿尔茨海默病的病因。迄今为止，对转基因老鼠的研究也不能表明淀粉样蛋白沉积是散发性阿尔茨海默病中神经元纤维样缠结形成的原因。我倾向于赞同阿尔茨海默病就是大脑过早、过快和严重的衰老。每个活性神经元都像汽车引擎那样，在使用中不断地磨损，但与汽车引擎不同的是，神经元可以自我修复。不过，这种自我修复无法100% 地实现，遗留的受损部分会随着时间的推移不断堆积，成为衰退过程的基础。对于大脑自我修复能力较差或者遭受过脑损伤的人来说，例如职业拳击手（参见第 13 章第 1 节），这种大脑衰退更为严重和迅速，会引起老年斑和神经元纤维样缠结的形成，导致阿尔茨海默病。如果这种观点正确，那么预防阿尔茨海默病的唯一方法就是阻止大脑衰老。关于这一点，我们在短时间内还无法做到。

阿尔茨海默病中的渐进性退化

> 对你的孩子们好一点儿，将来可是他们为你选养老院。
> ——我女儿送给我的杯子上这样写着

1/3 的阿尔茨海默病患者不知道自己患病。他们否认身体出了问题（疾病感缺失），他们的伴侣必须说服甚至是硬拽着他们去看医生。我的一位熟人就曾把他痴呆的妻子带到一次阿尔茨海默病的研讨会上。有一位关心她的朋友问她："这些讨论有没有让你感到有点儿被冒犯啊？"她回答说："我觉得没有啊，但是对那些阿尔茨海默病患者一定会有吧！"

不过，还是有很多人能很早意识到问题。当哈罗德·威尔逊于1974年再次当选为英国首相时，他发现自己曾过目不忘的记忆力开始减退。1976年，让所有人大吃一惊的是，他主动辞职。两年之后，他的阿尔茨海默病的首发症状开始显现。阿尔茨海默病的起病是隐藏潜伏的，其进展可以持续特别长的时间。

> 1981年，罗纳德·里根在将近70岁时就任美国总统，他庄重地宣布，如果他患了阿尔茨海默病，他就辞职。回顾性地看，有迹象表明他在1984年开始患病。从对他的演讲的分析中可以看出，当时他开始误用冠词、介词和代词。演讲期间，他的停顿频率是过去的5倍，语速减慢了9%。1992年，他的阿尔茨海默病表现得更加明显。1994年，在他的演讲状况出现改变的10年之后，里根给他的国民们写了一份信，坦言自己已经成为美国100万阿尔茨海默病患者中的一员。10年之后，也就是发病的20年后，里根去世。

阿尔茨海默病在大脑中按照固定的路线发展。通过显微镜，你能看到死亡后的阿尔茨海默病患者的大脑中显示最初的典型性阿尔茨海默病的病理改变——神经元纤维样缠结，出现在颞叶皮层（内嗅皮层）。接下来，你会看到他们的海马体出现异常。当疾病发展到这个阶段时，临床还没有出现症状，因此给我们提供许可权去研究其死亡后大脑的这些人，认为自己属于"正常对照组"，因为他们并不知道阿尔茨海默病已经在他们的脑中起病。目前，我们还不能在患者生前确定这种疾病最初开始的时间。不过，在疾病发展的过程中，颞叶皮层和海马体会严重受损，患者的最初记忆障碍开始出现：无法记住最近发生的事，但是能清楚地回忆往事，例如小学时的一次晚会。最后，当阿尔茨海默病侵犯了剩余的大脑皮层时，患者就会变得痴呆。大脑皮层的后部——视觉皮层，是最后被侵犯的脑区。因此，一些患有阿尔茨海默病的画家仍能保持杰出、完好的艺术创作技能。虽然处于这个阶段的画家还能创作出精彩的肖像画，但是他们不知道这些作品的价值，或是不知道如何为它谈一个合理的价格。这些画家的视觉皮层会一直工作到生命终结。

阿尔茨海默病患者的大脑不仅在显微镜下被观察到发生了改变，而且其功能的丧失都是沿着固定的模式进展的。人们失去这些能力的顺序几乎与人们在发育过程中获得这些能力的顺序相反。纽约的巴里·瑞斯伯格（Barry Reisberg）医生将阿尔茨海默病发展的各个临床阶段按顺序用数字标明。

> 在第 1 阶段，你的功能仍然正常。在第 2 阶段，你开始丢三落四，觉得完成工作很困难，但是还能维持一种貌似正常的状态。在第 3 阶段，其他人也注意到你难以完成工作的状态。在第 4 阶段，你在处理复杂任务（例如处理财务）时会出错。接下来第 5 阶段，你需要别人帮你挑选要穿的衣服。然后，第 6 阶段，你需要别人帮你穿衣服（6a），帮你洗澡（6b），在没人帮助你的情况下，你已不能正确使用厕所（乱扔厕纸、便后不冲厕所等）（6c），小便失禁（6d），大便失禁（6e）。到了第 7 阶段，你每天只能说出 1～5 个词（7a），之后再也无法说出令人理解的词语（7b），不能走路（7c），不能再独立坐着（7d）。再后来，微笑的能力消失——这个能力是当你还是个婴儿时让大家都开心的技能（7e）。再然后，无法抬头（7f）。最终，患者将以胎儿的姿势蜷缩在床上（见图 19-3）。如果有人将一根手指放到他嘴里，他会出现吸吮反射。到那时，病人已经完全倒退回新生婴儿的状态。

语言和音乐储存在阿尔茨海默病晚期受到影响的记忆部分。语言能力直到上述的第 7 阶段才丢失，音乐技能也可以保持很长时间。一位患有阿尔茨海默病的职业钢琴家已经记不住所说过和所写过的东西，包括自己创作的音乐，但是她还能记起当年第一次听到的音乐片段，并能根据乐感演奏出来。在更晚期的时候，她依然能弹奏她熟悉的美妙音乐，这给她带来了巨大的快乐。一位患有阿尔茨海默病的小提琴家也展现出了完好的音乐技能。是的，正如我们所预期的那样，在大脑发育的很早阶段就能看到音乐对大脑功能的影响。如果给保育箱中的早产儿听音乐，他很快就能安静下来，血氧饱和度的值更好，并能更早地离开早产儿保育箱。对刚出生的婴儿来说，母亲的歌声比她的说话声更能吸引婴儿的注意力。此时，他们已经对音乐的节奏很敏感了。因此，阿尔茨海默病的发展规律似乎依照着一种"公司重组规则"——新加入公司的人最先被请走，而资格最老的人可以待的时间最长。不过，阿尔茨海默病患者的大脑是不会被重组的，它只是在被破坏。

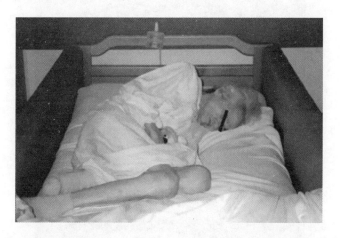

图 19-3　阿尔茨海默病的最后阶段，病人以胎儿的姿势蜷缩在床上（感谢阿姆斯特丹自由大学临床神经心理学系 E. J. A. 斯赫德教授提供图片）

用进废退：重新激活阿尔茨海默病患者的神经细胞

只要阿尔茨海默病患者还具有神经元（即使它们萎缩了，也不再发挥作用），从原则上说，它们仍然是可以被重新激活的。

尽管阿尔茨海默病患者的大脑皮层显著萎缩（见图19-4），以至于大脑看上去像个核桃，但是萎缩的脑区内的神经元总数并没有减少。与人们普遍的想法不同的是，阿尔茨海默病并不会导致脑细胞的整体性死亡。脑细胞死亡仅仅局限在几个脑区内，例如内嗅皮层、海马体的一部分以及蓝斑核，而且仅仅出现在疾病的晚期。相反,神经元活性减低以及细胞萎缩(见

图 19-5）则从早期阶段就开始影响整个大脑了，这也可以解释为什么阿尔茨海默病初期的症状变化起伏会那么明显。有些患者可以在某些时候表现出明显的痴呆症状，但是过一会儿又能与人正常谈话了。如果阿尔茨海默病的早期记忆紊乱是由于细胞死亡而导致的，那么就不会出现这种症状的起伏。细胞死亡是不可逆的。在首发记忆紊乱出现之前已经可以测出脑中葡萄糖代谢功能降低，而注射葡萄糖或者胰岛素可以改善阿尔茨海默病患者的认知能力。这说明大脑代谢紊乱是其功能受损的原因。

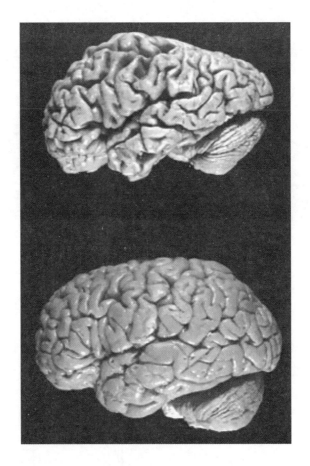

图 19-4　阿尔茨海默病患者的大脑与正常大脑的比较

阿尔茨海默病的一个典型的症状是整个大脑皮层的显著性萎缩（上方），这使得大脑看上去像个核桃（与下方正常大脑对比）。（感谢荷兰人脑库提供图片）

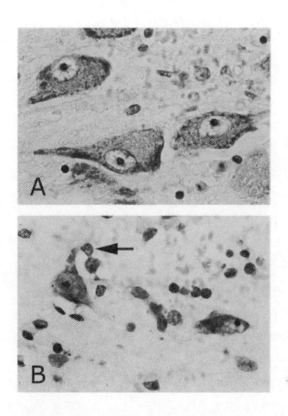

图 19-5　阿尔茨海默病患者的大脑与正常人大脑的脑切片比较

　　脑切片显微镜图显示，阿尔茨海默病患者脑部的梅纳德氏基底核神经元萎缩。图 A 是一位对照者（未患脑部疾病）的脑标本，可以看到神经元向大脑皮层伸展其神经纤维，它们在皮层释放出神经递质乙酰胆碱。图 B 显示的是一位阿尔茨海默病患者脑部这些细胞的萎缩状况（箭头指向一组三个因极端萎缩而变得很小的神经元）。〔感谢罗纳德·傅韦（Ronald Verwer）博士提供图片〕

增加脑活动可以预防阿尔茨海默病

　　对于病人来说，区分导致他们痴呆的原因到底是神经元消失还是神经元活性降低当然是没有意义的，但是对于研究治疗策略的研究者来说，这种区别就显得至关重要了。如果神经元还存在，那么尽管它已经萎缩而且不再工作了，但原则上说还是可以被重新激活的。因此，这也是我们研究的一个入口。

在双语环境中成长、良好的教育、从事具有挑战性的职业以及老年时积极的生存状态都可以降低罹患阿尔茨海默病的风险。这意味着尽量增加脑部活动对于阿尔茨海默病具有预防作用。此外，在大脑中还存在着神经元不受阿尔茨海默病影响的脑区，这些脑区非常活跃，有时甚至能在衰老过程中变得更为活跃。脑细胞激活似乎可以延缓衰老，并且对阿尔茨海默病具有保护性作用，1991 年，我将这种假说释义为"用进废退"。

研究还表明，神经元激活可以减缓阿尔茨海默病的病理改变。脑中含有大量典型的阿尔茨海默病淀粉样蛋白沉积的转基因老鼠在"丰富环境"中被激活。这种"丰富环境"指的是，处于一个大笼子里的老鼠们可以相互玩耍，笼子里还会定期放入新玩具。当这些老鼠待在这种环境中时，它们脑中的淀粉样物质减少，而且活动得越多，淀粉样物质减少得越多。遗憾的是，阿姆斯特丹自由大学的埃里克·斯赫德（Erik Scherder）教授所在的研究组没有发现更多的体育运动对阿尔茨海默病患者的功能有影响。不过，在他们的一项早期研究中，他们的确发现了经皮神经电刺激对阿尔茨海默病患者的大脑具有总体性激活效应，并有益于其认知和情绪。美国圣迭戈的马克·图金斯基（Marc Tuszynski）所在的研究组通过基因疗法刺激阿尔茨海默病患者的梅纳德氏基底核，使他们获得了很有希望的结果（参见第 12 章第 7 节）。

更多的光照可以减缓记忆衰退

为了研究受到阿尔茨海默病影响的神经元的激活效应，我们选择刺激昼夜节律系统，其核心就是生物钟。这项研究也具有临床意义，因为痴呆症患者的夜间躁动是人们将患者送入疗养院的最常见原因。病人晚上在房间里闲逛，有时打开煤气或者离家漫游。病人的伴侣迟早会无法完成不分昼夜地照看病人的艰巨任务。昼夜节律系统负责所有的白天和夜晚的节律，该系统在罹患阿尔茨海默病早期就受到了影响。之后，患者的松果体分泌的睡眠激素（即松果体素）的夜间峰值消失。我们已经发现，这些早期改变的原因位于生物钟，即视交叉上核。生物钟可以很容易地被环境中的光线激活。与我们的预期一致，**光线刺激生物钟改善了阿尔茨海默病患者的昼夜节律，并减少了其夜间躁动**。对于视力受损的病人而言，光线刺激不起作用，因此他们是这项研究中的良好对照者。欧斯·范·索默伦（Eus van Someren）博士与他领导的研究组进行了一项长达 3 年半的随访研究，结果表明，环境中的更多光照量不仅可以稳定阿尔茨海默病患者的昼夜节律，还可以改善其情绪，甚至减缓记忆衰退。**白天接受更多的光照与睡前服用松果体素药物相结合，能对患者的某些方面更有疗效**。这些简单的干预治疗可以获得与目前抗阿尔茨海默病药物一样的结果，而且副作用还远少于那些药物。刺激生物钟提高了阿尔茨海默病患者及其看护者的生活质量，但是它不是在治疗阿尔茨海默病这种疾病本身，而是在调节生物钟。这种治疗证实了一条重要原则：**即使神经元受到阿尔茨海默病的损害，也可以通过刺激它来恢复其功能**。

目前正在进行的研究

我们研究所，即荷兰神经科学研究所，目前正在寻找能够激活大脑其他区域神经元的物质。罗纳德·傅韦博士设计了一套脑片培养程序，可以培养在死亡后 10 小时之内获得的捐献者大脑中的神经元，时间长达数星期。这种方法可以在不打扰患者的情况下检测那些潜在的激活性物质的效应。通过观察，研究者发现干细胞分泌了一种能促进培养中的神经元存活的物质（见图 19-6）。不过，目前还不清楚这种物质到底是什么。

研究所里正在进行的另一项研究是基于这样的发现：在罹患阿尔茨海默病初期，大脑似乎可以成功抵抗疾病的侵害。库恩·鲍瑟（Koen Bossers）博士和尤斯特·福哈根（Joost Verhagen）教授领导的研究组发现，这种情形发生于疾病最早期，记忆紊乱出现之前。似乎有若干脑区出现了代偿性激活，暂时保护了记忆功能。因此，在阿尔茨海默病的最早期，在典型病理改变发生之前，大脑前部（即前额叶皮层内）有几百个基因被激活。这项研究的结论是，前额叶皮层在阿尔茨海默病刚开始发起攻击时尽了自己的最大努力去维持正常功能，之后这项机制失代偿，大脑代谢功能降低，记忆力的损伤持续进展。我们希望分析大脑在阿尔茨海默病的初期神经元激活的防御性机制，通过这种研究从而开发新的药物。遗憾的是，研究进展缓慢得令人沮丧。

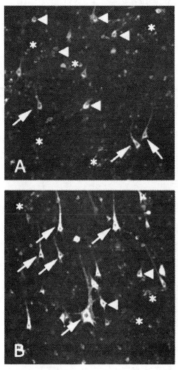

图 19-6　从病人死亡后 10 小时之内的脑中取得的脑组织薄片

　　处于这种状态下的脑细胞能够被持续培养几星期。在这个模型中，干细胞分泌出的一种未知物质改善了神经元的存活状况。在标准培养条件下（图 A），48 天之后仅有少量脑细胞还保持活性及完整性（完整箭头所指），而更多的细胞出现了细胞膜渗漏（箭头头部所指），其被染色的细胞核就是证据。此外还可见到许多死亡细胞的细胞核（显示为小圆点，一部分以 * 标示）。图 B 表明，与干细胞一起培养的这种阿尔茨海默病患者的脑片中具有更好活性和完整性的脑细胞较多（完整箭头所指），细胞膜渗漏的细胞较少（箭头头部所指），死亡细胞也较少（* 标示）。（感谢罗纳德·傅韦博士提供图片）

阿尔茨海默病患者也有疼痛感

阿尔茨海默病是一种令人痛苦的疾病，经常会伴随着抑郁症，在疾病的早期还会伴有恐惧，这是我们很多人都不愿去经历这个过程的原因。通过与荷兰安乐死志愿者协会（NVVE）的一个委员会磋商，我们推断出目前荷兰的安乐死法规向阿尔茨海默病患者提供了选择安乐死的法律依据，前提是患者需要在合适的时候进行。阿尔茨海默病患者感受到的痛苦的确很严重，而且并不仅仅是出于对衰退的恐惧。神经心理学家埃里克·斯赫德（Erik Scherder）教授和其他少数几位专家提出，作为痴呆基础的大脑疾病加大了对患者疼痛感的诊断和治疗的难度。医生对阿尔茨海默病患者疼痛感的不恰当的治疗是一个常见的、极度令人担忧的问题，而且随着患者痴呆程度的加重而增多。因为，有时候，例如血管性痴呆症在发病过程中本身就会产生"中枢性"疼痛。此外，许多老年人还会产生其他慢性疼痛，例如由骨关节炎造成的疼痛，再加上阿尔茨海默病是一种衰老性疾病，许多患病的老年人也伴随有慢性疼痛。

如果你留意一下医生给病人开止痛药的情况，你就会发现一个非常奇怪的现象。当阿尔茨海默病病人与患有相同的疼痛病症（例如髋部骨折）时，医生给前者开的止痛药要少于后者，这并不是由于阿尔茨海默病患者不会感受到疼痛（这种观点是错误的），而是由于医生可能无法估计阿尔茨海默病患者的疼痛感。大脑完好的人通常能表达出他们有多么疼痛，他们的血压和心率也能在感到疼痛时升高——这是自主神经系统的自主性反应。然而，阿尔茨海默病患者的这个系统受损了，因此轻中度的疼痛不会影响患者的血压和心率，而一旦其血压和心率出现剧烈的变化，那么就表明患者遭受了剧烈的疼痛。不过，还是有办法对能进行交流早期的患者以及因严重痴呆而失去交流能力的患者进行疼痛感的评估的。对于前一类患者，临床上采用疼痛量表显示其疼痛强度。对于后一类患者，医生必须像对待很小的孩子那样对其进行观察。

疼痛刺激有两条传导通路。第一条在外侧系统，疼痛感沿着脊髓外侧向上传输到处理感觉刺激输入的大脑皮层。由于这部分大脑在阿尔茨海默病患者身上基本上保持完好，可以正常接收和处理疼痛刺激，因此患者的疼痛阈限正常。第二条通路将疼痛刺激信息沿着脊髓中央部分向上传输到扣带回皮层，这是一个警觉中枢，阿尔茨海默病患者的这个部位严重受损，这是疼痛感传导的中间系统，处理着疼痛的情感信息。由于外侧疼痛系统功能良好，因此阿尔茨海默病患者可以感觉疼痛，但是因为他们的中间系统受损，所以他们在疼痛期间不明白发生了什么。这样一来，他们表现出的皱眉、焦虑或者激动不安让别人联想不到是因为疼痛。

阿尔茨海默病患者感受疼痛的程度还取决于引起痴呆症的原因。血管性痴呆症患者由于脑内神经纤维束受损而感觉到更强烈的疼痛（即对疼痛更为敏感），额颞叶痴呆患者则很少有情感性疼痛的体验。

我本人不会去选择经受阿尔茨海默病的病程②，但是还有很多人决定与阿尔茨海默病斗争到底。在他们的病程中，向他们提供关于疼痛的专业性诊断和治疗至关重要，因为没有任何科学依据表明痛苦可以净化人的灵魂。

在恰当的时刻选择结束生命

> 我们让他去了。带着对他富有胆识的决定的尊重。他决定在损害他记忆的疾病现身之前离开人世。我们对我们坚定而可爱的伴侣、父亲、岳父、祖父、朋友以及我的孩子们的父亲说再见。
>
> ——登在《暗号》报纸上的讣告

2008 年 11 月 11 日，一个星期二的夜晚，阿姆斯特丹文化中心"红帽子"剧院座无虚席，人们在讨论楠·罗森斯（Nan Rosens）令人印象深刻的电影《在遗忘之前》。大厅中挤满了人，因为"辅助死亡"（assisted dying）是目前的热门话题。

在这部纪录片中，保罗·范·伊尔德（Paul van Eerde）解释了他不想

---

① 作者的意思是，一旦被诊断为此病，将选择终止生命。——译者注

经历阿尔茨海默病所伴随的尊严的丧失。他的妻子和孩子支持他的这个艰难的决定，一家人很享受他们还在一起的时光。不过，保罗的家庭医生并不同意他的选择。当大多数的荷兰民众赞成安乐死、辅助死亡（自杀安乐死）或者"最后意愿药丸"（自杀药丸）的概念时，91% 的荷兰人并不知道自己的家庭医生对这些问题的看法如何，可是他们都需要家庭医生在这方面帮助他们。不过，情况不是不可以改变的。

我认识一位 80 岁的企业家。他在搬家后直接问他的新家庭医生："我想问你两个问题，其中一个比另一个更紧急——你对堕胎是什么看法？此外，你对安乐死是什么看法？"不幸的是，我们中间没有几个人能像他这样直截了当。

我们从这部纪录片中学到的第二个教训就是，那位不愿意合作的家庭医生并没有把保罗转诊到一位同意保罗的决定的同事那里。NVVE 好斗的新会长——佩特拉·德·荣（Petra de Jong）博士，希望将这种没有按照正确方式转诊病人的医生送上协会的纪律法庭。给医生一点儿压力的想法不是坏念头，但是我们应该从对医生的正确训练开始，确保医生们接受过处理安乐死等困难议题的培训。对于病人来说，与医生建立一种长期的、良好的关系非常重要，这样才能使双方在患者决定终结生命的时刻做好准备。无论什么时候去开始做这种准备都不会太晚，当你仍然处于健康巅峰状态时，就与你的医生商量关于安乐死的意愿是帮助你的医生也能接受安乐死的好方法，同时也是建立你和医生必需的良好关系的起点，或者帮你决定是否需要换一位医生。

在阿尔茨海默病的最早期阶段，只有记忆门诊才能可靠地诊断痴呆。当你或者你的伴侣担心你的记忆力时，你就会被转诊到记忆门诊去。如果被诊断为"早期痴呆"，你就必须开始预定那个"恰当的时刻"了。很多人都希望尽可能长久地享受生活，但是如果你等的时间太久，你就不再有能力确认你的安乐死意愿，你的医生也不可能帮助你实施。阿尔茨海默病患者在早期阶段的意识是清醒的。接下来，他们有时清醒，能看清自己所处的境况，但是这些清醒的时刻也会慢慢减少甚至消失。荷兰前卫生部部长埃尔斯·博斯特－艾勒斯（Els Borst-Eilers）教授说，当她认不出自己的孩子们和孙子们时，她就结束自己的生命。不过，到那时病情已经很严重了，医生也会进退两难。结束生命的"恰当的时刻"对每个人来说都不一样，你必须咨询你的医生并做出决定。你必须记住的是，这对医生们来说也是一项极其困难的任务。这个领域的先驱西慈克·范·德·米尔（Sytske van der Meer）医生说，他倾向于将致命的物质放入饮料，因为病人可以自己服用。还有一些医生则倾向于采用静脉滴注药液，因为这样会加快死亡进程。这些选择也必须与医生进行充分的讨论。在"红帽子"剧院进行的辩论中，人们都认为目前荷兰的安乐死法规给早期阿尔茨海默病患者提供的辅助死亡的法律空间比人们通常想象的更大。目前，评估委员会已经裁定了 35 项对于阿尔茨海默病患者实施安乐死／自杀安乐死援助案例，认为它们都是谨慎的，也尽到了应尽的责任，这表明法律也向医生提供了应得的保护。幸运的是，如今有越来越多的人明白了这一点。

死亡

死亡，我亲爱的医生，那是我最不愿意做的一件事儿！

——帕默斯顿爵士[①]

死亡是非凡的。最初是某人创造了一个奇妙的有机体，50 年之后又把它扔掉。这真是个下流的把戏，如果上帝存在，那么我真希望能在一条黑暗的小巷里和他单练一下。

——米达斯·戴克斯[②]，发表于荷兰《人民报》2010 年 2 月 1 日

死亡与尚未诞生没有什么区别

生命是一种终末期的性传播疾病，总是伴随着死亡而结束。

生命和死亡都很难被定义。生命必须满足一些标准，例如活动性、新陈代谢、生长、独立繁殖（需要信息携带例如 DNA 或者 RNA 的分子）、整合和调节。尽管单细胞生物也具有后两个特点，但是它们在神经细胞的进化中达到了发展的高峰。单独而分离的标准是无法用来定义生命的。流水能够活动，锈铁具有代谢性，水晶可以生长，电脑编程则可以做到整合和调节，而当今许多年轻人为了更好的生活决定不再繁衍下一代。因此，生命的定义必须同时具备所有的那些标准。

在生命尺度的另一端，医生们几百年来为死亡所建立的标准是心跳和

---

① Palmerston，英国政治家，首相。——编者注
② Midas Dekkers，荷兰生物学家。——编者注

呼吸消失，而且这些功能不会再恢复。在经过几分钟紧张的抢救之后，医生们越来越肯定自己的诊断。"死亡，我们无力回天了。"就像巴伦德·赛维特（Barend Servet）在诗中写的那样。一直以来，我们都以为神经细胞对缺氧特别敏感——四五分钟缺氧状态会造成无法恢复的大脑损伤，事实确实是这样，但是很显然的是，这并不是因为神经细胞对缺氧非常敏感。缺氧会导致毛细血管细胞严重肿胀，以至于即使在四五分钟后心脏又重新开始跳动、呼吸也恢复正常，红血球也无法通过大脑中的毛细血管供应氧气。此外，有毒物质会在下一个阶段释放到脑细胞中并造成细胞死亡。

贝尔甘波（Belcampo）在他的关于移植美好记忆的故事《过山车》中预测，人类在 2000 年可以成功培养人脑细胞。事实上，如果我们从荷兰人脑库获得死亡 10 小时以内的捐献者的尸体解剖脑标本，我们就可以将脑组织薄片中的神经元（神经细胞）培养数周。罗纳德·傅韦在 2002 年发表的论文中首次指出，在这些脑片上，神经元还可以生产蛋白质并运输物质。此外，培养中的神经元还具有电活性。脑组织中的神经胶质细胞甚至在死亡大约 18 小时之后仍然能够在培养基中生长。

死亡后脑片中的神经元还能存活的事实表明，脑细胞在死后的 10 个小时中，尽管缺氧但仍能存活，因此病人的死亡和其细胞的死亡是两回事。当我们考虑到这些存活的细胞是由死亡的分子（例如 DNA、RNA、蛋白质和脂肪）而构建的时候，"生命和死亡到底是什么"这个问题就变得更加迷人了。我们能用死亡的分子制造生命吗？ 2003 年，克莱格·温特尔（Craig Venter）在这条道路上迈出了第一步，他从死亡的材料中合成了一种病毒，但是由于病毒不能自我繁殖，因此这还不能算是合成了生命。

在分子的建造模块（即原子）的层面上，我们可以谈论完全的"重生"。原子的生命是如此之长，以至于在构成我们身体的分子之前，它们已经是几百万个有机体的一部分了。也就是说，你的体内很有可能停泊着一个历史名人身体里的原子。细胞还包含水分子，它们也不是新的。我们喝着顺流而下的江河中的水，并通过排尿将水排出体外，被净化后又流向大海，通过蒸发、降雨又进入河流，再回到我们的杯子里。生物学家李维斯·沃尔伯特（Lewis Wolpert）计算过，一杯水里的水分子数目非常庞大，因此完全有可能其中一个分子曾经流经某位历史人物，例如拿破仑的膀胱。因此，我们的分子是由被多次使用过的原子构建的，它们又被包围在已经流经过很多身体的水分子中。

从原则上讲，生命的分子构建模块是可以合成的。这个假说的意思是，如果所有必需的分子都以正确的方式结合在一起，那么就会自然地浮现出一个新的生命。能够证明这个假说正确的证据只能是，从死亡材料中合成一个活着的细菌。2008 年初，克莱格·温特尔合成了生殖道支原体这种细菌的全套 DNA。2010 年，他获得了这个细菌的细胞分裂。接下来，温特尔打算完成合成一个完整细菌的项目。不过，即使他成功了，也不会意味着他可以立即获得诺贝尔奖，因为造物主义者会宣布他们具有获奖优先权，并提到一项更早就在《创世记》中被描述过的神奇的实验："然后上帝用地上的尘土创造了一个人，向他的鼻孔里吹入了生命，这样，人类就成了生物。"

德芒医生和黑约翰先生

那些生前做坏事的人，在死后变得有用了。
——"解剖剧院"[1] 墙上的字

17 世纪时，阿姆斯特丹已经开始了脑学科的研究。在死刑犯被执行完死刑之后，他们的尸体将任凭当时的外科医生协会处置，他们通常会公开解剖这些尸体。市议会授权该协会每年进行一次公开解剖，都是在冬天进行，每次持续三到五天。因为如果是在夏天进行这种尸体解剖，尸体的恶臭就会让人难以忍受。最早的尸体公开解剖是在内斯街道的圣玛格丽特修道院中举行，也就是如今的布拉克·哥罗德剧院。外科医生协会的解剖室在 1578—1619 年以及 1639—1691 年，曾两次坐落于前圣玛格丽特修道院的肉类市场[2] 的楼上。在 1619—1639 年，外科医生协会的解剖室被搬到新市场的圣安东尼城门，即德瓦尔房[3] 楼上的"解剖剧院"里。

---

① 如今已经不再使用了。——译者注
② 当时修道院底的层用于其他用途。——译者注
③ 等同于 the Weighing House，即"过磅房"。——译者注

在那里，伦勃朗获得了灵感并创作出《蒂尔普教授的解剖课》。这幅创作于 1632 年的作品目前被珍存于海牙的毛里茨公馆。公开解剖课一般有 100 多人参加，花上 20 分钱就能在现场观看尸体解剖过程。心脏、肝脏和肾脏会被一一传递到观众手中。将解剖尸体作为外科医生培训内容的一部分的理由被写在"解剖剧院"的墙上："那些生前做坏事的人，在死后变得有用了。"

　　1656 年，伦勃朗在他的作品《德芒医生的解剖课》（见图 20-1）中用画笔记录了一次尸体解剖中的一个关键时刻。医学讲师德芒医生站在被解剖的弗兰德人、裁缝及小偷乔里斯·福泰恩（化名为"黑约翰"）尸体的背后。黑约翰于 1656 年 1 月 27 日被判处绞刑。德芒医生对他尸体的解剖是在前圣玛格丽特修道院外科医生协会的解剖室内进行的。在画中，凯斯波特·卡坤（Gijsbert Calcoen）作为一位很好的助手，正耐心地等待着德芒医生将尸体的大脑从颅腔中分离出来，放入自己手持的一个冠状的切开的头颅骨里。与此同时，德芒医生用镊子提起了左右大脑半球中间的脑膜——大脑镰。这样一来，大脑皮层中的松果体就显现出来了。这是解剖程序的要求，因为按照笛卡儿的权威观点，松果体是人的灵魂的寄存处，因此作为对罪犯的额外惩罚，在解剖结束时，要强制性地让其灵魂看一看他被分解的身体。笛卡儿在荷兰生活了 19 年左右，他曾住在阿姆斯特丹卡夫大街附近，那里有一个牲畜市场，他买了许多牲畜的尸体回家进行研究。显然，这给伦勃朗关于阿姆斯特丹主题的创作留下了印记。

这幅现存于阿姆斯特丹历史博物馆的油画其实只是原画的中心部分，原画为 2.5×3 平方米，但是它在 1723 年的一场大火中被大面积地烧毁了。伦勃朗的一幅草图显示，围绕着这幅画的中央部分还有 7 位著名的外科医生，人们知道他们的名字，而且他们也在其他作品中出现过，这意味着人们或许可以通过电子技术恢复这幅作品。我在看这幅画时忍不住思考，如果同意"以荷兰为傲党"①的一些民粹主义政治家的主张，恢复死刑，那么

---

① 荷兰一政党名。——译者注

这对荷兰将意味着什么？或者，你会以这幅油画为骄傲，还是以有这样的政党为骄傲呢？

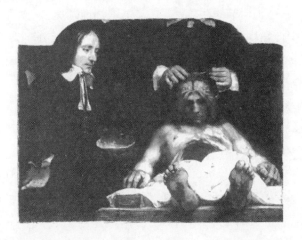

图 20-1 伦勃朗用画笔记录了外科医生德芒对一位被处死的罪犯进行公开解剖的关键时刻

在生命的终点，我要完全做主

> 我喜欢对我自己的生命做主，我想当"自己意志的老板"。不过，我在"被母亲孕育"以及"被出生"这两件事情上都失败了。在我生命的终点，我要完全由自己做主。

人类对死亡总是心怀畏惧。要改变这种恐惧的心态，必须得向人们介绍关于生命最后阶段的情形，并且要在离死亡很远的时候就做这件事。我主张为公众提供关于死亡程序的课程，并以适当的形式在医学院设立改编课程。课程应该涵盖围绕着生命终点的所有问题，例如安乐死、止痛、姑息性镇静治疗和绝食。鲍德维金·查博特（Bouwdewijn Chabot）和斯黛拉·布拉姆（Stella Braam）在《出路，自主而有尊严的生命终结》一书中指出，停止进食和进水不应该是一种可怕的自我安乐死，如果采取了正确的防范准备，口腔保持湿润，那么医生就可以在最后阶段采用药物进行帮助。

此外，"辅助自愿结束生命"也应该成为讨论的议题。自愿生命基金会的观点是："我们有权选择自我生命的终结，也有权以人道主义的方式来实现它。"NVVE认为目前的法律程序还没能很好地顾及三类人群：阿尔茨海默病患者、慢性精神病患者以及感觉自己的人生已经完满的老年人。目前，荷兰的安乐死法律适用于阿尔茨海默病和慢性精神病患者，然而除非是非常例外的情况，医生们都不愿意参与精神病患者的安乐死程序。而对于感觉人生已经完满但并未患有绝症却要求安乐死的老年人来说，法律还需要进行调整。另一个可能引起问题的方面是禁止治疗的命令的执行，尽管法律要求医生必须执行，但是他们很少执行。

在某些情况下，对病人进行心肺复苏是不明智的行动，按照老年病学医生伯特·凯瑟的简洁的评语来说就是，"这往往是一种极端形式的虐待"。

> 我做实习医生时曾对一位患者进行过心肺复苏抢救，但是我对这个病例感到很遗憾。当时的情况是，这名男子因为心跳骤停而被人用车推入医院病房，我立刻采取行动并挽救了他的生命。不久以后，我在他的病历资料中看到，原来他是一位肺癌患者，而且癌症已经转移到心脏。在他复苏之后的日子里，我日夜坐在他的身边清理他的呼吸道，以使他呼吸得稍微容易一些。如果当时我没有为他实施抢救，那么他将会免遭多少痛苦啊！

然而，最近这种情况似乎出现了变化。阿姆斯特丹大学医学中心的心脏病学专家鲁德·科斯特（Ruud Koster）指出，如果心肺复苏救活了患者，那么其预后将远比我们前不久所认识到的要好。目前，有20%的病人在心跳骤停之后还可以被抢救过来，而10年前仅为10%。随着自动体外除颤器（AED）的诞生及其性能连续不断地改善、治疗技术的提高，一半以上的心跳骤停患者都可以存活下来，而且还不会出现严重的大脑损伤。通过强制性冷却心肺复苏后的患者，可以预防大部分由于阶段性缺氧而产生的有毒物质对大脑的损害。如果再借助AED，那么患者康复的可能性则更大。荷兰安乐死志愿者协会的"不要让我复苏"的标志似乎处于越来越不利的地位。然而，一个完全不同的情形是，对新生儿的复苏抢救如果超过10分钟而心跳仍然没有恢复，那么10例中有9例会出现严重的大脑损伤，因此应该停止抢救。有哪些准父母了解这个事实?

在无法逃离的死亡到来之后,人们可以把身体交付给医学科学,这意味着把自己的遗体交给医学生,作为其学习解剖学的材料。不会有人反对这个。不过,如果你真的希望能对科学研究做出贡献,那么更好的做法是将你的大脑捐献给荷兰人脑库。目前,这个脑库已经将来自 3 000 多例尸体解剖的大脑标本发送到全世界 500 个研究组,研究者们已经发表了几百篇关于神经和精神疾病新见解的科学论文。尸体剖检对于临床工作也非常重要,它能检查诊断和治疗的效果。目前,医务人员仍然是在患者刚刚去世后,在死者家属还满怀悲伤时提问是否允许对尸体进行解剖,而且其提问方式往往清楚地显示出,他们根本不期待会得到一个肯定的答复。医生们没有接受过如何进行这种困难的谈话的训练。此外,在患者刚刚去世时就和亲属进行这种交谈也是极不合适的,因此,近年来尸体解剖的数量在急剧减少也不足为奇了。

虽然死后不再有生命,但是人在面临死亡时存在着大量活动,如果每一个相关的人都已经知道那些感受,并且也有时间来进行讨论,那么事情处理起来就容易多了。**我希望你拥有健康而幸福的生活,一种你自己想活多久就活多久的生活。**

荷兰人脑库

人脑库和你一起思考。

为了找到大脑疾病的原因,我们需要收集死者的脑组织进行研究。然而,由于 20 世纪 70 年代后半期荷兰约 10 万名阿尔茨海默病患者中的大多数都并非在教学医院里去世,而是在家里或是在没有研究传统的疗养院里死亡,因此我花了 4 年时间才收集到 5 例证据充分的阿尔茨海默病患者的大脑。因为没有人认识到对未患大脑疾病的个体进行大脑尸体解剖的必要性,所以我难以获得对照组脑材料。不过,每一例大脑疾病患者的脑组织都必须与另一例具有相同年龄、性别、死亡时间、死亡后延搁时间的个体的相同部位的脑组织进行比较。因此，我于 1985 年发起成立了荷兰人脑库（Netherlands Brain Bank, NBB）[①]，旨在为科学研究提供资料完备的脑组织。阿姆斯特丹自由大学的神经病理学家们从一开始就全力合作。在之后的 20 多年时间里，荷兰人脑库已经向 25 个国家的 500 个研究组提供了来自 3000 位捐献者的几万份脑组织标本。1990 年，荷兰人脑库因作为动物实验的良好替代研究基础设施而获奖。2008 年，荷兰王妃马克西玛殿下莅临荷兰人脑库。

荷兰人脑库现任主席英娥·郝庭哈（Inge Huitinga）博士为马克西玛王妃殿下讲解了荷兰人脑库的工作程序。脑库目前有 2 000 名注册捐献者，他们同意为了研究的目的在死亡后捐献大脑。当一位捐献者去世时，一位独立的医生会确认其死亡，然后立即与荷兰人脑库联系。死者的尸体会被尽快（通常在 2 ～ 6 小时以内）运送到阿姆斯特丹自由大学进行解剖。大脑会被切分为大约 70 块脑组织，其中 8 块用于诊断，其余的脑组织块分别被冷冻（–80℃）、培养，或者用其他方式进行处理并分送到不同的科研组。马克西玛王妃感兴趣的问题是，这些研究的质量是否有保证。答案是肯定的，一个独立的委员会负责监管研究的质量。

荷兰人脑库的独特之处在于，在捐献者死亡之后的很短时间内，其脑组织就可以被获得。能做到这点的唯一原因就是，捐献者和亲属已经提前准备好了所有的文件材料，并准确地知道病人去世后其大脑的处理程序，殡仪人员也了解其重要性。有一次我接到一个警察打来的电话，他说他不理解一名超速行驶的殡仪人员为何必须赶紧把一位死去的病人送往医院。在我解释完后的某一天，一名摩托车警察把这个堵在塞车长龙中的殡仪人员从应急车道护送走了。

捐献者都是非常投入的。有一次，一位患有多发性硬化症的捐献者打电话给我说："我想见见我的'敌人'。"我们将一个显微镜放在他轮椅的桌子上，英娥·郝庭哈和他一起观察了多发性硬化症患者的大脑切片。

有时，我们会被问到一些非常稀奇古怪的问题。有个人问我："我替一位家人打听一下，向荷兰人脑库的捐献与'正规的'为器官移植而进行的捐献有什么关系？"当被问到是为哪一位家人打听时，他回答："我岳母。"

---

① 请参见 www.hersenbank.nl。——译者注

显然，他想确保他岳母身体的任何部分都不会再返送给他！

我们也经常会遇到法律方面的问题。1990 年，我们主动去劝说一些多发性硬化症患者成为捐献者，随后我们就被一位患者的丈夫起诉了。他认为多发性硬化症是一种肌肉疾病而不是脑部疾病。他的辩解是："我的妻子没有发疯吧？！"

成为荷兰人脑库的捐献者肯定不是一个容易的决定。有时候我对自己说的这些话会对做这种决定有所帮助：**无论我在一生中因为没能好好地使用我的大脑而说过什么蠢话或是做过什么蠢事，至少在我死后，我的大脑会被荷兰人脑库正确地使用。**这个念头令我十分宽慰。

为漫长的死后生活而准备的草药

那些一去不复返的时光，使得人生如此甜美。

——艾米莉·狄金森[1]

传统的中医学有很多延年益寿的治疗和保养方法。在中国，你吃到的所有美味据说都是对身体或是对身体的某个特定的器官有益的，并能让你"长寿"。当我说我对长寿不太感兴趣，而是对良好而有趣的生活更感兴趣时，周围的人就会向我投来困惑的目光。在中国，我的确看到草药可以长期保存躯体。

当第二次去合肥的安徽医科大学时（我在那里当过客座教授），我第一次听说那个叫九华山的地方。在那里曾经生活过一位明代的和尚——无暇禅师，他花了 28 年的时间用自己舌头的血和金粉抄写了一部佛经，共 81 卷。他于 126 岁[2] 时圆寂，死后 3 年身体都没出现腐烂的迹象。和尚们认为他是佛陀转世，给他的遗体涂上金粉，将他的金身木乃伊保存在"百岁宫"内，并称其为"百岁禅师"。在九华山的其他寺庙里也保存有这样的金身木

---

[1] Emily Dickinson，19 世纪美国女诗人。——编者注
[2] 也有记录为 124 岁。——译者注

乃伊，受人膜拜。

我不明白这是怎么做到的，因为山里的空气非常潮湿。我的第一位中国籍博士生周江宁，现在是中国科学技术大学的教授，他对我说，如果我不相信就应该亲自去看看。安徽医科大学为我们安排了司机和轿车，一起去的还有我的妻子和女儿，另外还有一位中国医生包爱民，她当时是周江宁指导的博士生，担任我们的翻译。

经过 6 个小时的旅程，我们到达山里时天已经漆黑了，禅院和寺庙都关了门，我们在九华镇上过夜。翌日清晨我们回到寺庙，看到一些和尚正围坐在一具玻璃棺材旁诵经。的确，那里有一具木乃伊，涂着金漆，呈打坐的姿势。诵经的僧人们由方丈指引退到一边，以便我们能观察这具金身木乃伊。他的身体结构相当完整，透过他干薄的皮肤，可以清楚地看到分离的肌肉。九华山的许多寺庙都供有一个或多个这样的"肉身菩萨"，这是对这些木乃伊的尊称。

在我们的中文翻译的帮助下，我问方丈这些和尚的躯体是如何在死后得以保存完整的。"因为他是圣人。"方丈响亮地回答我。我给在合肥的周江宁打电话，咧嘴笑着告诉他说，我找到了谜底："他是圣人。"根据周江宁的了解，当这些和尚感觉临近生命终结时就会停止进食一段时间，而且只吃草药，还会坐在放满草药和干燥剂的缸里。通过这种方法，他们的身体在去世之前就被固定了，于是他们成了圣僧。

那时，有和尚过来邀请我的女儿拜佛。他们对她特别友好，向她解释拜佛的要领。个头矮小的光头和尚们与我的个子高高的、有着长长金发的女儿一起跪倒拜佛，构成了一幅组合独特的画面，令在场的人们莞尔不已。时间会告诉我们，大家的祈祷对于金身木乃伊的保存会有多大的帮助。遗憾的是，我还不能告诉大家那些草药的配方。

第21章

大脑的发展

> 众所周知的一个不妙的事实是，人类和其他哺乳类动物都是按照相同的总体类型或者模型构建的。大脑，这个所有器官中最重要的器官，正如赫胥黎和其他解剖学家揭示的那样，也遵循了相同的法则。虽然比晓夫这个敌对证人承认人类大脑的主要脑裂和折叠都和猩猩的大脑类似，但是他又加了一句评论：猩猩的大脑和人类大脑在任何发展时期都从来没有完全相同过，而且这种相同性也不可能存在，因为如果存在，人类和猩猩的心智力量就相同了。
>
> ——达尔文，《人类的由来及性选择》

大脑容量不同，决定是人还是猴

人类的大脑容量和智能在进化过程中得到了极大的增长。智能指的是解决问题的能力、快速推理的能力、有目的地行动的能力、理性地思考并且与周围环境以有效的方式相互作用的能力。智能分为很多种类型，例如语言的、逻辑的、数学的、空间感知的、音乐的、社交的和肌肉运动的能力。因此，智商（IQ）只是一种差劲的测试智力的方法。智能和大脑的绝对尺寸没有关联。人类的 1.5 千克的大脑无论如何也算不上大。抹香鲸的大脑最大，有 9 千克，大象的大脑平均重量为 4.8 千克，但是鲸鱼和大象绝对没有人类的智能。正如达尔文在 1871 年所说的，以及米歇尔·霍夫曼在 100 年后通过计算得出的结论那样，大脑对于身体的相对大小（即比例）和大脑的质量之间存在着清楚的关联。

一个能更好地估量大脑的进化发展水平的指标是"脑形成商数"（EQ），它是脑组织数量超过其控制躯体所需的数量的相对量。采用这种测定方法，可得出人类是所有种群中智力最高的。脑形成商数主要取决于大脑皮层的发展。人类大脑的容量在长期进化过程中的增加是通过其构建模块——脑细胞（神经元）和它们的联结数量的增加而达到的。因此，**最好的测量智力的方法就是测定大脑皮层中的神经元数量**。这些神经元按照功能单位分组，像柱子一样互相紧挨着排列并获得各自的名称。当大脑皮层的体积在进化过程中显著增加时，这些神经元柱子的横截面积保持不变，仍然是大约半毫米。这意味着大脑皮层的增加是通过神经元柱子数目的增加而实现的。这种生长方式也迫使大脑皮层出现折叠。这些变化并不影响大脑的构建设计，因此，人类大脑和其他灵长类动物的大脑的主要区别是其容量。这种进化性的增容过程导致信息处理能力的极大提高。在大脑容量出现进行性升高的同时，也伴随着怀孕期延长、发育和学习阶段延长、寿命延长以及后代数量减少。在300万年的进化历程中，如今人类大脑的体积是原来的3倍，寿命也延长了1倍。

在这个过程中，人们提出了许多假说试图阐明进化压力导致人类大脑容量增加。由于使用工具而获得了更多的食物，因此灵长类动物的大脑在进化上呈现出优势。接下来有人提出社会的复杂性引起灵长类动物大脑的发展，这种假说也被称为"马基雅弗利假说"。每个个体都必须为了保证种群长期更好地生存而做出贡献。人们的确发现灵长类动物大脑皮层的体积和它的社会群体的规模以及复杂性之间存在着明显的关联。这种复杂性也显著地体现在选择配偶以及一夫一妻制等具有决定性影响的方面。这两个方面都对大脑有较高的要求。它们要求从生育角度考虑如何选择一位良好的伴侣，并迫使伴侣之间进行复杂的谈判。我们每个人都可以见证这些关系的复杂性和强度，它们产生了强大的进化压力，促使大脑发育、容量增加。人类的一夫一妻制大概形成于350万年前，它已经被证明具有保护家庭的进化优势，但是它对大脑而言始终是一个巨大的负担。

大脑的进化

人类为何会存在？是由于一群古怪的鱼类曾经拥有了一种特殊的鳍结构，这种结构可以转化为陆地动物的腿；是由于地球在一个冰河时代没有完全冻结起来；是由于 25 万年以前在非洲出现了一个小小的、纤弱的种群，他们用尽方法一直存活到今天。我们可以渴望一个"更为高级的"解释，只不过那样的解释根本就不存在。

——斯蒂芬·杰·古尔德[1]

人类的特征是拥有一个神奇的、重量为 1.5 千克的、由大约 1000 亿个神经元细胞组成的大脑。神经元的数量差不多是地球上现有人口数目的 15 倍。每一个脑细胞通过专门化的突触与大约一万个脑细胞接触。我们的大脑中有超过 10 万公里长的细胞纤维。不过，神经元的基本特征，例如接收、传导、处理和发送神经冲动，并不是神经组织天然专有的能力。所有生物的其他组织，甚至单细胞生物，基本上也具有这些功能。然而，正如阿姆斯特丹脑研究所第一任所长科尼利厄斯·阿里恩斯·卡帕斯（Cornelius Ariëns Kappers）教授所观察到的那样：在进化的专门化过程中，神经系统的这些功能已经得到了极大的改善。非神经系统组织的脉冲传导速度很少超过每秒 0.1 厘米，而最简单的神经元传递神经脉冲的速度为每秒 0.1 ～ 0.5 米。事实上，卡帕斯教授计算出人类的神经元传导速度可以达到每秒 100 米。这仅仅是神经元的专门化特征之一，它提供了巨大的进化优势。

海绵这种最原始的动物只有几种类型的细胞，没有专门化的器官和真正的神经系统。不过，它们的确有神经元的前体，而且它们的 DNA 的确含有构建位于突触后膜的蛋白质所需的几乎所有的基因。这种现象表明，为了创建一个供化学信使传递的崭新系统，就只需要在进化方面有微小的适应性的改变。

原始神经元的发育可以追溯到 6.5 亿年前的前寒武纪时代。在那时，腔肠动物已经拥有包含了真正神经元和突触的弥散的神经网络。人们可以追踪出这些神经元所使用的化学信使逐步进化成如今人类的大脑中所发现的化学信使的过程。人们研究得最多的生物是水螅，它只拥有 10 万个细胞。它的神经元网络集中在头部和脚部，这是向大脑和脊髓发育的第一个进化步骤。水螅的神经系统含有一种化学信使，这是一种很小的蛋白质，与人

---

[1] Stephen Jay Gould，世界著名的进化论科学家、古生物学家、科学史学家、科学散文家。——编者注

类的血管加压素和催产素都很类似。这一类蛋白质被称为"神经肽"。在脊椎动物中，这类特殊神经肽的基因首先会增倍，然后在两个位置发生突变，产生两种密切相关而又专门化的神经肽——血管加压素和催产素，它们是近期研究的热点，因为它们在人类的社会性大脑中充当了重要的信使角色（见第 10 章第 2 节）。根据它们的生产、释放和接收位置，这两个信使还参与了肾脏功能（见第 6 章第 1 节）、分娩和母乳分泌（见第 2 章第 2 节和第 3 节）、昼夜节律（见第 21 章第 4 节）、应激、爱情（见第 5 章第 3 节）、勃起（见第 5 章第 4 节）、信任感、疼痛和肥胖（见第 6 章第 5 节）。到 2001 年，"水螅肽项目"已经分离出 823 个肽并确定其化学特征。它们还包括继而首次在脊椎动物中发现的神经肽，例如水螅的"头部激活肽"（head activating peptide），它也被证明存在于人类的下丘脑、胎盘和脑部肿瘤中。物种之间的化学性关联特别紧密。在扁形虫中可以发现大脑发育所需要的进化学基础，以一种被称为"头部神经节"的神经元为形式。这些发生在大脑进化过程中的微小的、结构和分子的逐渐的变化表明，人们有待于正确地看待人类经常声称的自己在动物王国中的独一无二的地位。正如达尔文在《人类的由来及性选择》一书中所说的："我相信没有人会怀疑，与大猩猩和猩猩相比，人类的大脑容量所占其身体的比例很大，并且与人类的心智力量紧密相关……此外，也没有人会认为任何两个动物或者两个人的智力的比较完全是由其大脑容量而决定的。"达尔文还一针见血地指出，大脑的大小对智力起到了非常重要的决定作用，但是它不是唯一的决定因素，微小的分子差异也具有重大的影响。

分子进化

> 那位英国绅士的并不特别聪明的小儿子提出了关于整个人类历史的最重要的概念，那是如何做到的啊？
> ——米达斯·德克斯对于达尔文的评论，荷兰《人民报》，
> 2010 年 1 月 2 日

近年来，智能设计运动的追随者拼命地也是完全徒劳地试图推翻达尔

文的进化论。当然，否认进化的存在并不是非法行为，但是公然否认科学发现的真相，就像智能设计运动所做的那样，还是令其所奉行的双重标准昭然若揭。在荷兰，亵渎神明被视为一种犯罪，但是亵渎达尔文仍然是被允许的。有一些智能设计运动家力图否定分子生物学对于我们理解进化论所做出的巨大贡献。在凯斯·德克关于智能设计的那本书中，物理学家阿瑞·范·登·布克尔（Arie van den Beukel）教授就宣称："人们总是说在过去几十年里，分子生物学的发现为达尔文理论提供了决定性的支持，但这是胡说八道。"

那么，让我来举几个例子，看一看这位智能设计拥趸的鲁莽断言是怎样的胡说八道吧！

> 1859 年，达尔文在完全不具备当今人们所具备的分子学知识的条件下提出了一个惊人的理论，即生命起源于一个单独的原始祖先。达尔文的依据是，他观察到的所有的生物组织在化学构成上都非常相似。

就在不久前，分子生物学家为这种具有远见的观点提供了坚实的基础。举例来说，进化的过程可以在 DNA 中通过以下现象被追溯出来：（1）编码蛋白质的基因分子的逐渐演变；（2）基因自我复制并形成具有新功能的基因；（3）基因消失；（4）不对蛋白质进行编码，但是对细胞功能具有重要调节作用的 RNA 片段的进化变异。分子学研究经常会出现关于进化过程及其机制的新知识和新概念，与神经系统相关的基因研究也是如此。由于蠕虫、昆虫以及从鱼类到人类的脊椎动物的神经系统的分子之间拥有巨大的相似性，因此它们肯定在 6 亿年前就拥有一位共同的祖先。就拿被称作"活化石"的小小的岩虫①为例，其胚胎发育过程已经表现出与哺乳类动物早期发育阶段相同的分子发育程序。

> 达尔文乘坐"小猎犬号"航行到达加拉帕戈斯群岛（即大龟群岛）后观察了一种雀类，如果他还活着，那么他肯定会非常

---

① 又称海生沙蚕。——编者注

欣赏对于那些著名的雀类的线粒体 DNA 的分子研究。结果与达尔文预期的一样，那 13 种雀类的确拥有一位共同的祖先。这位祖先应该是在两三百万年以前从南美大陆迁徙到加拉帕戈斯群岛的。分子生物学方面的证据还支持了达尔文的人类应该在非洲寻找自己的祖先的观点，研究显示了人类从非洲迁徙到欧洲和中国的踪迹。人类有过两次走出非洲的大迁移，第一次是在直立人年代，大约在 160 万～ 200 万年前，第二次在智人（现代人）年代，大约在五六万年前。

近年来，有研究聚焦于以下科学问题：在与黑猩猩谱系分开 30 万代之后，导致人类出现分子遗传学变异的是什么？人们常说，人类和黑猩猩的基因组中只有 3500 个左右的 DNA 构建模块不同，或者说差异仅仅为 1%。不过，这个数字已经逐渐成为一种传说，这种差异其实更可能是 6% 左右。人类和黑猩猩基因组之间巨大的相似性可能表明，只需要几个基因就可以使人类自与黑猩猩谱系分开之后大脑的重量增加三倍。这一可能性目前获得了许多研究发现的支持。人脑和黑猩猩大脑的标志性差别之一就是，人类大脑中参与新陈代谢的基因有更为强烈的表达——这一差别仅仅是几个基因（转录因子）造成的。在人们努力寻找对人类发展有帮助的因素的过程中，这种"几个基因起作用"的观点也得到了强化。这些研究发现了人类大脑体积过小（小头畸形）和精神发育迟缓的基因变异。出生时患有遗传性（原发性）小头畸形的人的大脑与大猩猩的大脑都很小，但是大脑总体结构完整。这些个体看上去很正常，也没有神经系统疾病。这一发育疾病的病因可以定位在 DNA 上的至少 6 个不同的位点上。迄今为止所发现的所有这些基因都参与了细胞分裂，因此在大脑进化过程中，它们可能有助于大脑体积增加。这些基因中的一个为 ASPM 基因，其 DNA 构建模块在 550 万年前自人类和黑猩猩谱系分开之后经历了加速改变。此外，由于 ASPM 的一种基因变异体仅仅出现在 5 800 年前，并在其后迅速传播到整个种群中，因此有人提出了目前人类大脑仍在不断进化的理论。小头畸形症基因的遗传变异被认为仅仅出现在上一次冰河时代，即大约 3.7 万年前的智人的 DNA 中，而如今全世界约 70% 的人都携带着这种变异体。这种基因变异体的迅速增加意味着这种基因可能赋予人类明显的进化优势。

人们还发现了与人类的语言相关联的基因变异。FOXP2 基因突变可能会引起家族性语言障碍。此外，ASPM 和小头畸形也可能和语言有关联。

在进化的过程中还产生了具有新功能的基因，最好的例子是灵长类动物中出现了可以看见三原色的基因。首先通过编码"绿色"视蛋白的基因的复制，然后经过突变和选择，灵长类动物进化出了"红色"视蛋白。这种基因使得灵长类动物能区分出红色，即区分成熟的水果和未成熟的水果。如今，红色对于人类来说还意味着兴奋，而大自然里占据优势的颜色——绿色，则具有镇静的效果，甚至被运用到安慰剂中（见第 17 章第 4 节），这也是人们把手术室粉刷成绿色的原因。在进化过程中，基因也会消失。老鼠有 1 200 个嗅觉受体基因，而人类只剩下 350 个。一种特殊基因——MYH16 的丢失，可能会间接地影响到人类大脑的大小。这种基因负责表达我们祖先厚重的腭肌（下巴肌肉）。研究者认为，人类之所以在进化的进程中丢失了这种基因，是为了使人类的颅骨变大，适应大脑体积的增加。

人们设计的另一种识别影响大脑进化过程的关键基因的策略是，描绘人类在进化过程中的具有不同代表性的先驱者的全部基因组图谱。在德国莱比锡的马普进化人类学研究所，瑞典生物学家斯万特·帕博（Svante Pääbo）正在给 3 万年前灭绝的尼安德塔人基因组的全部 DNA 碱基序列测序。他从生活于 3.8 万～ 4.4 万年前的 3 位尼安德塔女性的骨化石中提取 DNA，希望通过这种方法，在几年内可以从总体上对尼安德塔人的 DNA 与现代人的 DNA 进行比较，由此识别那些使人类在进化过程中迅速前进的基因变异。他的研究已经获得了一些令人惊讶的发现，目前已经获知了尼安德塔人 60% 的 DNA。欧洲人、中国人和巴布亚人都携带着尼安德塔人的基因，这一定是由于在 5 万～ 8 万年间上述人种和尼安德塔人在中东地区有过性接触。荷兰人的 DNA 中的 1% ～ 4% 来自尼安德塔人，而非洲人的基因则与尼安德塔人的基因毫无相似之处。我们究竟从尼安德塔人那里继承了什么样的特征呢？迄今为止，人们已经发现在智人与尼安德塔人分离之后，有 51 种基因开始快速地发展。人们还发现许多编码 RNA 以及具有调节功能的 DNA 片段的差异（详见下文），有 78 种基因在现代人身上是完全一致的，但是在尼安德塔人身上却各有不同。这些差异在很大程度上影响的都是与大脑有关的基因，因此这为今后研究现代人类所进化出来的特征提供了重要的参考。

　　当我们说人类和黑猩猩的 DNA 之间有 6% 的差异时，不要忘记此外还存在着其他微小的基因变异，这也被称为"基因的多态性"，它完全可以改变蛋白质的结构，进而改变其功能。此外，许多不同的蛋白质也可以由同一个基因产生。我的研究团队有一位研究者，达贾娜·伊苏尼娜（Tatjana Ishunina），她发现了人类的大脑接受雌激素信息的蛋白质——雌激素受体 α，在大脑中存在着 40 种变异体。这些变异体的表达随着年龄、脑区、细胞类型和疾病的改变而改变。此外，最近的研究还表明，当我们绘制大脑的进化图谱时，不应该将大量精力集中在编码蛋白质的基因上，因为 98% 的基因组并不对蛋白质进行编码，而仅仅对 RNA 编码，但是"微小 RNA"（micro-RNA）则影响了人类大脑的扩大。这些 RNA 片段调节许多细胞过程，人类在这方面与黑猩猩存在着很大的差异。迄今为止，在人类和黑猩猩之间所发现的最大差异表现在 HAR1（人类加速区域 -1）上，它是人们最近发现的一个 RNA 基因片段。这个在早期发育阶段表达的 RNA（HAR1F）特异地存在于大脑的 Cajal-Retzius 神经元[①] 中。从胚胎发育的第 17 周 ～ 19 周开始，HAR1F 就和络丝蛋白联合表达，这是形成人类大脑皮层的关键因素。这一人类基因的变异可能已经有 100 万年以上的历史，因此可能在现代人类出现过程中起着至关重要的作用。

　　在进化过程中，人类的 DNA 中有大量的垃圾和重复序列堆积。人类进化史中的这些伤痕包含了人类起源的重要信息，但是绝不应被视为支持智能设计拥趸的论据，当然，也不能反过来说，DNA 是优雅的"上帝的语言"。自从 1871 年达尔文总结出"进化论的重要原则是不可否认的"观点以来，什么都没有改变，如果你不以未开化的野人的眼睛来看待自然现象的话。130 年之后，智能设计的拥趸却在那些极少数的维持着"未开化的野人"身份，并在否定进化论的人群中占据了一个孤独的位置。

---

① Cajal-Retzius 神经元是哺乳动物胎儿脑皮质板 I 层中的细胞，表达钙视网膜蛋白和络丝蛋白，对神经元迁移和定位具有重要作用。——译者注

为什么是一个星期

我们是因为《圣经》而具有一星期的节律，还是我们告诉了《圣经》我们具有一星期的节律？本书的结构始于当初我受邀给《新鹿特丹商报》撰写有关我们大脑的问题的每周专栏。那些问题中的一个问题就是：为什么这个世界是以一个星期为周期而循环生活的呢？

根据《圣经》的记载，上帝用了6天时间创造了世界，第7天他放下所有的工作休息。我们一星期有7天是因为《圣经》上说创世用了7天，还是因为我们有7天的生物学节律，因此创世的故事就说上帝是用了7天呢？

数以亿计年的进化过程已经使得所有的生物——从单细胞有机体到人类，具有生物学节律，以便使他们对于地球上所发生的规律性变化做好准备。位于我们下丘脑的生物钟仍然具有大约24小时的节律，它通常会提醒我们黑暗即将来临，让我们及时回到安全的洞穴中去。在夜晚结束的时候，生物钟让我们的身体为即将开始的白天活动做好准备，因此应激激素皮质醇水平升高。我们生物钟的昼夜节律反映了地球的自转，这个生物钟也具有年节律，依据的是地球绕着太阳旋转的周期。这种年节律能帮助我们评估何时播种、收获或者准备过冬。人类似乎还内化了月球的节律，女性的月经周期就是例子。

我们是否还有一个内置的、节律为一星期的生物钟呢？一星期的节律确实反映在我们的血液和尿液中的物质浓度上。此外，血压、心肌梗死、脑梗死、自杀病例和出生也呈现出了每星期的节律性波动。不过，这些每星期的节律可能是由我们社会活动的星期节律，而不是由一个每星期节律的生物钟强加给我们的。

支持"的确存在着生物学每星期节律"这一观点的数据来自一位研究者，他用15年的时间测定了自己尿液中的激素水平。在3年的时间里，这些激素的节律呈现出以一星期为周期的规律，尽管它们与我们平时的工作星期并不一致。这种自由运转的节律表明，的确存在着一个内在周期大约为一星期的生物钟。有一种名叫白符跳的昆虫即使在持续黑暗的条件下也能呈现出每星期一次的产卵行为。后面的例子可以驳斥那种认为我们环境的每星期的变化引发了我们每星期的生物学节律的观点。然而，对于存在着以一个星期为周期的生物节律的最有力的证据是在东非发现的人类祖先的化石。

在用显微镜对编号为 1500 的头盖骨，即"图尔卡纳男孩"的头盖骨进行观察时发现，其牙齿的珐琅质上有两种类型的小条纹，一种条纹以一天为一个周期，另一种则以大约一星期为一个周期。因此，这些古人类化石中的牙齿珐琅质都是按照一条一条的，以每 6 天为一个稳定的周期而生长的，并在第 7 天变换生长速度。研究者还发现，其他灵长类动物也是如此。有人推论说这种一星期左右的节律的基础是太阳辐射，但是这种观点遭到了天文学家的驳斥。更大的可能性是，我们每星期的节律是与进化过程中的过渡期相关的，那时海洋中的生物向陆地迁移，并在海滩寻觅食物。由月亮和太阳的相互作用而引起的潮涨潮落的每星期的变化对于那些在海岸线上觅食的生物产生重大影响。不过，无论这种节律的基础是什么，在《圣经》出现之前的 360 万到 380 万年之前，即社会性周期出现的几百万年之前，这种每星期的生物学节律已经存在了。这种节律可能是上帝用 7 天，而不是 8 天或者 9 天，更不用说是 45 亿年来"创世记"的念头的基础吧。

第22章

结论

江山易改，本性难移。

——中国古训

在我们出生来到这个世界上时，我们的大脑就是独一无二的，我们的遗传背景和我们在母亲子宫内的发育阶段已经为我们的大脑塑形。我们的性格特征、天赋、缺陷也在很大程度上被确定了。这不仅仅是指诸如我们的智商，我们是早起的鸟还是夜猫子，以及我们的灵性、神经质性、心理性、攻击行为、反社会行为或者叛逆行为的程度，还指我们罹患大脑疾病，例如精神分裂症、自闭症、抑郁症和成瘾的风险。到成年时，我们的大脑已经很难再发生改变，我们的个性也已经确定了。我们大脑的建造过程决定了其功能，即我即我脑。

遗传背景以及许多影响大脑早期发育的因素从多方面对我们进行了限制，这些"内在的约束"使得我们不能自由地决定或改变我们的性别身份、性取向、攻击性行为的程度、个性、宗教，或是我们的母语。"自由意志不存在"已经不是什么新观点，在这一点的认识上，我一点儿也不孤立。哲学家斯宾诺莎已经通过一系列例子证明了这点（见《伦理学》第三部分第二条命题）。

一个婴儿是自由地决定他要喝水的吗？一个愤怒的人是自由
地决定他要报仇的吗？一个懦夫是自由地决定他要逃避的吗？一
个喋喋不休的人是自由地决定他要说出那些他忍不住想要说出的
话的吗？

某些性格特征是无法改变的，达尔文在其自传中也得出类似的结论。

　　……环境和教育对人的特征只具有很小的影响，我们大部分
的特征都是与生俱来的。

然而，这一观点与 20 世纪六七十年代占统治地位的"社会可以改造
人"的信念相悖。行为的性别差异被归因于专横的男权社会的压制，而女
性患抑郁症的风险是男性的两倍的现象则被认为是由于女性生活得更为艰
难。人们认为，既然是社会环境导致了这些问题，那么人类也完全可以通
过改造社会环境从而解决这些问题。不过，那个时期的人们认为"社会环
境对人的进步具有重要的决定作用"的观点展现了阴暗的一面。当孩子在
成长过程中出现问题时，人们往往归因于家庭教育不良，并指责母亲的失职。
人们认为，一个非常强势的母亲会导致儿子成为同性恋，一个冷漠的母亲
会导致孩子患自闭症，母亲给予孩子的信息不明朗（即具有歧义）则会导
致孩子患精神分裂症，因此，要把孩子从那个毁灭性的家庭魔爪中解救出来。
还有人认为异性癖是精神病，从事犯罪活动是因为交了一群坏朋友，那些
瘦得皮包骨头的模特导致了神经性厌食症的流行，而对孩子的虐待或者放
纵会导致边缘型人格障碍等。不过，这些观点根本站不住脚。

人们性格中的很多特征、潜力和局限性当人们还在母亲子宫内发育时
就已经在大脑中编制好了程序。然而，这并不意味着人们的大脑在出生时
已经是"完工"的作品。婴儿的大脑在出生后的温暖、安全以及充满刺激
的环境中还要进一步演变，这个过程受到包括学习母语在内的持续性学习
的影响。同时，和子宫内发育阶段相同，这个过程并不仅仅涉及大脑或者
环境，还会涉及大脑和环境之间强烈的"相互作用"。这其中的要素是，环
境作用于大脑的时间越早，其效应就越强越持久，孩子的发育也更成熟，
其性格特征也越不可能被改变。个性，也就是固定的特征，也是在早期发

育的过程中逐渐表现出来的。当然，我们所学习到的知识储存在我们的记忆里，而记忆仍然具有可塑性。此外，在我们的早期发育结束之后，社会仍然可以对我们的行为施加影响。不过，社会无法对我们的性格施加影响。临床心理学家和精神病学家通常能通过巨大的努力改变或纠正个体的一些行为，但是他们无法消除个体在早期发育阶段所形成的个性问题。我们有充分的理由认为性格是"被镌刻的"，但是被诱导的行为的改变能使具有人格障碍的人更好地处理、对付自己的个性问题。

先天性和遗传性

"先天性"并不等同于"遗传性"。当来自父母的基因被混在一起"洗牌"的时候，我们性格中的显著特征、我们的智商以及我们患上脑部疾病的概率都被永久性地决定下来。然而，从母亲怀孕那一刻开始，子宫内的环境对胎儿大脑发育也有着至关重要的影响。研究者几乎无法对一个孩子从他父母那里获得的遗传负荷做任何改变，只有在非常特殊的条件下才可以对其进行一定的干预。在唐氏综合征和其他染色体疾病中，有可能对胎儿进行产前诊断，一旦检查出致病基因就会建议孕妇流产。有时候，还可以采用体外受精的技术来选择将不含缺陷的胚胎植入到母亲子宫中，这种方法已经被应用到诸如早发性家族遗传性阿尔茨海默病的患者中。通过对新生儿脚后跟扎针取血，可以诊断不同的遗传性疾病，并可以采取相应的治疗措施，预防其对大脑发育的损伤。这方面的例子之一就是针对先天性肾上腺皮质增生症（CAH）的检查，该病导致肾上腺停止产生应激激素皮质醇，并产生过量的睾酮。这不仅会破坏大脑的性别分化，还会导致婴儿患有严重疾病。其他可以被检查出的疾病包括：先天性甲状腺功能低下症，患这种疾病会因甲状腺激素缺乏而损害大脑发育；苯丙酮尿症（PKU），这种代谢性疾病能损害大脑发育，通过特殊的饮食可以对其进行治疗。到目前为止，人们还不能通过分子技术修复大脑的遗传疾病。

环境因素对大脑发育起着至关重要的作用，但是与人们在 20 世纪六七十年代所持的观点相反——出生后孩子所处的社会环境并不起很大的决定作用。对于胎儿大脑发育起到最重要作用的是母亲子宫内的化学环境，这种影响出现得越早，影响越大。大脑早期发育阶段是确保大脑健康发育的最重要阶段，它对孩子未来的生活具有持久而显著的影响。为此，孕妇应该尽量少用药物，并尽量避免接触会对胎儿大脑发育造成不良影响的化学物质。孕妇还需要充足的营养和足够的碘元素以确保自己和胎儿的甲状腺激素功能正常。我们从阿姆斯特丹关于 1944—1945 年的"饥饿的冬天"的研究中可知，宫内营养不良会增加精神分裂症、抑郁症、反社会人格障碍、成瘾以及肥胖症的发病风险。

> 1944 年，当我母亲怀我的时候，我非常幸运，因为她的朋友给了她额外的食物。我母亲生了我之后奶水非常充足，除了哺乳我以外，还哺乳了另一个婴儿——一个被藏起来的犹太人婴儿，那个孩子的身份我们到现在也没有弄清楚。我母亲的乳汁是通过好几个人才传送给那个婴儿的。

如今，全世界还有 3 亿儿童没有这样的运气，营养缺乏的状态将他们拽入这样的恶性循环中——宫内的营养不良会破坏胎儿的脑发育，而在这个孩子长大成人之后又无法给其下一代提供充足的食物和理想的生命开始状态。只有改善全世界食物供给的分配，才能中断这种恶性循环。此外，世界上还有很多地区存在着碘缺乏的情况，这导致母亲和胎儿甲状腺功能低下，损害胎儿大脑发育，造成了精神残疾。事实上，这个问题通过在食盐中加碘就可以很容易地解决，但前提是这些地区能经常且正规地供应碘盐。

功能性畸形学

胎儿在大脑早期发育阶段接触到的化学物质对其今后生活中的各种心理问题和精神疾病具有长期且实质性的影响。研究这种影响的学科被称为"功能性畸形学"，该研究领域涉及的问题是那些在出生时还没有显露出来的，但在将来需要用到大脑的这个系统功能时才暴露出来的大脑发育缺陷。孩子可能在出生时表现得很健康，但随后会出现学习障碍，其原因可能是他在出生之前暴露于酒精、可卡因、铅、大麻、滴滴涕（DDT）或者抗癫病药物的环境中。如果孕妇服用乙烯雌酚（DES）或者吸烟，那么孩子患上抑郁症、恐惧症和其他精神疾病的风险就会增加。如果孕妇服用诸如苯巴比妥或者苯妥英等药物，那么孩子患上异性癖的风险就会增加。在多种不同因素参与的发育性疾病中，例如精神分裂症、自闭症、婴儿猝死综合征以及注意缺陷多动障碍等，化学物质也起到了一定的作用。

要保证孕妇的健康似乎并不困难，但目前仍然有 25% 的孕妇经常饮酒，还有很多孕妇吸烟。如果荷兰所有的孕妇都不再吸烟，那么婴儿的早产率就会降低 1/3，出生时体重过轻的婴儿的数量也会大大减少，健康部门的花费也会减少几千万欧元。此外，儿童患注意缺陷多动障碍的概率会大大降低，进而减少冲动行为和暴力行为，以及青少年犯罪事件的数量。那么，这个问题为什么还没有得到解决呢？这是因为，理论是一回事，而实践是另外一回事。要改变一个人的行为是特别困难的，尤其是涉及成瘾物质时。即使使用尼古丁贴片戒烟，也不能排除其对胎儿的潜在伤害。

孕妇们在怀孕期间常常会服用许多不必要的药物。有些药物是家庭医生迫于孕妇的要求而开给孕妇服用的，有些药物则是邻里之间互相提供的。不需医生处方而可以出售的药物，例如阿司匹林和扑热息痛，也会影响胎儿。沙利度胺（即"反应停"）药物酿成的悲剧使人们意识到化学物质对未出生孩子的潜在伤害，但是它也使医生倾向于认为这种风险仅仅存在于孕期的前 3 个月，这种认识是错误的，这些化学物质在整个孕期乃至新生儿阶段都在影响孩子的大脑发育。为了预防早产或者促进早产婴儿的肺部发育，临床上很早就建立起来了包括大剂量长时间使用肾上腺皮质激素在内的治疗方案。30 年前，我在教授职位就职演说中就对这种疗法提出警告和反对。我在动物研究中发现，使用肾上腺皮质激素可以帮助其肺部成熟，但在同时也妨碍了其大脑的发育。的确，大剂量暴露于这些物质中的儿童表现出学习和行为障碍、大脑体积较小、智商较低、运动机能损伤等症状。近年来，人们对肾上腺皮质激素的应用剂量越来越谨慎小心。

然而，有时孕妇需要治疗其癫痫或者抑郁症等疾病，医生必须及早关注这些疾病并告知患者，以确保在患者计划怀孕时可以开出最安全的药物。此外，如果有可能，要对患有抑郁症的孕妇采取其他替代疗法，例如，光线疗法、经颅磁刺激或是安慰剂治疗。事实上，由于抗抑郁药物的疗效仍然存在着不确定性，且安慰剂的效果与抗抑郁药物的效果相当，因此在对孕妇的治疗上很值得考虑选用安慰剂。

大脑的性分化

我们几乎不该再怀疑，我们的性别身份和性取向是当我们还在母亲子宫内的时候就已经确定了，并在一生中都不会改变。我们的性器官是在怀孕的最初几个月内分化好的，我们大脑的性分化出现在怀孕的后半阶段。由于这两个过程发生在怀孕的不同时期，因此那些罕见的、出生时性器官模糊不清的病例是很难确定其大脑是沿着男性还是女性的方向分化好的。在这些病例中，医生通常过快地做出决定，采用手术将婴儿造就成一个女孩，以便让父母和孩子明白孩子的性别。然而，来自病患者协会的调查表明，这种强迫的性别身份可能会给孩子未来的生活造成性别认同方面的问题。因此，在无法确定孩子大脑性分化所形成的性别身份时，最好是赋予这种婴儿一个临时的性别，然后在孩子的成长过程中，从行为学等方面确认其性别身份，之后再进行手术。在这方面，有些手术的方式是可逆的（即外生殖器的性别还可以逆转）。

由于我们的性别身份在发育早期就已经确定，因此并没有必要一直等孩子长大到成年晚期确保其真的希望做变性手术时再做手术。相反，早期施行变性手术具有很多方面的优势。首先，让一个人在完成学业、适应自己的职业和婚恋关系之前就适应自己的新性别当然比在这些阶段之后再适应要好。此外，在一个男人成为身高 1.9 米、嗓音浑厚、虎背熊腰的彪形大汉之前做变性手术，应该会更容易。

那种长期以来建立起来的关于我们可以完全自由地选择自己的性取向的观点不仅是错误的，而且还造成了大量悲剧。以前人们普遍认为，性取向只是一个"选择"而已，这造成了对同性恋者的惩罚，而且所有宗教都将同性恋苛评为一种罪恶，即一种错误的选择。沿着相同的路线，医学也曾认为同性恋是一种疾病。然而，**我们的性取向并不是我们的"选择"，它是当我们还在母亲子宫内时就已经在大脑内确定好的特征。**因此，同性恋不是像一些宗教所宣传的那样，是一种"错误的"选择。试图把同性恋男性改造为异性恋家庭好男人的做法是荒谬的，在许多国家，例如美国和英国，人们还在做着这种无意义的尝试。

要多观察有难产分娩经历的婴儿

当胎儿感受到母亲再也无法为其不断长大的身体提供充足的食物时，他就会发出分娩的信号。

在回顾性研究中，人们发现成年人的许多精神疾病与其出生前后遇到的问题相关。长期以来人们一直认为，精神分裂症产生的原因是当年病人出生时难产导致的大脑损伤。我们现在知道，精神分裂症是一种大脑早期发育疾病，而主要的病因是遗传因素。母亲和胎儿大脑的强烈相互作用对于确保分娩过程的顺利进行是必需的。因此，将来发展为精神分裂症的患者的难产过程可以被看作是因胎儿大脑发育紊乱而导致了母亲与胎儿互动的失败。这种推论是反直觉的，因为精神分裂症的典型症状通常仅仅出现在青春期之后。然而，如果你去询问那些父母是什么时候发现自己的孩子和其他孩子"不一样"的，那些父母通常会回答："哦，他一直都与别人不一样啊！"上述情形也见于将来患上自闭症的孩子，他们在出生时常常有难产的经历，因为自闭症也是大脑早期发育疾病。出生过程出现问题也与神经性厌食症和暴食症有关。此外，这些出生时伴随的问题也可以看作是导致成年后出现进食障碍的下丘脑功能不良的首发症状。上述研究得出的结论是，要密切观察具有难产分娩经历的婴儿，关注他们是否会在成年早期患精神疾病。人们已经证实，在精神分裂症的早期阶段接受治疗有利于预防大脑损伤。对于其他大脑发育疾病而言，及早治疗也是有利的。

给新生儿一个良好的成长环境

在孩子出生之后的早期阶段，为他营造一个令他感觉安全、可靠且富有刺激的环境将对他的大脑发育起到至关重要的作用。忽视或者虐待孩子都会永久性地损伤孩子的大脑，并增加其应激反应轴的活性。今后，只要孩子的周围环境出现相当小的问题，孩子的应激反应轴就会被过度激活而导致抑郁症。在这种环境下长大的孩子需要社会救助人员的及时援助，因此儿童救助机构的工作效率还有待提高。孩子的依恋也要经历一个重要的发展阶段，其中"联系激素"催产素起了重要作用。当孩子和父母或者养父母分离太久，孩子体内的催产素水平就会降低，甚至可能是永久性的降低。因此，**应该尽早把孤儿院或者福利院里的孩子接出来，安排其住在养父母家里以确保他们与养父母建立合适的联系**。孩子出生之后，需要一个富有刺激性的且内容丰富的生活环境，以使大脑正常发育。其中，语言环境起到了关键作用。语言能以特定的文化方式刺激许多脑区，东方语系的大脑与西方语系的大脑之间存在着永久性的组态差异，而遗传因素似乎不参与这个过程。对于存在智力缺陷的孩子来说，刺激他们的大脑发育尤为重要，因为他们大脑发育的不同结果将使得他们拥有完全不同的未来。

幼小的孩子没有自己的信仰，但是他们的基督教、伊斯兰教或者犹太教的父母们会在孩子发育的早期将相应的宗教信仰灌输到孩子的头脑中，那时孩子们还会想当然地认为父母们都是正确的，他们不加讨论、不加质疑地接受父母安排的任何信仰。通过这种方式，宗教信仰一代一代地传下来，并固定在我们的大脑中。事实上，**我们不应该教孩子应该想些什么，而应该教他们如何进行批判性的思考，以及如何在成年时根据自己的意识形态做出选择**。将幼小的孩子根据不同的宗教划分到不同的学校是非常有害的做法，它不仅会阻碍孩子们学习如何进行批判性的思考，也助长了他们对其他信仰的排斥。

对社会没有贡献的人，应该受到谴责吗

促进我们进化的那些变异对于某些人来说仍然是致命的。政界从来都不会承认"社会工程可以重塑我们的大脑"是一个错误的观念。相反，从20世纪80年代起，由于头重脚轻的国家福利状态以及经济衰退的影响，政界开始大力宣传每个人都应该为福利事业的振兴和繁荣担起责任。政界告诉老百姓，你们的命运掌握在自己的手中。不过，这种声称与许多研究所发现的事实并不一致：一个人的能力在很大程度上取决于其遗传基因，以及早期发育过程中的环境影响。

人们很难克服在教育中显示出来的自我不利条件。内在能力的缺乏很

难在后天得到完全弥补。此外,当今竞争激烈的社会对人们能力的要求越来越高,而越来越多的人显示出无法满足社会对他们提出的要求。那些能力缺乏或者患有精神性疾病的人因他们的失败而遭到他人的指责。来自受教育程度低的家庭和低收入家庭的孩子更容易很早失学,将来收入较低。他们健康状况不佳,犯罪、成瘾、赌博和失业的风险也更高。受教育程度最低的人的平均寿命比受教育程度最高的人短 6 年。这很大程度上要归因于生活方式。通过提高对烟草和酒精的征税来刺激这些人改变其不良生活习惯已被证实是无济于事的。

落后似乎与遗传有关,甚至具有传染性,因为在某些邻近地区可以观察到很多问题。根据荷兰社会文化研究所的调查,大约有 10 万荷兰儿童是被社会排斥的,这占荷兰全部儿童的 4%。他们不被任何一个体育俱乐部所吸纳,几乎从未参加过任何远足,每年都不会度假,也从不拜访朋友的家庭。如果将这些定义再稍微放宽一些,那么 11% 的荷兰儿童是被社会排斥的,这主要是由他们父母的经济状况造成的。然而,他们的父母也非常边缘化(极少参加社交活动),他们居住的环境缺少合适的游戏场地。在这种情况下,儿童的大脑无法得到理想的发育。荷兰社会学家马赛·范·丹(Marcel van Dam)曾就此问题与一群来自不同领域的教授进行过 5 次激烈的讨论。这些讨论被制作成一部在荷兰电视台播放的电影,题为《对社会没有贡献的人》(*The Un-productive Ones*)。出品人鲍尔·威特曼(Paul Witteman)后来还就这个主题做了一期电视节目,题为《这是他们自己的过错》(*It's Their Own Fault*)。

没有什么简单的方案能解决这个问题。我们可以尽全力养育孩子,以期他的大脑能获得理想的发育,并能预防危害性的影响。不过,我们也必须承认,在大脑发育这一复杂的过程中总有可能出现故障,总会导致一小部分人难以做好应对生活的准备,或是出现智力缺陷,或是患有神经、精神性疾病。这些问题可以发生在任何家庭的任何一个孩子身上,社会应该负责为这些孩子提供受到保护的工作、社会福利,以及良好而实用的监督。就目前的情况来看,还有许多需要我们改进的地方。此外,社会必须停止错误地指责那些不是由于自身的过失而遭受大脑发育疾病的患者。教育和正确的公众信息可以纠正社会上的那种错误的指责倾向。

同样的问题也会发生在患有脑部疾病的成年人身上。有人反复在宣称,在对多发性硬化症的治疗中,患者的积极态度可以促进疾病的康复。这听上去非常吸引人，但是这种说法除了缺乏科学依据外，还意味着如果病情加重，人们就会告诉这位可怜的患者，他没有"尽最大的努力"战胜疾病！是时候将这种"这是我的错"当作无稽之谈了。

大脑和法律

我们的攻击性程度是由我们的性别（男孩比女孩更具攻击性），我们的遗传背景（DNA 的微小变异），我们从胎盘中获得的营养以及母亲在怀孕期间吸烟、饮酒或者用药情况等因素决定的。男孩的自律性差，反社会行为、攻击行为或者违法行为等的发生率在青春期升高，这是由于体内睾酮分泌增加。成年男性罪犯的暴力水平也与睾酮水平相关，因此，许多无法控制的因素决定了一个人是否会触犯法律底线。这并不意味着犯罪分子不应受到法律的制裁，但是司法机构应该将这些因素，以及大脑发育的成熟度更多地考虑进去。前额叶皮层的发育是一个缓慢的过程，至少要持续到 25 岁才能完成。只有达到这个年龄，个体才能准备好控制自己的冲动行为，并做出道德判断。因此，在以神经生物学为基础，按照成年人的法律来判定犯罪者的年龄时，该年龄不宜降低到例如 16 岁，这是某些政客为了向选民们示爱而极力煽动的判刑年龄，而应该将年龄定在 23 ～ 25 岁左右，因为此时大脑的结构才成熟。

有些孩子明显比其他孩子更具攻击性。调查发现，那些因参与暴力犯罪活动而被关在监狱中的年轻人具有极高的精神性疾病发病率——在男性青少年罪犯组中高达 90%。对双胞胎的研究也表明，遗传因素在其中起了很大作用。刑法的应用应该仅限于拥有健康大脑的个体，但是我们的司法系统却一直违反着"马克诺顿原则"①。一个因基因背景和不正常的大脑发育而造成恋童癖的患者可以对自己的性取向承担道德责任吗？当一个因基

---

① 1843 年 5 月，英国工人达尼埃尔·马克诺顿射杀了首相罗伯特·皮尔。行刺前，马克诺顿已患有明显的精神疾病，长期存在妄想和被害狂的症状。最后，陪审团认定马克诺顿基于精神疾病而刺杀首相的事实，并在最终宣告马克诺顿不承担刑事责任。"必须对精神病学意义上的精神病和刑事责任意义上的精神病加以严格区分"是马克诺顿原则的核心思想。——译者注

因以及母亲在怀孕期间吸烟等因素造成的患有注意缺陷多动障碍的孩子触犯法律时，你能追究其责任吗？我们还知道，子宫内营养不良会提高违法犯罪的概率。此外，一个大脑正在性激素的作用下进行全面的重新配置的青少年，我们能认为他应该对所犯下的罪行承担全部的责任吗？

在这些情境之下，道德责任感是一个棘手的概念，而自由意志的存在仅仅是一种错觉。当然，这并不意味着不应该惩罚这些罪犯，而是意味着惩罚措施应该起到应有的效果。我们在医学研究领域已经得知，要想获得对于一种疗法或者一种药物的真实的科学结论，就必须通过设立对照组的相关研究才能确认。事实上，刑事司法专家们所持有的观点与那些在确认一种特殊的抗精神病疗法有效之前的精神分析学家曾持有的观点相同。结果是，人们无法确定那些惩罚措施是否有效。此外，在政界不断增加的压力之下，司法部门还在设计新的惩罚措施，从社区劳动到送往改造营等，但是他们从未考证这些惩罚措施是否比传统的惩罚形式更为有效。在缺乏包含着对照组的正确研究的情况下，这些措施的有效性总是充满着争议。然而，政界对于科学研究从来不感兴趣，他们只从眼前利益考虑，尤其是考虑着即将到来的选举。

生命的终结

> 您是否也和我们一样，更相信死亡之前的生活？
> ——荷兰人道主义协会

尽管医学领域全力以赴地争取尽可能地延长人类寿命，但是死亡还是以全胜收场。只要有可能，我们就希望在死亡渐近时拥有一个健康的大脑，这样在生命的最后阶段，我们都能持续地做出自己的决定。幸运的是，在荷兰，癌症患者或者重病缠身、生不如死的患者可以选择安乐死来结束自己无意义的痛苦。然而，对于患有脑部疾病的人来说，选择终结生命都是个问题。如果你陷入昏迷或者有类似的病情，你将无法告诉人们你的希望，对于患有痴呆症或者其他精神性疾病的患者，医生也无法确定他们做出的决定是不是知情的、明智的。人们对于在后两类疾病中实行安乐死或者辅助自杀的观点正在逐渐进步，尽管对于医生来说，对慢性精神疾病患者施行安乐死仍然是极其困难的，医生也极少这么做。不过，医生尝试为他们安排安乐死，以避免患者自杀。从总体上说，患有阿尔茨海默病的患者病情进展缓慢，你有足够的时间与医生商量并选择终结生命的恰当时刻。然而，患有其他痴呆症类型（例如血管性痴呆）的患者起病迅猛，以至于你没有时间安排自己的事情。因此，重要的是那些你身边的亲人知道你对这个问题的观点，并且在你填写好由 NVVE 签发的表格后，将表格带到你的医生那里，确定他将在你生命的最后阶段给予你想要的帮助。这样一来，随着时间的流逝，你们可以共同为那个时刻做好准备。

然而，目前正有一类迅速增加的人群，对于他们来说，"协助死亡"的愿望仍然处在安乐死法律的范畴之外：那些认为生命已经完满、可以终结生命的老人。我们正在试着通过公民上书签名活动处理这个问题，我们的目标是，"对于那些认为生命已经圆满、自愿结束自己生命的老年人，让他们在其所确定的时刻获得协助死亡的程序合法化。前提是，他们的要求非常明确，他们获得了应得的照顾，这个程序也接受着公开的监督"。这项由伊万·范巴勒发起的活动名为"按照自由意志"。为了避免造成不必要的复杂化，在确保我们征集到让荷兰议会立项所必须获得的至少 4 万个签名之前，我忍住没有向这个小组提出我自己的观点——自由意志其实并不存在。事实上，征集 4 万个签名仅仅只需 4 天时间。这项议题看上去在荷兰深得人心。荷兰政府如何处理这项动议，以及这项动议在什么阶段才会导致对法律做相应的修正，我们拭目以待。

新进展

1966 年，当我还在做医学生以及研究助理时，脑科学还是一个只有为数不多的几个想法与众不同的"怪人"在全社会相当怀疑的眼光下做着研究的领域。如今，人们已经广泛认可了这个领域的重大社会意义及潜力，神经科学已经成为全球各地的大学、研究所的顶尖专业，无数的科学家也采用着许多不同的技术而进行着神经科学研究。这些高度复杂的研究技术需要专业性强、在多学科队伍中工作的科学家的分工合作，以获得新的见解。这些合作项目越来越多，也越来越国际化。这从学术论文的作者数量和作者所属单位的日益增加上就可以看出来。在未来的几年里，对于脑部疾病的分子生物学研究所获得的见解将为疾病治疗策略提供新的靶点。精确植入到大脑深部位点的刺激电极不但可以用来治疗帕金森氏病，还可以用来治疗强迫性精神障碍。此外，这种疗法的效果也在诸如最小意识状态、肥胖症、成瘾以及抑郁症等疾病中被研究。与所有有效疗法一样，这种疗法也存在着副作用。这些副作用会在采用深部电极刺激底丘脑核以治疗帕金森氏病时出现，副作用包括患上肥胖症、性格改变、出现冲动行为，甚至自杀。此外，还会出现精神失常、性欲过盛和赌博成瘾等症状。经颅磁刺激治疗抑郁症和耳鸣的疗效也在研究中，后者是因为内耳听力受损导致不断出现恼人的幻听。经颅磁刺激还被应用于治疗精神分裂症患者的幻觉。目前，人们对于这项崭新的技术会产生的副作用还不太了解。

　　神经假体是可以逐渐取代感官的装置。一位截瘫患者通过在大脑皮层植入一个电极板而可以利用自己的思维，并借助电脑鼠标和假臂来控制一台电脑。为盲人服务的视觉神经假体也正在发展。目前，人们正在试着通过植入胎儿大脑组织或者干细胞，以及通过基因治疗方法来修复大脑和脊髓损伤。

　　感谢神经科学的巨大发展以及这个领域的技术进步，让我们不断有新的发现。这些发现是极为重要的，因为 27% 的欧洲人患有一种或者多种脑部疾病。在荷兰，30% 以上的医疗保险预算被用于大脑疾病患者，你可能会期待，至少也应该有相应比例的研究经费被专门用来做大脑研究吧，但是欧洲神经科学机构只能获得这类预算的 8% 的经费支持。政府什么时候才能建立为了子孙后代具有更为健康的大脑而着想的长期政策？

致　谢

　　感谢我所参与的那些脑研究国际会议，以及我自己的研究组；感谢那些优秀的、富于批判精神及具有天赋的学生、技术员以及工作人员，他们每天都在为我传递着大量的新消息，而我每天也从他们那里获得关于我写的大脑科普文章的反馈意见。没有他们，就不会有这本书。

　　我尤其要感谢以下同事和朋友们，他们为我提供了许多建议和修订意见：包爱民，Kees Boer, Ruud Buijs, Wouter Buikhuizen, Hans van Dam, Marcel van Dam, Gert van Dijk, Cisca Dresselhuys, Frank van Eerdenburg, Tini Eikelboom, Michel Ferrari, Eric Fliers, Rolf Fronczek, Anton Grootegoed, Michel Hofman, Jan van Hooff, Witte Hoogendijk, Inge Huitinga, René Kahn, Bert Keizer, Felix Kreier, Jenneke Kruisbrink, Paul Lucassen, Martijn Meeter, Joris van der Post, Liesbeth Reneman, Carla Rus, Erik Scherder, Reinier Schlingemann, Eus van Someren, Roderick Swaab, Martijn Tannemaat, Unga Unmehopa, Joost Verhaagen, Wilma Verweij, Ronald Verwer, Geert de Vries, Linda de Vries, Frans de Waal, 王雨风，Katja Wolffenbuttel, 周江宁，还有很多人。

　　在此书出版的过程中，我和阿姆斯特丹"联系出版社"（Contact）的合作非常愉快，特别要感谢 Mizzi van der Pluijm, Bertram Mourits, Cindy Eijspaart, Kirsten van Ierland, Bieke van Aggelen, Jennifer Boomkamp，还要感谢 Maartje Kunen 为此书带来的精彩插图。

　　我想感谢湛庐文化为此书提供了重要的中文翻译雏形。除此之外，这本书从荷兰语到中文的繁琐翻译和审校工作，如果没有浙江大学医学部包爱民教授的力求精确完美的大量辛苦努力是根本无法完成的。在包爱民教授对本书的每一句中文翻译进行检查和修订的过程中，她得到了来自 Jane

Hedley-Prole, Tini Eikelboom ,WilmaVerweij 所提供的英文帮助。这种卓有成效的工作方式使得那些陌生而晦涩的神经生物学概念变得清晰易懂，也缩小了东西方的文化差异。

非常感谢！

译者后记

尽管科学家一个接一个的科研成果让我们对大脑有了越来越多的了解，但直到今天，科学家所发现的大脑的秘密还只是冰山一角。在很大程度上，大脑及其工作原理仍是神秘的。

由于现代人生活压力越来越大，因此人们患上脑部疾病以及心理疾病的概率比以往任何一个时期都高得多。作为一门前沿科学，脑科学不仅为我们揭示了人脑的本质，还为我们治疗这类疾病提供了可能。本书的作者通过对大量真实病例的分析，结合最近几年脑科学方向的研究成果，以深入浅出的方式向读者展现了各种大脑疾病产生的根源和治疗方法，其中包括了最为常见的抑郁症、精神分裂症、阿尔茨海默病以及帕金森氏病等。此外，作者还在书中提出了诸多创新的观点，例如，"生命并不只在于体育运动，而更为重要的是脑力运动。如果一味地参加体育活动，可能会对大脑产生不良影响"。这样的观点新颖而又蕴含着科学真谛。

本书内容翔实，事例生动。作者选取的病例都具有一定的代表性，例如"拳王"阿里所患的帕金森氏病。通过书中那些极具典型的例子，作者让广大读者在最短的时间内对本书的内容有了一个深入的了解。此外，书中还大量列举了作者身边所发生的病例，这些都是作者多年研究所得到的宝贵经验，它们不仅向广大读者及时传递了脑科学的最新发展动向，还给出了治疗相关脑疾的方法。可以说，这是一本具有相当深度的脑科学书籍。

译者在阅读、翻译此书的过程中也学习到了不少与大脑有关的知识，了解到了大脑的基本构造以及各个脑区所承担的不同任务。可以说，人类支配了世界的发展，大脑支配了人类的发展。了解大脑的构造及其功能不仅对医护人员有重要的意义，对于每一个普通的个人来说也是必不可少的知识。身处这个高速发展的社会之中，难免会遇到各种各样不尽如人意的事情，但是一旦掌握了这些脑科学的知识，我们就能合理地用脑、控制自己的情绪、排解心中的不快以及及时接受治疗，这样才能够避免情况恶化，使其不至于发展到不可控制的地步。

参与本书翻译工作的还有陶莎莎、杨茜、黄一平和刘赫男，他们不辞辛苦、工作认真，为本书提出了大量的宝贵建议。在此，向他们致以衷心的感谢！由于译者水平有限，书中诚然会存在着诸多疏漏和不足之处，希望广大读者批评指正。